6.–

Ann Boroch

Endlich frei von CANDIDA

Ann Boroch

Endlich frei von CANDIDA

Das bewährte 90-Tage-Programm, um Pilzinfektionen wirksam zu bekämpfen

riva

Bibliografische Information der Deutschen Nationalbibliothek:
Die Deutsche Nationalbibliothek verzeichnet diese Publikation in der Deutschen Nationalbibliografie; detaillierte bibliografische Daten sind im Internet über http://d-nb.de abrufbar.

Für Fragen und Anregungen:
info@rivaverlag.de

Wichtiger Hinweis
Dieses Buch ist für Lernzwecke gedacht. Es stellt keinen Ersatz für eine individuelle medizinische Beratung dar und sollte auch nicht als solcher benutzt werden. Wenn Sie medizinischen Rat einholen wollen, konsultieren Sie bitte einen qualifizierten Arzt. Der Verlag und der Autor haften für keine nachteiligen Auswirkungen, die in einem direkten oder indirekten Zusammenhang mit den Informationen stehen, die in diesem Buch enthalten sind.

1. Auflage 2018

Nymphenburger Straße 86
D-80636 München
Tel.: 089 651285-0
Fax: 089 652096

Die englischsprachige Originalausgabe erschien 2018 bei HarperWave, einem Imprint von Harper Collins Pubishers LLC, unter dem Titel *The Candida Cure*.

Übersetzung: Simone Fischer
Redaktion: Dr. Kirsten Reimers
Umschlaggestaltung: Maria Wittek
Satz: Carsten Klein
Druck: Florjancic Tisk d.o.o., Slowenien
Printed in the EU

ISBN Print 978-3-7423-0622-7
ISBN E-Book (PDF) 978-3-95971-896-7
ISBN E-Book (EPUB, Mobi) 978-3-95971-897-4

Weitere Informationen zum Verlag finden Sie unter

www.rivaverlag.de

Beachten Sie auch unsere weiteren Verlage unter www.m-vg.de

Inhalt

Für Dr. William G. Crook

Wie versprochen führe ich deine Mission fort,
Millionen von Menschen zur Heilung zu verhelfen.

Vorwort

Auf dem Weg in die Zukunft stehen einem progressiven Geist an jeder Kreuzung tausend mittelmäßige Köpfe gegenüber, deren Aufgabe es ist, die Vergangenheit zu bewahren.

Maurice Maeterlinck, belgischer Nobelpreisträger

Obwohl Candida albicans seit 30 Jahren klar definiert und genau bekannt ist, ist den meisten Medizinern die Vorstellung, dass eine breite Palette scheinbar zusammenhangloser Symptome durch ein Zuviel an Hefepilzen begründet sein könnte, nicht bewusst. Leider hat diese Naivität zur Folge, dass unzählige Menschen an dieser Krankheit leiden und nichts über die medizinischen Möglichkeiten und eine sinnvolle Änderung ihres Lebenswandels wissen, die ihnen den Weg zur Heilung ebnen können.

Das verhältnismäßig große Unwissen über diese Krankheit in der Schulmedizin ist jedoch nicht das einzige Problem. Viele der altehrwürdigen Praktiken der heutigen Gesundheitsversorgung, einschließlich des übermäßigen Einsatzes von Antibiotika und steroiden Medikamenten – und der Vernachlässigung solch einfacher Verfahren wie dem Einsatz von probiotisch nützlichen Bakterien –, schaffen überhaupt erst die Voraussetzung für die Entwicklung systematischer Candidosen. Diejenigen von uns, die sich auf klinischer Ebene mit diesem Gesundheitsproblem beschäftigen, können das Ergebnis dieser Entwicklung an der fast schon seuchenartigen Ausbreitung der Krankheit beobachten.

In ihrem bahnbrechenden Buch *Endlich frei von Candida*, das Ann Boroch zuerst im Eigenverlag veröffentlichte, teilt die Autorin ihre umfassenden Erkenntnisse zu dieser Krankheit und ihrer Bedeutung für unsere Gesundheit mit den Lesern. Aus Anns persönlichen Berichten aus erster Hand und ihren umfassenden und erschöpfenden Forschungen ist ein Werk entstanden, das sicher zu einem Standardratgeber zum Thema Candida als versteckte Ursache für viele Krankheiten werden wird.

Leider ist Ann gestorben, bevor diese aktualisierte Neuauflage ihres Buches veröffentlicht wurde. Doch sie hat es vor ihrem Tod noch geschafft, das Manuskript selbst zu überarbeiten. Sie sah es als ihre Mission an, sicherzustellen, dass diese neuen Informationen ihren Weg zu den Menschen finden, die verzweifelt nach Hilfe suchen.

Endlich frei von Candida beschreibt packend das Ausmaß des Problems, seine Ursachen und die Heilmöglichkeiten, es bietet denjenigen Hilfe, deren Leben von dieser chronischen Erkrankung betroffen ist. Denn die Hoffnung ist es, die den unzähligen fehldiagnostizierten und falsch behandelten Candida-Patienten, die hilflos von einem Arzt zum anderen wandern, genommen wurde. Den Patienten diese Hoffnung zurückzugeben, ist der größte Verdienst dieses Buches.

Dies ist Anns Vermächtnis an uns alle.

Dr. David Perlmutter

Einleitung

Als ich 24 Jahre alt war, endete abrupt das Leben, das ich bis dahin gekannt hatte. Mein Nervensystem drehte vollständig durch. Über einen Zeitraum von sechs bis acht Monaten sah ich mich täglich mit unerklärlichen Vorfällen konfrontiert, bei denen ich die Kontrolle über meine motorischen Fähigkeiten verlor. Mein Körper zitterte und krampfte unkontrolliert. Das ging einher mit Taubheit und Prickeln in meinen Gliedmaßen, Muskelschwäche, eingeschränkter Sinneswahrnehmung, Funktionsstörungen meiner Blase und nervösen Erschöpfungszuständen. Ich konnte nicht mehr auf normale Art sprechen, kauen oder schlucken. Ich hatte Probleme damit, einen klaren Gedanken zu fassen, und mein Gedächtnis ließ nach.

Eine neurologische Untersuchung sollte Aufklärung bringen und so wurde ein EEG durchgeführt, bei dem die elektrische Aktivität meines Gehirns gemessen wurde. Außerdem wurde getestet, wie meine Nerven auf bestimmte Stimuli reagierten. Dann teilte mein Internist mir die erschütternde Diagnose mit: »Die gute Nachricht ist, dass Sie keinen Krebs haben«, sagte er. »Die schlechte Nachricht ist, dass Sie an Multipler Sklerose leiden.« An alles, was danach kam, kann ich mich nur verschwommen erinnern, nur dass die Worte unheilbar und Verschlechterung in meinem Kopf widerhallten. Mir war speiübel, ich war verängstigt und geschockt, und meiner armen Mutter, die von der harschen und unsensiblen Art des Arztes bestürzt war, ging es nicht besser. Gemeinsam stolperten wir aus der Praxis.

Als mein Arzt vorschlug, zunächst mit einer Chemotherapie zu beginnen, schrie alles in mir danach, einen anderen Weg zu suchen, um diese sogenannte unheilbare Krankheit zu besiegen. Das war 1989, es gab also kein Google, und Informationen über unkonventionelle Wege, um mit Multipler Sklerose (MS) umzugehen oder sie sogar zu heilen, waren kaum verfügbar. Ich kannte mich aber ein wenig in der Welt der ganzheitlichen Ernährung und Gesundheit und mit Pilzinfektionen aus, weil ich im Alter von 18 schon Drüsenfieber bekämpft und mich dabei damit auseinandergesetzt hatte. Mir war bekannt, dass Candida albicans ein harmloser Hefepilz ist, der in uns allen lebt – in Männern, Frauen und Kindern. In einem gesunden Körper existiert der Pilz symbiotisch in einer ausgeglichenen Umgebung im Magen-Darm-Trakt, auf den Schleimhäuten und auf der Haut. Doch dieser harmlose Pilz kann sich leider auch übermäßig ausbreiten und zu einem opportunistischen Erreger entwickeln.

Ich war davon überzeugt, dass Candida der Verursacher für alles das war, was mit mir geschah.

Weitere Recherchen bestätigten meine Vermutung. Ich fand heraus, dass Hefepilze beziehungsweise die übermäßige Ausbreitung der Pilze und die von ihnen produzierten Gifte eine wesentliche Rolle bei allen Autoimmunerkrankungen spielen – was MS einschließt, aber nicht ausschließlich auf diese Krankheit zutrifft. Bei einer Autoimmunerkrankung läuft das Immunsystem permanent auf Hochtouren, um sich gegen einen oder mehrere Krankheitserreger zu wehren – so stark, dass es die körpereigenen Zellen massiv angreift. Sie können sich das wie ein unbeabsichtigtes Eigentor vorstellen. Um mein Immunsystem wieder zu beruhigen und den Überschuss an Candida zu reduzieren, informierte ich mich zu diesem Thema durch die bahnbrechenden Bücher von Dr. C. Orian Truss und Dr. William G. Crook, die ebenfalls einen direkten Zusammenhang zwischen Hefepilzen und Autoimmunerkrankungen aufzeigen. Außerdem zog ich Judy Grahams Buch *Multiple Sklerose – und doch nicht verzweifeln* zu Rate. Ich setzte mich selbst auf eine strenge Anti-Candida-Diät, nahm ein antimykotisches Mittel und antimikrobielle Tabletten namens Candida Cleanse der Firma Rainbow Light ein, ließ mir 15 Amalgamfüllungen aus den Zähnen entfernen (ein Prozess, bei dem ich fast gestorben wäre, weil ich nach der Entfernung der ersten Füllungen noch stärkere Krankheitssymptome zeigte) und unterstützte die Heilung meines Immunsystems mit Nahrungsergänzungsmitteln. Des Weiteren arbeitete ich an meiner Psyche und stellte mich meinen emotionalen und mentalen angstbasierten Verhaltensmustern, weil ich fest davon überzeugt bin, dass unsere Gedanken unser Dasein und unsere Gesundheit beeinflussen und dass negative Glaubensmuster sich schädigend auf unser zelluläres Gedächtnis auswirken.

Es erforderte viel Geduld und Ausdauer, bis mein Körper zu heilen begann. Nach sechs bis acht Monaten wurden die täglichen Angriffe meines Immunsystems weniger aggressiv und nach einem Jahr verbesserten sich auch meine Blasenschwäche und die kognitiven Probleme. Die Müdigkeit überkam mich an manchen Tagen, an anderen nicht. Am längsten hielten die Taubheit und das Prickeln sowie die Störungen der Sinneswahrnehmung an. Ganz ehrlich: Der Heilungsprozess verlief alles andere als leicht und glatt – was bei Krankheiten des zentralen Nervensystems sowieso selten der Fall ist. Das zentrale Nervensystem kontrolliert alles in unserem Körper, ist ständig externen Einflüsse ausgesetzt und muss dabei auch noch mit dem aktuellen Gesundheitszustand zurechtkommen. Stress und Ängste sind weitere Faktoren, die den Einfluss von Candida auf das Immunsystem und die Nebennieren verstärken. Doch überraschenderweise fand ich heraus, dass die meisten Symptome, die neu auftraten oder verstärkt erschienen, nur eine Erstverschlimmerung darstellten – und nachdem ich das wusste, konnte ich mich mit viel mehr Hoffnung und Enthusiasmus durch diese harte Phase kämpfen. Nach und nach wurde ich immer zuversichtlicher und lernte, mit den Schüben umzugehen und der Fähigkeit meines Körpers zur Selbstheilung zu vertrauen.

Vier turbulente Jahre lang kämpfte ich gegen MS und hatte im Alter von 28 die Krankheit endlich besiegt. Meine lähmende Erkrankung ist endgültig in Remission und ich kann erfreut berichten, dass ich mich in den 24 Jahren, die seitdem vergangen sind, bester Gesundheit erfreut habe und dass nie wieder Anzeichen oder Symptome der MS aufgetreten sind.

Wer Candida heilt, heilt sich selbst

Mein Heilungsprozess hat mir gezeigt, dass ich nun ein größeres Ziel verfolgen sollte: anderen Menschen zu helfen, die gleiche Heilung wie ich zu erfahren – und ein Buch darüber zu schreiben, erschien mir dazu der beste Weg. Im Jahr 2009 fand sich aber kein Verleger, der Interesse daran hatte, ein Buch über Candida zu veröffentlichen. Also nahm ich auch das in eigene Hände und veröffentlichte mein Heilungsprotokoll und meine Diät, die hilft, den Körper von Candida zu befreien, im Eigenverlag. Das Buch entwickelte sich erstaunlicherweise zu einem Bestseller und ich erhielt Rückmeldung in Form von Briefen und E-Mails von rund 70 000 Lesern, die mit meiner Methode erstaunliche Resultate erzielt hatten. Die meisten von ihnen waren über das Buch gestolpert, als sie ihre Symptome googelten und die Amazon-Beschreibung lasen, und wussten, dass sie endlich das Richtige gefunden hatten. Die Leute hatten es gründlich satt, sich schrecklich zu fühlen und nirgendwo Antworten zu finden; sie lechzten geradezu nach den richtigen Ratschlägen. Mein Buch kam da gerade recht.

Im Laufe der Jahre haben mir unzählige Leser und Patienten mitgeteilt, dass es ihnen mit meiner Methode gelungen ist, ihre Autoimmunerkrankung in Remission zu bringen, andere berichteten, dass sie Linderung von scheinbar willkürlichen und vagen Symptome wie übermäßigen Ermüdungserscheinungen, Blähungen, Säurereflux, Ekzemen, Gewichtszunahme, Stirnhöhlenentzündungen und Depressionen erfahren haben – alles durch die Heilung ihrer Pilzerkrankung. Aber obwohl es viele Gemeinsamkeiten gibt, verläuft jede Pilzinfektion unterschiedlich. Manche Patienten erkranken daran, weil sie eine Infektion haben, die nicht abklingen will: Mehrere Behandlungszyklen mit Antibiotika begünstigen dabei die Pilzinfektion. Andere ernähren sich falsch, haben zu viel Stress oder nehmen über Jahre hinweg Verhütungsmittel ein, und nach und nach vermehren sich die Pilze in ihren Körpern. In all diesen Fällen trägt eine Beseitigung der Infektionen und Entzündungen dazu bei, dass das Immunsystem dazu in die Lage versetzt wird, den Körper zu heilen und ihn von der schweren Last der Candida zu befreien.

Der Erfolg meines Buches hat mir auch gezeigt, dass die Menschen, die wirklich hilfreiche Informationen zur Heilung suchen, dazu bereit sind, über den Tellerrand der üblichen »Candida-Gemeinde« hinaus zu blicken – diese Patienten, Ärzte und Gesundheitsberater sind sich der durchweg negativen Effekte der übermäßigen Ausbreitung der Hefepilze sehr bewusst. Nachdem ich nun seit 20 Jahren eine Privatpraxis als Ernährungsberaterin und Heilpraktikerin führe, kann ich mit absoluter Sicherheit bestätigen, dass das Candida-Problem pandemisch ist – es ist viel größer, als ich es mir jemals vorgestellt hatte. Antibiotika, Steroide, Stress, Zucker, Schwermetalle, Alkohol, falsche Ernährung und Antibabypillen gehören mittlerweile zu unserem Lebensstil und unserer Gesundheitsvorsorge, und sie alle sind zugrunde liegende Ursachen für einen Anstieg der Hefepilze im Körper. Die gute Nachricht aber ist: Meine Methode hat bereits Tausenden von Patienten mit den unterschiedlichsten Hintergründen dabei geholfen, ihre Allergien, Autoimmunerkrankungen, endokrinen Störungen, Magen-Darm-Erkrankungen, Depressionen, Ängste und andere Krankheiten zu heilen, und sie kann auch Ihnen helfen.

Ich glaube, dass sich die Heilung einer Pilzinfektion auf die meisten gesundheitlichen Probleme positiv auswirkt, solange es sich nicht um Erbkrankheiten handelt. Dabei würde ich nicht so weit gehen zu sagen, dass Candida die Ursache jeder Erkrankung ist, die es gibt; doch gemeinhin spielt sie eine nicht unerhebliche Rolle bei vielen Krankheiten. Wenn Sie eine Hefepilzinfektion haben, kann diese es begünstigen, dass sich Krankheitserreger vermehren und opportunistische Infektionen auftreten. Viren breiten sich aus, Parasiten nisten sich ein, und schädliche Bakterien vermehren sich. Wenn man seinen Körper durch eine durchdachte Ernährungsweise und mithilfe von antimikrobiellen Mitteln von Hefepilzen reinigt, befreit man ihn auch von den verschiedenen Infektionen und Entzündungen. Dadurch werden die meisten, manchmal sogar alle, Symptome beseitigt und man erkennt, welche Stellen im Körper noch im Ungleichgewicht sind. Mein Candida-Programm ist so erfolgreich, weil es dabei hilft, das Immunsystem zu reinigen und die Darmflora auszugleichen, es setzt also an den Stellen an, an denen die meisten gesundheitlichen Probleme ihren Anfang haben und wo sich Hefepilze bekanntermaßen wohlfühlen.

Haben Sie eine Pilzerkrankung?

Da Sie dieses Buch gekauft haben, vermuten Sie wahrscheinlich, dass Sie an einer Pilzinfektion leiden, oder ein Arzt beziehungsweise Gesundheitsberater hat Ihnen dies mitgeteilt. Vielleicht haben Sie auch einfach etwas von Candida oder dem Mikrobiom gehört und können sich vorstellen, dass Ihre Symptome etwas damit zu tun haben. Den folgenden Fragebogen, der von Dr. William G. Crook entwickelt wurde, verwende ich gerne in meiner Praxis, um zu beurteilen, ob eine Pilzinfektion zu den Gesundheitsproblemen eines Patienten beiträgt. Sie sich sollten natürlich darüber im Klaren sein, dass der Fragebogen Ihnen keine hundertprozentige Antwort liefern kann, denn eine Pilzinfektion ist selbst unter Laborbedingungen nur schwer diagnostizierbar. Das ist einer der Gründe dafür, warum eine Candidose oft nicht erkannt wird oder in den Diagnoseprotokollen schulmedizinischer Einrichtungen häufig keine Beachtung findet.

Wenn Sie den Fragebogen ausfüllen und Ihre Bewertung ergibt, dass bei Ihnen eventuell Gesundheitsprobleme aufgrund einer Pilzerkrankung vorliegen, ist es sehr wahrscheinlich, dass sich in Ihrem Körper ein Übermaß an Hefepilzen befindet, dem Sie Beachtung schenken sollten. Der Fragebogen zeigt auch auf, auf welche Weise verschiedene Medikamente und Lebensgewohnheiten zu einem erhöhten Pilzbefall führen. Ich persönlich denke, dass jeder, der in unserer modernen Gesellschaft lebt, von einem 90-Tage-Programm wie meinem Candida-Programm zur Darmreinigung und Entgiftung sowie zur Heilung von Entzündungen im Körper nur profitieren kann. Man gewinnt dadurch seine Energie zurück, erlangt geistige Klarheit, verbessert seine Stimmung und reduziert sein Gewicht – unabhängig davon, ob ein Pilzbefall vorliegt oder nicht.

Wenn Sie den folgenden Fragebogen ausfüllen, kreisen Sie bitte für jede Ja-Antwort in Abschnitt A die Punktzahl ein. Haben Sie den Abschnitt abgeschlossen, addieren Sie bitte die Punkte für A und gehen dann zu den Abschnitten B und C über. Zählen Sie auch hier die jeweiligen Punkte zusammen und addieren Sie am Ende des Fragebogens alle Punkte aus den drei Abschnitten, um Ihre Gesamtpunktzahl zu erhalten.

Abschnitt A: Krankheitsgeschichte

	Punktzahl
1. Haben Sie über einen Zeitraum von einem Monat oder länger Tetracycline oder andere Antibiotika eingenommen?	50
2. Haben Sie zu irgendeinem Zeitpunkt in Ihrem Leben andere Breitbandantibiotika bei Problemen des Respirationstraktes, der Nieren und Harnwege oder anderen Infektionen für zwei Monate oder länger beziehungsweise über kürzere Zeiträume viermal oder öfter im Jahr eingenommen?	50
3. Haben Sie ein Antibiotikum eingenommen – auch wenn es nur einmalig war?	6
4. Haben Sie zu irgendeinem Zeitpunkt in Ihrem Leben eine dauerhafte Entzündung der Prostata, anhaltende Vaginalprobleme oder andere Probleme mit den Geschlechtsorganen gehabt?	25
5. Einmal schwanger	3
Waren Sie zweimal oder häufiger schwanger?	5
6. Haben Sie die Antibabypille länger als zwei Jahre eingenommen?	15
Haben Sie die Pille zwischen sechs Monaten und zwei Jahren genommen?	8
7. Haben Sie Prednison, Dexamethason oder andere kortisonhaltige Medikamente mehr als zwei Wochen lang oral oder durch Inhalation eingenommen?	15
Für zwei Wochen oder kürzer?	6
8. Lösen Parfüm, Insektizide, Textilgerüche oder andere chemische Mittel bei Ihnen moderate Symptome aus?	20
Ganz milde Symtome?	5
9. Sind Ihre Symptome an feuchten oder nebligen Tagen oder an muffigen Orten schlimmer?	20
10. Haben Sie Fußpilz, Ringelflechte, Jucken an den Geschlechtsorganen oder andere chronische Pilzinfektionen der Haut oder der Nägel?	
Stark beziehungsweise langanhaltend?	20
Mild bis moderat?	10
11. Haben Sie Heißhunger auf Zucker?	10
12. Haben Sie Heißhunger auf Backwaren?	10
13. Haben Sie Gelüste nach alkoholischen Getränken?	10
14. Bereitet Ihnen Tabakrauch Probleme?	10
Punktzahl Abschnitt A	

Abschnitt B: Ihre Symptome

Für jedes Symptom, das Sie an sich feststellen, tragen Sie bitte die folgende Punktzahl ein:

- gelegentliches oder mildes Symptom = 3 Punkte
- häufiges und/oder mittelstarkes Symptom = 6 Punkte
- starkes und/oder blockierendes Symptom = 9 Punkte

Addieren Sie die Punktzahl am Ende des Abschnitts.

	Punktzahl
1. Müdigkeit oder Lethargie	
2. Gefühl des Ausgelaugtseins	
3. schlechtes Gedächtnis	
4. Benommenheit beziehungsweise Abwesenheit	
5. Unfähigkeit, Entscheidungen zu treffen	
6. Taubheitsgefühl, brennendes oder kribbelndes Gefühl	
7. Schlaflosigkeit	
8. Muskelschmerzen	
9. Muskelschwäche oder Lähmung	
10. Schmerzen und/oder Schwellungen in den Gelenken	
11. Schmerzen im Unterleib	
12. Verstopfung	
13. Durchfall	
14. Blähungen, Aufstoßen oder Darmgas	
15. schmerzendes vaginales Brennen, Jucken oder Ausfluss	
16. Prostataentzündung	
17. Impotenz	
18. Verlust der sexuellen Lust oder der Gefühle	
19. Endometriose oder Unfruchtbarkeit	
20. Krämpfe oder andere Menstruationsprobleme	
21. PMS (prämenstruelles Syndrom)	

22. Angstattacken oder Weinkrämpfe	
23. kalte Hände oder Füße und/oder ständiges Kältegefühl	
24. Zittern oder Reizbarkeit bei Hunger	
Punktzahl Abschnitt B	

Abschnitt C: andere Symptome

Die Symptome aus diesem Abschnitt treten zwar üblicherweise bei Patienten mit Pilzinfektionen auf, aber auch bei Patienten, die keine Candidose haben. Für jedes Symptom, das Sie an sich feststellen, tragen Sie bitte die folgende Punktzahl ein:

- gelegentliches oder mildes Symptom = 3 Punkte
- häufiges und/oder mittelstarkes Symptom = 6 Punkte
- starkes und/oder blockierendes Symptom = 9 Punkte

Addieren Sie die Punktzahl am Ende des Abschnitts.

	Punktzahl
1. Müdigkeit	
2. Reizbarkeit oder Überspanntheit	
3. Unkoordiniertheit	
4. Unfähigkeit, sich zu konzentrieren	
5. häufige Stimmungsschwankungen	
6. Kopfschmerzen	
7. Schwindel und/oder Gleichgewichtsstörungen	
8. Druck auf den Ohren oder das Gefühl, als würde der Kopf anschwellen	
9. Neigung zu blauen Flecken	
10. chronische Ausschläge oder Juckreiz	
11. Schuppenflechte oder wiederkehrende Nesselsucht	
12. Verdauungsbeschwerden oder Sodbrennen	
13. Lebensmittelunverträglichkeiten oder -allergien	

14. Schleim im Stuhl	
15. Juckreiz im Rektalbereich	
16. trockener Mund oder Hals	
17. Ausschlag oder Bläschen im Mundbereich	
18. Mundgeruch	
19. Fuß-, Haar- oder Körpergeruch trotz Waschens	
20. verstopfte oder tropfende Nase	
21. Nasenjucken	
22. Halsentzündung	
23. Kehlkopfentzündung oder Verlust der Stimme	
24. Husten oder wiederkehrende Bronchitis	
25. Schmerzen oder Engegefühl in der Brust	
26. Keuchen oder Kurzatmigkeit	
27. häufiger Harndrang oder Inkontinenz	
28. Brennen beim Urinieren	
29. Unregelmäßigkeiten in der Sehkraft oder Punkte im Sehfeld	
30. brennende oder schmerzende Augen	
31. wiederkehrende Ohreninfektionen oder Flüssigkeit im Ohr	
32. Ohrenschmerzen oder Taubheit	
Punktzahl Abschnitt C	
Punktzahl Abschnitt B	
Punktzahl Abschnitt A	
Gesamtpunktzahl aller Abschnitte	

Ihre Gesamtpunktzahl hilft Ihnen und Ihrem Arzt oder Gesundheitsberater dabei, herauszufinden, ob Ihre gesundheitlichen Probleme von einer Pilzinfektion herrühren. Beachten Sie bitte, dass die Punkte für Frauen höher als für Männer sind, da sich sieben Fragen ausschließlich auf Frauen beziehen und nur zwei ausschließlich auf Männer.

Ergebnisse für Frauen:

- Liegt der ermittelte Wert über 180 Punkten, sind Gesundheitsprobleme aufgrund einer Pilzinfektion mit ziemlicher Sicherheit vorhanden.
- Liegt der ermittelte Wert über 120 Punkten, sind Gesundheitsprobleme aufgrund einer Pilzinfektion vermutlich vorhanden.
- Liegt der ermittelte Wert über 60 Punkten, sind Gesundheitsprobleme aufgrund einer Pilzinfektion möglicherweise vorhanden.
- Liegt der ermittelte Wert unter 60 Punkten, sind Gesundheitsprobleme aufgrund einer Pilzinfektion wahrscheinlich nicht vorhanden.

Ergebnisse für Männer:

- Liegt der ermittelte Wert über 140 Punkten, sind Gesundheitsprobleme aufgrund einer Pilzinfektion mit ziemlicher Sicherheit vorhanden.
- Liegt der ermittelte Wert über 90 Punkten, sind Gesundheitsprobleme aufgrund einer Pilzinfektion vermutlich vorhanden.
- Liegt der ermittelte Wert über 40 Punkten, sind Gesundheitsprobleme aufgrund einer Pilzinfektion möglicherweise vorhanden.
- Liegt der ermittelte Wert unter 40 Punkten, sind Gesundheitsprobleme aufgrund einer Pilzinfektion wahrscheinlich nicht vorhanden.

Quelle: William G. Crook, *The Yeast Connection Handbook* (Jackson, TN: Professional Books, 2000)

Wie Sie dieses Buch nutzen können

Es ist jetzt mehrere Jahre her, seit ich dieses Buch das erste Mal veröffentlicht habe, und seitdem hat sich eine Menge geändert. Diese aktualisierte Neuauflage berücksichtigt die neuesten Forschungsergebnisse zu Candida, aber auch zur Darmgesundheit und deren Zusammenhang mit dem Mykobiom, also der Zusammensetzung der Pilze in unserem Körper. Ich berichte Ihnen außerdem, was ich über den Selbstheilungsmechanismus unseres Immunsystems gelernt habe, die Beziehung von Candida zur Dünndarmfehlbesiedlung (DDFB), die optimale Nebennierenfunktion und die verheerenden Auswirkungen von Zucker und vorverarbeiteten Lebensmitteln auf das Nervensystem. All diese Faktoren spielen eine entscheidende Rolle dabei, Ihren Körper wieder in seinen gesundesten Zustand zurückzuversetzen.

Zunächst erfahren Sie in diesem Buch, was Candida ist, warum die meisten gesundheitlichen Probleme ihren Ursprung im Magen-Darm-Trakt haben, wo Candida am meisten anrichten kann und wie die natürlichen Selbstheilungssysteme Ihres Körpers zu Ihrem besten Verbündeten gegen Candida und andere Krankheitsverursacher werden können. Danach konzentrieren wir uns auf die Ernährung, die wir zur Heilung unseres Körpers einsetzen können. Ich zeige Ihnen, wie Sie Ihr ganz persönliches 90-Tage-Programm entwickeln können, mit dem Sie eine gute Gesundheit erlangen. Dazu setzen wir nutzerfreundliche Tabellen und Protokolle über Nahrungsergänzungsmittel ein, wir stellen einen Zwei-Wochen-Essensplan zusammen und Sie finden hier köstliche Rezepte. Um Candida vollständig zu eliminieren, müssen Sie sowohl die Anti-Candida-Diät durchführen als auch ein antimykotisches Mittel und entsprechende Nahrungsergänzungsmittel einnehmen, damit die Entgiftung funktioniert und Ihr Körper seine optimale Funktionsweise zurückerhält. Sie werden Erfolgsgeschichten von Lesern und Klienten lesen, die ihre Zucker- und Kohlenhydratabhängigkeit besiegt haben, durch die ihre Candida-Probleme gefördert wurden. Deren Tipps, wie man mit den grippeartigen Symptomen umgeht, die auftreten können, wenn man damit beginnt, seinen Körper zu entgiften, und wenn die Candida abklingt, werden auch Ihnen helfen. Denn obwohl diese Symptome normal und nur vorübergehend sind, nutzt dieser bösartige Pilz sie, um ganz schön heftig gegen Sie anzukämpfen.

Ich hoffe, dass Sie nach einem Monat eine Verbesserung Ihrer Symptome feststellen und sich nach 90 Tagen fantastisch fühlen werden. Bei meinem Programm geht es nicht um Entbehrungen, es ist vielmehr eine Änderung des Lebensstils, die Ihnen dabei helfen wird, wieder gesund zu werden und auch im hohen Alter noch fit zu bleiben. Wenn sich der Blutzuckerspiegel erst einmal normalisiert hat und der Pilzbefall bewältigt wurde, wird auch Ihr Heißhunger auf Süßes und Kohlenhydrate verschwinden. Nur keine Angst – wenn Sie mal einen schlechten Tag haben und wieder rückfällig werden, machen Sie einfach am nächsten Tag mit dem Programm weiter. Sie müssen sich nicht zu einem Perfektionisten entwickeln, aber Sie müssen sich bis zu einem gewissen Grad dem Programm verpflichten, um davon zu profitieren. Tausende Menschen haben bereits mit meinem Programm gearbeitet und Sie können das auch. Ich habe jeden Schritt so konzipiert, dass Sie schnelle und positive Veränderungen spüren werden. Lassen Sie uns anfangen!

TEIL I

Der verborgene Faktor hinter vielen Krankheiten

1.

Die Candida-Epidemie

Viele der Krankheiten und Symptome, unter denen Männer, Frauen und selbst Kinder heute leiden – seien es Ermüdungserscheinungen, Blähungen, Gewichtszunahme, Prostatitis, Benommenheit, Arthritis, Allergien, Ohreninfektionen und Depressionen –, können auf einen erstaunlichen Faktor zurückgeführt werden: ein Übermaß an Hefepilzen namens Candida albicans. Dieser Pilz ist eigentlich harmlos und ein natürlicher Bewohner des menschlichen Organismus. Bei gesunden Menschen existiert er symbiotisch mit anderen Bakterien im Magen-Darm-Trakt, auf den Schleimhäuten und auf der Haut. Wenn aber die Darmflora unausgeglichen ist, kann Candida sich übermäßig ausbreiten – und dann wird eine eigentlich harmlose Mikrobe zu einem aggressiven und opportunistischen Erreger, der den Körper systematisch angreift. Stellen Sie sich Candida wie die Hitze Ihres Küchenherdes vor. Im Normalfall ist diese etwas Positives, weil sie Ihnen genau das ermöglicht, was Sie brauchen, zum Beispiel eine warme Suppe an einem kalten Winterabend zuzubereiten. Wenn Sie aber nicht aufpassen, können Sie mit dem Herd auch die Vorhänge in Brand setzen.

Könnte Candida die Ursache Ihrer Krankheit sein?

Die Überproduktion von Hefepilzen, die von den meisten Ärzten oder Gesundheitsberatern als Candida oder Candidose bezeichnet wird, ist mittlerweile ein seuchenartiges Problem, das weltweit Millionen von Menschen betrifft. Es gibt über 150 Arten von Candida, von denen sechs bei Menschen häufig anzutreffen sind. Vorsichtig geschätzt geht man davon aus, dass einer von drei Menschen Gesundheitsprobleme oder Krankheitssymptome aufgrund einer Pilzinfektion hat. In meiner Praxis ist mir aufgefallen, dass Frauen mit Candida häufig direkt eine vaginale Hefepilzinfektion verbinden und Männer beim Wort Pilz oft an Nagelpilz denken. Beide dieser Annahmen sind leider sehr naiv, denn Candida kann viel mehr Körperteile beeinträchtigen, als wir gemeinhin glauben.

Zusätzlich zu den gängigen, alltäglichen Problemen, die ich bereits angesprochen habe, wird Candida heute mit wesentlich ernsteren und beeinträchtigenden Krankheiten in Verbindung gebracht, zum Beispiel mit Multipler Sklerose, Fibromyalgie, Autismus und Geisteskrankheiten. In all diesen Fällen hat es die westliche Medizin jedoch versäumt, die Erreger zu erkennen, die dazu führen, dass der Körper und das Immunsystem verrücktspielen; ich bin mir sicher, dass Pilze hier oftmals die Übeltäter sind – wenn sie nicht gar ein Teil eines größeren mikrobiellen Problems sind. Aus diesem Grund kommen viele Patienten zu mir, die ernsthafte Beschwerden haben, die von ihren Ärzten als unerklärlich oder unheilbar betrachtet werden. Und mit meinem Programm schaffen sie es, nicht nur diese Beschwerden loszuwerden, sondern auch weitere, scheinbar unbedeutendere und periodisch auftretende Gesundheitsprobleme zu eliminieren, da alle ebenfalls durch Candida verursacht wurden. Dazu gehören Nebenhöhlenerkrankungen, Tinnitus, Infektionen der oberen Atemwege, PMS, Ekzeme, Ermüdungserscheinungen, Benommenheit, Fibrosen, Akne, Sodbrennen/gastroösophageale Refluxkrankheit, Prostatitis und Ängste. Sie alle können aus einer größeren und komplizierten Pilzinfektion resultieren, die man viel zu schnell auf die leichte Schulter nimmt, mit ein bisschen Salbe behandelt oder mit Ibuprofen abzuschwächen versucht, bis sie sich zu einem noch viel größeren und unüberschaubaren Problem auswächst. Wenn man sie nicht behandelt, wächst Candida immer weiter, und mit der Zeit wandelt sich die Hefe, die ursprünglich ein Einzeller ist, zu einem voll ausgebildeten, krankheitserregenden Pilz, der viele Gesundheitsprobleme verursachen kann.

Wenn die Candida pathogen und somit systemisch wird, wandelt sie sich zu einer sehr aggressiven und invasiven Form, die systemische Candidose genannt wird. Diese treibt nahrungssuchende Wurzeln aus, die sich im gesamten Darm ausbreiten, ähnlich wie die Wurzeln einer Pflanze. Die Wurzeln der Candida punktieren schließlich den Darm und bohren sich in die Darmschleimhaut des Verdauungstrakts, wodurch die Darmbarriere durchlässiger wird. So entsteht das sogenannte Leaky-Gut-Syndrom, also eine erhöhte Durchlässigkeit der Darmschleimhaut, das in Kapitel 2, »Der Ursprung der Krankheit«, näher behandelt wird. Dies wird noch verschlimmert durch ein vermehrtes Ungleichgewicht der Mikroorganismen in der Darmschleimhaut. Ist die Wand, die unseren Verdauungstrakt vom Blutkreislauf trennt, erst einmal durchlässig, können der Pilz und seine Giftstoffe durch die Darmschleimhaut in unsere Blutbahnen gelangen, wo sie definitiv nicht hingehören.

Das Mykobiom 101

Ob wir unsere Gesundheit erhalten oder beeinträchtigen, hängt zu einem großen Teil vom Mikrobiom des Körpers ab, ein Begriff, der im Jahr 2001 geprägt wurde von Nobelpreisgewinner Joshua Lederberg, einem Genetiker und Molekularbiologen, um die rund 100 Billionen Mikroorganismen oder Mikroben zu beschreiben, die im menschlichen Körper existieren.[1] Unser Mikrobiom besteht aus Bakterien, Viren und einzelligen Mikroorganismen wie Algen, Protozoen und Pilzen, die in unserem Körper existieren. Sie alle können einen enormen Einfluss auf unsere Physiologie haben. Sie leisten einen Beitrag zu Stoffwechselfunktionen, schützen uns vor Krankheitserregern und unterstützen das Immunsystem – und somit wirken sie sich direkt oder indirekt auf die meisten unserer Körperfunktionen aus. Diese Organismen sind für lebenserhaltende Prozesse wie Verdauung, Immunisierung und die Produktion und Aufnahme von Vitaminen dringend erforderlich.

Das Mykobiom bezieht sich speziell auf die Pilzpopulation in unserem Körper innerhalb des Mikrobioms – und falls Sie noch nie etwas davon gehört haben sollten, sind Sie nicht allein. Forscher der University of Pittsburgh School of Medicine haben betont, dass das Mykobiom ein bisher wenig untersuchtes Ökosystem ist, obwohl es eine zentrale Rolle für unsere Gesundheit spielt: »Verschiedene Mykobiom-Muster werden mit diversen Krankheiten in Verbindung gebracht. Indem es sich mit anderen Biomen sowie mit dem Wirt verbindet, trägt das Mykobiom wahrscheinlich zu einer Progression der von Pilzen verursachten Krankheiten bei und spielt in der Gesundheit eine wichtige Rolle.«[2]

- **Biom:** eine natürlich vorkommende Gemeinschaft von Flora und Fauna
- **Mikrobiom:** alle Bewohner des Darms
- **Mykobiom:** nur die Pilze
- **Wirt des Bioms:** Sie

Die Forschung konzentriert sich zunehmend auf das Mykobiom, dennoch ist dieses empfindliche Ökosystem im Vergleich zum Mikrobiom noch wenig ausreichend untersucht worden – ich persönlich empfinde das als frustrierend, weil so vielen Patienten besser dabei geholfen werden könnte, ihre Gesundheit und Vitalität wiederzuerlangen, wenn das Mykobiom bekannter und erforschter wäre und in der Schulmedizin Berücksichtigung fände. Dr. Mahmoud Ghannoum, Leiter des Center for Medical Mycology an der Case Western Reserve University in Cleveland, Ohio, teilt meine Bedenken, denn er schreibt: »Die wissenschaftliche Gemeinschaft hat unsere Ratschläge bezüglich der mykotischen Komponenten des Mikrobioms nicht befolgt. Mit Stand November 2015 ergaben nur 269 von über 6000 Suchen nach dem ›Mikrobiom‹ im Web of Science ein Ergebnis, in dem der Begriff ›Pilz‹ überhaupt vorkam, und diese wissenschaftliche Suchmaschine liefert nur 55 Beiträge, die sich mit dem Mykobiom beschäftigen.«[3] Nachdem ich 20 Jahre lang so gut wie keine wissenschaftlichen Daten zu diesem Thema finden konnte, werde ich langsam optimistischer, weil die neueste Forschung das Pilz-Mykobiom als »einen wichtigen Faktor für die Gesundheit und für Krankheiten«[4] bezeichnet.

Sind das Mikrobiom und das Mykobiom im Darm unausgeglichen – dieses Ungleichgewicht der Darmflora wird auch als Dysbiose bezeichnet –, ist Candida nicht der einzige Organismus, der sich vermehrt, ganze Populationen anderer Mikroorganismen explodieren förmlich. Gesundheitsberater wie ich beobachten heutzutage vor allem bei zwei Erscheinungsformen dieser Dysbalance besonders ausgeprägte Steigerungen: bei der Dünndarmfehlbesiedlung (DDFB) und bei dem Stäbchenbakterium Helicobacter pylori. Diese Vermehrung geschieht bei einer Dysbiose oft gleichzeitig mit dem Ausbreiten von Candida. DDFB und Helicobacter pylori können wie ein Türöffner für Candida fungieren, was umgekehrt genauso gilt. Auch zu wenig Magensäure kann DDFB und Candida begünstigen. Außerdem kann von Bakterien hergestellter Wasserstoff eine Energiequelle für Helicobacter pylori sein. Wenn zur Behandlung von DDFB und Helicobacter pylori Antibiotika eingesetzt werden – selbst wenn dies in manchen Fällen notwendig ist –, wird dadurch das Wachstum von Candida zusätzlich begünstigt. Trotz allem wird Candida von den meisten Ärzten weiterhin ignoriert. Wenn ein Patient mit diesen Infektionen zu mir kommt, verordne ich ihm ein antimikrobielles Breitbandmittel, das alle Infektionen auf einmal anspricht. Denn es ist wichtig, dass dies gründlich ausheilt.

Schauen wir uns diese beiden behandelbaren Zustände, für die Candida den Weg geebnet hat, einmal genauer an. Die Dünndarmfehlbesiedlung ist eine Krankheit, bei der sich die typischen Bakterien des Dickdarms im Dünndarm ausbreiten. Das kann verschiedene Gründe haben, beispielsweise zu wenig Magensäure oder Motilitätsstörungen, die verhindern, dass der Nahrungsbrei durch den Gastrointestinaltrakt transportiert wird. Gründe dafür können ein Mangel an Wasser, zu viel Zucker, eine Fistel, eine beschädigte Ileozäkalklappe, Verwachsungen, zu viel Luft im Darm, Medikamente, strukturelle Anomalien oder neurologische beziehungsweise muskuläre Probleme sein, die den Transport von Bakterien und Nahrung hemmen, wodurch diese dann zu lange im Darm verbleiben. Ein erhöhtes Auftreten einer Dünndarmfehlbesiedlung wird auch mit Arzneimitteln in Verbindung gebracht, die bei Problemen mit dem Gastrointestinaltrakt verordnet werden. Diese sind auch bekannt als Protonenpumpen-Inhibitoren, gängige Mittel sind hier Nexium, Prevacid oder Omeprazol. Die Symptome einer Dünndarmfehlbesiedlung äußern sich durch Blähungen, Völlegefühl, Magenschmerzen, Übelkeit, Verstopfung und Durchfall – außerdem gibt es unauffälligere Anzeichen wie die Unfähigkeit, bestimmte Vitamine, zum Beispiel Vitamin B12, aufzunehmen, ein chronisch niedriger Ferritinspiegel (ein Zeichen für Eisenmangel), Säurereflux und/oder laryngopharyngealer Reflux (auch stiller Reflux genannt) sowie zu niedrige Werte bei den Bauchspeicheldrüsenenzymen.

Helicobacter pylori ist eine bakterielle Infektion, die Magengeschwüre und Geschwüre im Dünndarm hervorrufen kann, andere, nicht ganz so extreme Symptome sind Blähungen, Aufstoßen, Übelkeit und Magenschmerzen. Bei manchen Menschen leben diese Bakterien im Körper, ohne jemals einen Schaden zu verursachen. Helicobacter pylori gelangt durch die Nahrung, Wasser oder den Speichel einer infizierten Person in den Körper, und wenn das Bakterium erst einmal vorhanden ist, greift es die Magen- und Darmschleimhaut an. Das kann zu Magen- und Darmgeschwüren führen.

Gesundheitszustände, die durch eine Überproduktion von Candida verstärkt werden

Autoimmunerkrankungen	
ALS (Amyotrophe Lateralsklerose)	chronisches Müdigkeitssyndrom
Fibromyalgie	HIV/Aids
Leukämie	Lupus
Morbus Hodgkin	Multiple Sklerose
Muskeldystrophie	Myasthenia gravis
rheumatoide Arthritis	Sarkoidose
Sklerodermie	

Blutsystem	
chronische Infektionen	Eisenmangel
thrombozytopenische Purpura	

Kardiovaskuläre Erkrankungen	
Endokarditis	Herzklappenprobleme
Mitralklappenprolaps	Perikarditis

Verdauungsapparat	
Anorexie	Dysbiose
Gastritis	Heißhunger auf Kohlenhydrate/Zucker
Leaky-Gut-Syndrom	Lebensmittelallergien
Leibschmerzen	Malabsorption/Maldigestion
Morbus Crohn	Reizdarmsyndrom
Sodbrennen	Verstopfung/Durchfall
Völlegefühl/Blähungen	

Haut	
Akne	Altersflecken
Ekzeme	Haarausfall
Lepra	Nesselsucht
Schuppenflechte	trockene Haut und Juckreiz
Windeldermatitis	

Endokrines System	
Diabetes	Hormonstörungen
Hypoglykämie	Nebennierenrindeninsuffizienz/ Schilddrüsenfehlfunktion
Schlaflosigkeit	Über-/Untergewicht

Nervensystem	
Alkoholsucht	Ängste
Aufmerksamkeitsdefizitsyndrom	Autismus
Benommenheit	Depressionen
Gedächtnisverlust	Hyperaktivität
Hyperirritabilität	Kopfschmerzen
Lernschwierigkeiten	manisch-depressive Erkrankung
Schizophrenie	Selbstmordgefährdung

Krebs	
Urinale/reproduktive Probleme	
Blasenentzündung	Endometriose
Geschlechtskrankheiten	Harnröhrenentzündung
Impotenz	Libidoverlust
Menstruationsstörungen	Myome
PMS	Prostatitis
vaginale Pilzinfektion	
Viren	
Epstein-Barr-Virus	

Die Quelle der Candida

Widmen wir uns nun der Frage, wie es passieren kann, dass die Pilzpopulation im Körper außer Kontrolle gerät. Eigentlich müsste man in der heutigen Gesellschaft eher die Frage stellen, wie sie das nicht kann. Wie bereits erwähnt, ist eine Ausbreitung der Pilze häufig eine direkte Folge von einem mikrobiellen Ungleichgewicht im Darm. Wenn also die Bakterien, die das schützende Mikrobiom bilden, vernichtet werden, breitet sich der Pilz ungebremst aus. Das kann nach Einnahme von Antibiotika, Steroiden oder der Antibabypille oder nach einer Östrogen-Ersatztherapie geschehen; es kann aber auch eine Folge der Schwermetallbelastung sein. Eine Ernährungsweise, die viel raffinierten Zucker, Kohlenhydrate, Milchprodukte, Alkohol und vorverarbeitete Lebensmittel umfasst, schafft ebenfalls ideale Bedingungen im Darmtrakt für das Wachstum von Hefepilzen. Wenn dann noch chronischer Stress hinzukommt, wird der Cortisolspiegel erhöht – Cortisol ist ein Hormon, das von den Nebennieren produziert wird, die wiederum dafür verantwortlich sind, Adrenalin auszustoßen, wenn wir uns in einer Stresssituation befinden oder eine Kampf-oder-Flucht-Reaktion ausgelöst wird. Und schon ist die Katastrophe vorprogrammiert, da Cortisol den Blutzuckerspiegel erhöht. Der Candida ist es egal, ob der zusätzliche Zucker im Körper vom Verzehr eines Schokoriegels oder von einem harten Arbeitstag kommt; sie nutzt den Zucker als Treibstoff für ihr Wachstum. Egal, ob eine Dysbiose das Resultat einer schlechten Ernährung, von Stress, Medikamenten oder Umweltgiften ist, wenn erst einmal ein Ungleichgewicht vorhanden ist, wird sich die Hefe immer mehr ausweiten und milde bis schwere Gesundheitsprobleme verursachen.

Ich möchte an dieser Stelle noch kurz auf den übermäßigen Gebrauch von Antibiotika eingehen, weil dieser eine so große Rolle bei der Ausbreitung von Candida spielt und ich in meiner Praxis häufig erlebe, dass Antibiotika eine Candida verursacht haben. Wie Sie sicher wissen, sind Antibiotika Medikamente, mit denen bakterielle Infektionen behandelt werden. Man setzt sie zum Beispiel bei Halsentzündungen, Geschlechtskrankheiten, Akne, Borreliose, Keuchhusten und Lebensmittelvergiftungen durch Kolibakterien oder Salmonellen ein. 1929 wurde das erste Antibiotikum namens Penicillin entdeckt und bereits in den 1940er-Jahren war es gängige Praxis unter Ärzten, das neue »Wundermittel« zu verschreiben.

Antibiotika sind natürlich sehr wertvolle, lebensrettende Medikamente, die einen großen Beitrag dazu leisten, Epidemien durch Nahrung, Infektionen und Keime in der Luft zu vermeiden. Doch eine übermäßige Nutzung dieser starken Arzneimittel kann uns krank machen. Viele meiner Patienten haben beispielsweise bei einer Erkältung oder Grippe Antibiotika verschrieben bekommen – obwohl Erkältungen und Grippe virale und nicht bakterielle Infektionen sind, wie Sie hoffentlich wissen. Antibiotika haben keinerlei Wirkung auf Viren, dennoch werden sie weiterhin von vielen Ärzten dagegen verschrieben. Die Centers for Disease Control (CDC), eine Bundesbehörde des US-amerikanischen Gesundheitsministeriums, schätzt, dass von den jährlich nahezu 154 Millionen Verschreibungen für Antibiotika rund 30 Prozent unnötig sind.[5] Schaden nimmt dadurch nicht nur unser Darm. Der übermäßige Einsatz von Antibiotika wurde auch mit einem Anstieg multiresistenter Keime in Verbindung gebracht – Erreger, die so mutiert sind, dass sie gegen Antibiotika resistent sind; der bekannteste unter ihnen ist MRSA (Methicillin-resistenter Staphylococcus aureus), ein Staphylokokken-Bakterium, das häufig in Krankenhäusern zu finden ist. Ohne neue, effektivere Antibiotika wird dieser sich stark ausbreitende Erreger kaum in den Griff zu bekommen sein.[6] Dadurch sind wir alle dem Risiko ausgesetzt, tödliche Infektionen nicht bekämpfen zu können, wenn sie auftreten.

Wenn man ein Antibiotikum einnimmt, tötet das antibakterielle Mittel sowohl die guten als auch die schlechten Bakterien im Verdauungstrakt. Antibiotika haben keinerlei Wirkung auf Candida albicans. Ohne freundliche Darmbakterien wie Lactobacillus acidophilus und Bifidobacterium bifidum, die den Pilz unter Kontrolle halten, breitet sich dieser ungehindert aus. Probiotika können es also abmildern, sind aber nicht das Allheilmittel für dieses komplizierte Problem. Der Abbau des Mikrobioms kann einen verheerenden Einfluss auf das Mykobiom haben – und somit auf unsere Gesundheit.

Man muss nur einmal im Leben ein Antibiotikum einnehmen, um diesen Prozess in Gang zu setzen. Einmal! Wenn man als Kind beispielweise mit einem Antibiotikum gegen eine Ohren- oder Halsentzündung behandelt worden ist, ist das ausreichend, um einen Anstieg der Hefepilze auszulösen.[7] Im Laufe des weiteren Lebens tragen dann unsere Lebensbedingungen wie schlechte Ernährung oder viel Stress dazu bei, dass der Pilz wächst, bis man Anzeichen der nächsten Infektion oder Erkrankung zeigt. Die meisten meiner Patienten haben mehrfach im Leben Antibiotika verschrieben bekommen. Bei manchen war es gerechtfertigt, weil das Mittel eine lebensbedrohliche Krankheit bekämpfen sollte, doch bei sehr vielen anderen wurde das Medikament verabreicht, um wesentlich geringere Probleme wie Akne anzugehen. In einem Bericht des *Journal of the American Academy of Dermatology* ist zu lesen, dass die durchschnittliche Anwendungsdauer für Antibiotika bei Akne 331,3 Tage war, bei über einem Drittel der Patienten sogar ein Jahr und länger.[8] Der Hauptautor dieser Studie schlug vor, dass alternative Behandlungen eingesetzt werden sollten, wenn die Akne nicht innerhalb von sechs bis acht Wochen abgeklungen ist. Mein Patient Jason, der an hartnäckigem Heuschnupfen litt, teilte mir einmal mit: »Ich war total geschockt, als meine Frau mir deinen Candida-Fragebogen gegeben hat – weil, na ja, weil ich dachte, das sei eine Frauenkrankheit. Aber dort steht, dass jemand mit über 90 Punkten Candida hat – und ich hatte 250 Punkte. Ich habe während meiner ganzen Schulzeit immer mal wieder Antibiotika gegen meine Akne eingenommen – jahrelang.«

Es ist nicht verwunderlich, dass Candida am häufigsten in Nordamerika und in den Industrienationen Europas auftritt, denn dort ist auch die höchste Einsatzquote für Antibiotika zu finden, zum einen durch Verschreibungen an Menschen, zum anderen durch den Einsatz von Antibiotika bei Tieren. Antibiotika schaffen die idealen Bedingungen im Körper für ein Wachstum von Hefepilzen und die Hefepilze wiederum sind ein idealer Nährboden für Viren. Wenn die empfindliche Lebensgemeinschaft von Pilzen, Viren und Bakterien ins Ungleichgewicht gerät, können Virusinfektionen bakterielle Sekundärinfektionen erzeugen. So kann sich beispielsweise die virale Grippe zu einer bakteriellen Lungenentzündung wandeln, die dann wieder mit Antibiotika behandelt wird, die einen Anstieg der Hefepilze bewirken, die wiederum mehr Viren anziehen – und so entsteht ein degenerativer Kreislauf, bei dem sich die Pilze immer weiter ausbreiten.

Der Teufelskreis des übermäßigen Einsatzes von Antibiotika

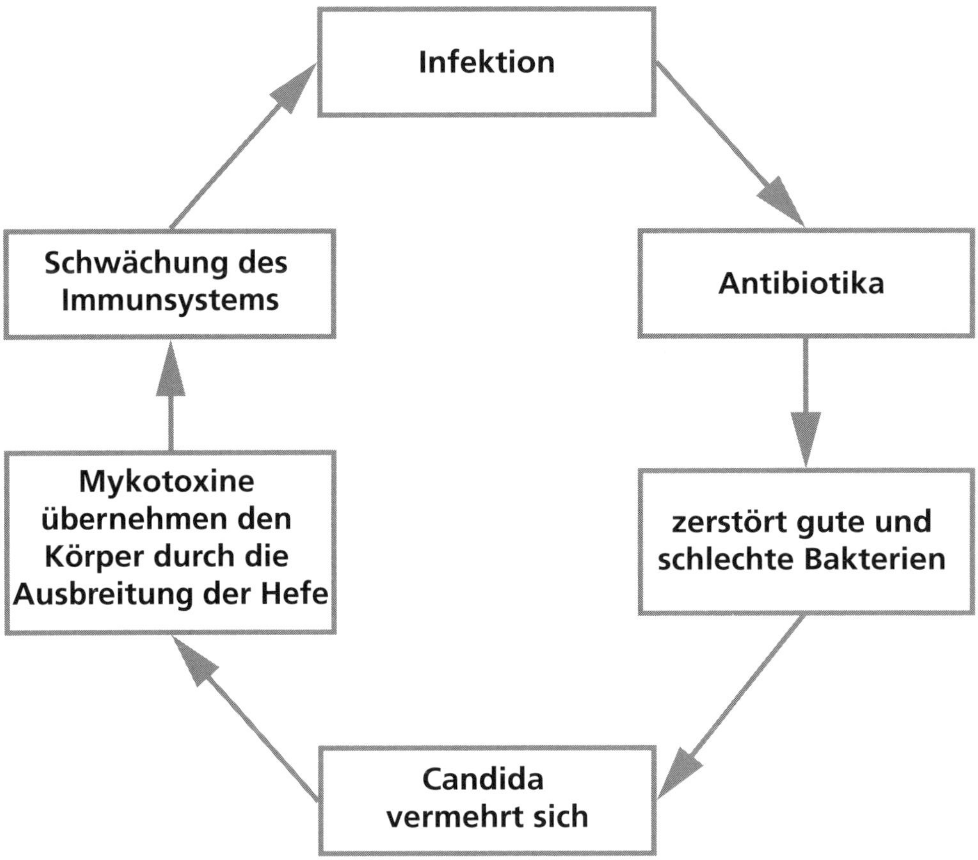

Mit freundlicher Genehmigung entnommen aus dem Buch: William G. Crook, *The Yeast Connection Handbook*, Jackson: Professional Books, 2000.

Nur wenige von uns dürften es geschafft haben, noch nicht mehrfach Antibiotika verschrieben bekommen zu haben, und selbst wenn, ist es wohl kaum jemandem von uns gelungen, die Aufnahme von Antibiotika durch die Nahrung zu vermeiden. Geschätzt 70 Prozent der Antibiotika werden heutzutage an Kühe und Hühner verfüttert, um zu verhindern, dass die Tiere aufgrund der schlechten industriellen Tierhaltungsbedingungen Infektionen bekommen. Wer nicht ausschließlich Fleisch und Milchprodukte konsumiert, die frei von Antibiotika und Hormonen sind – was bedeuten würde, dass man kaum noch im Restaurant essen, bei Einladungen etwas konsumieren oder vorgefertigte Lebensmittel zu sich nehmen dürfte –, nimmt automatisch mehr Antibiotika zu sich, als er ahnt, und hat somit ein höheres Risiko, an einer Candidose zu erkranken.

Mykotoxine: die giftigen Nebenerzeugnisse der Candida

Hat sich Candida erst einmal ausgebreitet, muss der Körper nicht nur mit dem Überschuss an Hefe zurechtkommen, sondern auch mit den giftigen Abfallstoffen der Pilze, die als Mykotoxine bezeichnet werden. Diese entstehen, wenn Hefe Glukose und anderen Zucker durch Fermentation verstoffwechselt. Warum Mykotoxine entstehen, ist noch nicht wirklich erforscht; was wir aber bereits wissen, ist, dass sie für die Entwicklung oder das Wachstum der Pilze erforderlich sind. Es sind ungefähr 79 verschiedene Mykotoxine im Zusammenhang mit Candida albicans bekannt, die alle den Körper angreifen, indem sie das Immunsystem schwächen, Entzündungen im Körper hervorrufen[9] und lebenswichtiges Körpergewebe und Organe zerstören. Dazu gehören Acetaldehyd und Gliotoxin, auf die ich später noch genauer eingehen werde, außerdem die Toxine Tyramin, Canditoxin, Polysaccharid-Proteine, Histamin und Glycoprotein.

Die mächtigen Mykotoxine können weitreichende Störungen im menschlichen Körper verursachen. Es ist bekannt, dass sie die Kommunikation der Zellinteraktionen blockieren, die RNS- und DNS-Synthese stören sowie Neuronen ausradieren. Sie sind krebserzeugend und können Ataxie hervorrufen, eine Störung der Bewegungskoordination, außerdem verursachen sie Krämpfe. Da die Pilzgifte in der Regel durch die Darmschleimhaut entweichen, wenn diese porös geworden ist, und so in die Blutbahn gelangen, wäre es die Aufgabe der Leber, sie zu entgiften. Wenn aber die Entgiftungsfähigkeit der Leber durch mangelhafte Ernährung und eine Überbelastung durch Gifte beeinträchtigt ist, kann sie ihre Arbeit als Filter nicht ausführen, und die Toxine können sich in anderen Organen und Gewebeschichten anlagern, beispielsweise im Gehirn, im Nervensystem, den Gelenken und der Haut. Im Laufe der Zeit entwickeln sich dadurch weitere chronische Krankheiten.

Zwei durch Candida albicans produzierte Gifte finde ich aufgrund ihrer beträchtlichen Auswirkungen auf das Immunsystem besonders besorgniserregend. Das erste ist Acetaldehyd, das gleiche Nebenprodukt, das auch beim Alkoholmetabolismus entsteht; es ist sechsmal wirksamer als Ethanol und verursacht Zellmutationen. Patienten mit einem durch Candida herbeigeführten hohen Acetaldehydwert können sogar mit Alkoholmessgeräten positiv getestet werden. Eine gesunde Leber kann Acetaldehyd normalerweise in eine harmlose Substanz umwandeln. Wenn aber ein Überschuss an Acetaldehyd besteht und die Leber überlastet und ihrer Aufgabe nicht mehr gewachsen ist, gelangt das Gift in die Blutbahn und erzeugt Zustände wie einen Kater nach Alkoholmissbrauch, Benommenheit, Schwindel und Gleichgewichtsstörungen. Auch wenn der größte Teil des Acetaldehyds in der Leber verarbeitet wird, können andere Organe und Gewebe, zum Beispiel die Bauchspeicheldrüse, Nieren, das Gehirn und der Verdauungstrakt, von ihm angegriffen werden.

Acetaldehyd wirkt sich dauerhaft und zerstörerisch vor allem auf den neurologischen Bereich aus. Zum einen verändert es die Struktur der roten Blutkörperchen, was zu einer schweren Form der Anämie und sogar zu Krebs führen kann. Es zerstört außerdem die Dendriten, die Zellfortsätze der Neuronen (Nervenzellen), die die Informationen von benachbarten Neuronen aufnehmen und an die Nervenzellen weiterleiten. Acetaldehyd kann sich veränderlich auf Neurotransmitter und die normalen Hirnfunktionen auswirken und Lethargie, Despressionen, Gedächtnisstörungen wie auch Benommenheit hervorrufen. Es kann auch einen chronischen Mangel an Thiamin und Vitamin B1 verursachen, das wichtig ist für die Hirn- und Nervenfunktionen und für die Produktion von Acetylcholin, einem der wichtigsten Neurotransmitter des Gehirns; Neurotransmitter wiederum dienen als chemische Botenstoffe, um Signale zwischen den Neuronen und anderen Zellen des Körpers zu vermitteln. Ein Thiamin-Mangel korreliert meist mit kognitiven Symptomen wie emotionaler Stumpfheit, Despressionen, Ermüdungserscheinungen, Schlafstörungen, Verwirrung und dauerhaftem Gedächtnisverlust. Acetylcholin braucht außerdem das Niacin (Vitamin B3) auf, das die Zellen benötigen, um Fett und Zucker für den Energiehaushalt zu verbrennen – und wenn die Zellen die Fettreserven nicht verbrennen können, hat dies eine Gewichtszunahme und Lethargie zur Folge. Niacin spielt auch eine entscheidende Rolle in der Produktion von Serotonin, einem Neurotransmitter, der für unsere Stimmung und den Schlaf zuständig ist, sowie in der Produktion eines Coenzyms, das Alkohol abbaut. Überdies reduziert Acetylcholin bestimmte Enzyme im Körper, die dazu beitragen, Energie in den Zellen, inklusive den Hirnzellen, zu produzieren.

Weitere Anzeichen für Schäden durch Acetylcholin sind langsame Reflexe, erhöhte Reizbarkeit, verminderte geistige Energie, häufige Panik- und Angstattacken, nachlassende sensorische Schärfe, erhöhtes Verlangen nach Alkohol und Zucker, geringes Sexualverlangen und verschlimmerte PMS-Symptome sowie Anschwellen der Brust und Brustspannen.

Gliotoxin ist das zweite bedenkliche Mykotoxin, das wichtige Enzyme, die Gifte durch den Körper transportieren, deaktiviert und Veränderungen der DNS in den weißen Blutkörperchen bewirkt, sodass das Immunsystem beeinträchtigt wird. Beide Wirkungen bedeuten, dass der Körper nicht mehr so gut dazu in der Lage ist, sich zu entgiften und dass die Leber die toxischen Metaboliten wieder in Umlauf bringt. Wenn Pilze und Mykotoxine unser Immunsystem dauerhaft schwächen, bilden sich neue Infektionen und man endet wieder in einer Arztpraxis – wo man dann wieder Antibiotika verschrieben bekommt, die den Teufelskreis immer weiter antreiben.

Mykotoxine und die Schleimhaut

Eines der auffallendsten Kennzeichen einer übermäßigen Ausbreitung von Candida sind die zahllosen Krankheiten, die der Pilz verursachen kann. Candida unterscheidet dabei nicht zwischen den Körpersystemen und schlägt einfach bei allen zu. Denn die Mykotoxine der Candida albicans greifen zwar vorwiegend Nerven und Muskeln an, können aber genauso gut jedes Gewebe oder Organ einschließlich der Haut attackieren. Das ist immer abhängig von den jeweiligen Umständen wie der genetischen Veranlagung oder den Essens- und Lebensgewohnheiten eines Menschen – doch die Art, wie der Pilz sein Ziel erreicht, ist immer gleich.

Um besser zu verstehen, wie Candida bestimmte Bereiche des Körpers krank machen kann, stellen Sie sich Ihren Körper so vor, als hätte er zwei Schutzschichten, um die feindlichen Invasoren im Zaum zu halten, Ihre »äußere« und Ihre »innere« Haut – Ihre Schleimhäute. Die Hefe muss diese überwinden, um Schaden anrichten zu können. Ihre Schleimhäute nehmen ihren Anfang in den Nasengängen und laufen im Körper hinab bis zum Rektum, sie betreffen also das Verdauungs-, Fortpflanzungs- und Atmungssystem. Das Gewebe ist im oberen wie im unteren Teil des Körpers das Gleiche, und wenn es entzündet oder gereizt ist, werden die Membranen poröser und lassen feindliche Invasoren hindurch, die dann in die Blutbahn eindringen können. Dies kann für die Organe und die Immunfunktion gefährlich werden. In der Zeitschrift *Infection and Immunity* insistieren die Wissenschaftler Michael J. Kennedy und Paul A. Volz, dass »der Durchlass lebensfähiger Candida albicans durch die Schleimhaut des Gastrointestinaltrakts wahrscheinlich ein bedeutender Faktor ist, der zu systemischer Candidose führt«.[10]

Hat die Invasion erst einmal stattgefunden, häufen sich Candida albicans und ihre Mykotoxine im Körper an und verursachen Zellstörungen im Immunsystem, den

Organen und dem Gewebe. Mykotoxine schwächen den Körper so stark, dass, wie Kennedy und Volz weiter ausführen, »Patienten anfällig für viel schwerere Erkrankungen, einschließlich Immundefizienz-Syndrom, Multiple Sklerose, rheumatoide Arthritis, Colitis und Schizophrenie, werden«.[11] Bei jedem Menschen ist es abhängig von seiner genetischen Veranlagung, ob er Risikofaktoren für eine Erbkrankheit hat. Hinzu kommt, wie sein persönlicher genereller Gesundheitszustand ist und wie seine Ernährung und sein Lebensstil sind. All dies bestimmt, welche Systeme oder Organe bei ihm am anfälligsten sind. Hat man also in der Familie die Anlage zu Geisteskrankheiten, ist man anfälliger dafür, dass der Pilz das Gehirn angreift. Neigt man zu Myomen oder Endometriose, greift die Hefe am ehesten das Fortpflanzungssystem an. Manchmal kann auch eine Verletzung ein Organ, Gelenk oder System anfällig für eine Pilzschädigung machen. Candida ist ein opportunistischer Erreger. Sie schlägt immer dann zu, wenn man am verwundbarsten ist.

Endokrine Unausgewogenheit durch Candida

Eine Erscheinungsform der Candida, die mir häufig begegnet, geschieht im endokrinen System, das aus dem Hypothalamus, der Hypophyse, der Schilddrüse, dem Thymus, den Nebennieren, der Bauchspeicheldrüse, den Eierstöcken und den Hoden besteht. Dieses komplexe Organ- und Drüsensystem ist die Quelle der Hormone, die für wichtige Funktionen gebraucht werden: für das Wachstum, den Stoffwechsel, die Sexualentwicklung und Geschlechtsfunktion, Hunger- und Sättigungssignale, Schlaf und Stimmung. Aus verschiedenen biomedizinischen Gründen ist dieses System extrem anfällig für Candida.

Die Forschung hat gezeigt, dass es eine direkte Beziehung zwischen Candida und speziellen Hormonen gibt, so hat beispielsweise eine Studie der University of Des Moines, Iowa, gezeigt, das überschüssiges Östrogen das Wachstum und die Überlebenschancen von Candida verbessert.[12] Es ist darum vielleicht gar nicht so erstaunlich, dass Frauen, die eine Östrogenersatztherapie und orale Verhütungsmittel einnehmen, auch häufiger von Candida betroffen sind.[13] Zusätzlich dazu kann eine Candidose eine endokrine Unausgewogenheit imitieren und so möglicherweise um Rezeptorstellen kämpfen, die das Ziel von Ausscheidungen der Hormondrüsen sind. Bei hormonell bedingten Krankheiten, deren Hauptursache nicht die Candida ist, kann ein Anti-Candida-Programm unterstützend eingesetzt werden, um die Symptome einer Schilddrüsenunterfunktion, Nebennierenschwäche, PMS und Unterzuckerung zu mildern, da die hauptsächlichen Faktoren dieser Krankheiten in einer schlechten Ernährung, bei der viele raffinierte Kohlenhydrate und Zucker konsumiert werden, und in unbewältigtem Stress liegen; eine Überproduktion von Hefe stellt einen zweiten Faktor dar. Wie bereits erwähnt, ist jeder Körper von Hefe betroffen, und wenn man ihn von Hefe bereinigt und die natürlichen Heilungskräfte des Körpers reaktiviert, stellt man direkte Verbesserungen in den genannten Systemen fest.

Candida und die Darm-Hirn-Verbindung

Seit den 1990er-Jahren sind viele Wissenschaftler dazu übergegangen, vom Darm als unserem »zweiten Gehirn« zu sprechen. Natürlich nicht, weil die Eingeweide tatsächlich »denken« können, sondern aufgrund des enterischen Nervensystems, einem bis dahin übersehenen Netzwerk von über 100 Millionen Nervenzellen, die den Verdauungstrakt durchziehen. Dieses Netzwerk besteht aus einem zweispurigen Kommunikationskanal – der Darm kommuniziert mit dem Gehirn und das Gehirn kommuniziert mit dem Darm. Dieser Austausch ist für alle möglichen Symptome verantwortlich, von angstbedingten Verdauungsproblemen bis zu »Schmetterlingen« im Bauch. Sobald ich einen Patienten mit Magen-Darm-Problemen vor mir habe, der mit Antidepressiva wie selektiven Serotonin-Wiederaufnahmehemmern (SSRI) behandelt wurde, denke ich an diese Darm-Hirn-Verbindung. Serotonin ist der Neurotransmitter, der für die Stimmungsbalance und die Schlafregulation zuständig ist. 80 bis 90 Prozent davon werden im Darm produziert, der Rest im Gehirn.

Wissenschaftler finden immer neue und faszinierende Leitungen für krankheitsbedingte Prozesse, die vom Darm zum Gehirn führen. Eine der interessantesten ist ein direkter Weg über den Vagusnerv, der sich vom Bauch bis zum Stammhirn erstreckt. Eine Studie des California Institute of Technology aus dem Jahr 2016 hat bei Mäusen eine eindeutige Verbindung zwischen Darmmikroben und Parkinson-artigen Bewegungsstörungen aufgedeckt,[14] und weitere Forschungen einer schwedischen Forschungseinrichtung, die im Magazin *Neurology* veröffentlicht wurden, haben gezeigt, dass die Krankheit anscheinend von einem Protein im Magen ausgelöst wird, das sich tatsächlich über den Vagusnerv ins Gehirn ausbreitet.[15]

Ich frage mich, ob Candida auf ähnliche Art und Weise wandert, und ich finde, wir sollten Zeit, Energie und Forschungsgelder einsetzen, um genauer zu erforschen, welche Mechanismen die Hefepilze nutzen, um die Blut-Hirn-Schranke zu überwinden, um Nachrichten vom Darm zum Gehirn zu beeinflussen oder zu senden oder um sich über eine ganz andere Leitung zu bewegen. An der Universität von Madrid hat ein Forscherteam kürzlich eine Pilzinfektion in der Zerebrospinalflüssigkeit und im Hirngewebe von ALS-Patienten entdeckt. In einer weiteren Studie fanden die Wissenschaftler pilzinfizierte Gebiete im Gehirn von Alzheimer-Patienten.[16] Wie sind sie dorthin gelangt? David Steenblock, ein osteopathischer Arzt aus San Clemente in Kalifornien, schildert in einem Artikel, der 2016 in der medizinischen Zeitschrift *Townsend Letter* erschienen ist, seine erstaunlichen Erfolge bei ALS-Patienten und beschreibt aufgrund der Krankengeschichte seiner Patienten eine neue Verbindung. Er ist davon überzeugt, dass die Krankheit nach wiederholten Halswirbelverletzungen auftritt, die eine Unterbrechung der Blut- und Zerebrospinalflüssigkeit bewirken, und stellt die Hypothese auf, dass so Giftstoffe in das Rückenmark gelangen, wo sie die Motoneuronen angreifen oder gar töten. Er glaubt sogar, dass diese toxische Infektion üblicherweise aus einer Verbindung von Hefe und Bakterien besteht, und er schätzt, dass 90 bis 95 Prozent dieser Fälle ihren Ursprung im Darm haben.

Auch bei der geistigen und emotionalen Gesundheit spielt der Darm eine Rolle. Emily Severance, eine Forscherin an der Johns Hopkins University School of Medicine, hat die These einer Darm-Hirn-Verbindung untermauert, als sie eine Verbindung zwischen nachgewiesenen Candida-Infektionen und einer erhöhten Rate an psychischen Erkrankungen einschließlich Schizophrenie und bipolaren Störungen entdeckte.[17] Es ist absolut folgerichtig, wenn man annimmt, dass nach einer Pilzattacke auf den Darm auch das Gehirn betroffen wird. Dennoch ist es immer noch so, dass viele Ärzte der Meinung sind, geistige und emotionale Störungen hätten immer psychologische Ursachen wie Neurosen oder Psychosen, jedoch nichts mit Erkrankungen des Gehirns zu tun. Dabei weisen manche Studien sogar auf einen infektiösen Auslöser für bestimmte psychische Krankheiten hin. Zudem haben zahlreiche Studien gezeigt, dass das Antibiotikum Minocyclin sehr effektiv im Einsatz gegen Schizophrenie-artige Symptome ist.[18] Obwohl ich kein Fan vom übermäßigen Einsatz von Antibiotika bin, glaube ich, dass dies zeigt, dass etwas, was wir viel zu leicht als »mentales Problem« abgestempelt haben, tatsächlich von einem Erreger verursacht werden könnte, der die normale Hirnfunktion und -physiologie unterbricht.

Unter Angstzuständen, Depressionen oder irgendeiner anderen psychiatrischen Krankheit zu leiden, kann sehr beeinträchtigend sein, und es ist wichtig zu verstehen, dass der Grund dafür nicht unbedingt rein psychologisch sein muss, sondern auch eine körperliche Ursache vorliegen kann. Die Darm-Hirn-Verbindung bedeutet, dass alles, was wir unserem Körper zuführen – das Essen und die Medikamente, die wir zu uns nehmen –, ebenso Auswirkungen auf unser Nervensystem wie auf unsere Stimmung, Energie, Vitalität und unser Gewicht hat. Pilz-Mykotoxine müssen daher in Betracht gezogen werden, wenn man diese Krankheiten heilen will. Wenn eine Pilzinfektion zu einer psychiatrischen Krankheit beiträgt, hilft eine Reinigung von den Pilzen dabei, auch den Geist zu reinigen und die Körperchemie wieder ins Gleichgewicht zu bringen.

Herzlichen Glückwunsch, Sie wissen jetzt mehr über Candida als die meisten Ärzte!

Mittlerweile ist Ihnen sicher klar, dass Ihr Gesundheitsproblem entweder von Candida verursacht, zumindest aber davon beeinflusst wird. Warum erhält dieser Pilz, der einen so erheblichen und umfangreichen Einfluss auf unsere Gesundheit hat, so wenig Aufmerksamkeit in den Medien und fast gar keine in Arztpraxen?

Ein Teil des Problems liegt darin, dass die westliche Schulmedizin eine ganzheitliche Betrachtung des Körpers nicht unterstützt. Es gibt Spezialisten für jedes Körperteil – doch nur wenige Ärzte betrachten den Körper als Ganzes und untersuchen, wie sich seine Systeme überschneiden. Wie wir wissen, ist die Darmgesundheit die Grundlage für die allgemeine Gesundheit. Doch wie viele Gastroenterologen würden Ihre Bauchschmerzen mit Stress in Verbindung bringen? Wie viele Endokrinologen untersuchen Ihre Verdauungsgesundheit? Die westliche Medizin ist in Spezialbereiche unterteilt, doch wenn wir den Körper nicht in seiner Ganzheit betrachten, werden wir niemals die zugrunde liegenden Ursachen der Krankheiten entdecken.

Was mich auch besorgt, ist, dass Ärzte dazu neigen, Symptome als Probleme anzusehen, die behandelt werden müssen, statt sie als Warnsignale des Körpers wahrzunehmen, die gründlich entschlüsselt werden sollten. Statt die Ursache eines Verdauungsproblems wie Sodbrennen zu untersuchen, geben sie uns eine Tablette. Statt uns bei einer Erkältung mit dem Rat nach Hause zu schicken, uns gründlich auszuruhen und gesund zu ernähren, verschreiben sie ein Antibiotikum.

Natürlich gibt es Ärzte, die mukokutane (also die Schleimhäute betreffende) und systemische Candidose behandeln, doch nur wenige Mediziner erkennen sie überhaupt als ein Gesundheitsproblem. Einige meiner Patienten mussten sogar die Erfahrung machen, dass ihre Bedenken von ihren Ärzten beiseitegeschoben wurden. Eine Patientin berichtete mir, wie sie ihren Arzt fragte, ob die Ursache ihres Hautausschlags in einer Pilzinfektion liegen könne, und dieser ihr daraufhin eine Tasse mit der Aufschrift »Mein Arzt hat mehr Ahnung als Google« vors Gesicht hielt. Viele Ärzte diagnostizieren und behandeln Candida albicans nur in Fällen von Mundfäule, Vaginalinfektionen, Krankenhausinfektionen oder Symptomen im Zusammenhang mit HIV/Aids. Denn im Medizinstudium lernt man, dass Candida nur ein Problem bei Patienten mit einem stark geschwächten Immunsystem ist.

Ich glaube, dass der Mangel an Forschung und der Rückstand in der Forschung die medizinische Fachwelt darüber im Dunkeln lässt, wo die systemischen Ursachen der meisten Krankheiten liegen – im Mikrobiom und im Mykobiom. In medizinischen Fachbüchern findet man keine ausführlichen Ausführungen über die Bedeutung des Leaky-Gut-Syndroms und der Dysbiose. Und unsere Prioritäten sind eindeutig falsch gesetzt, wenn man bedenkt, dass in den USA jährlich Antibiotika, Hormonsubstitute, Antibabypillen und Steroide im Wert von Hunderten Milliarden Dollar verschrieben werden – allein im Jahr 2015 lag der Umsatz mit pharmazeutischen Mitteln in den USA bei fast 374 Milliarden Dollar.[19] Unser Medizinsystem ist sehr dogmatisch, weshalb ich nicht glaube, dass in naher Zukunft jemand aufstehen und zugeben wird, dass viele Krankheiten bewusst übersehen oder zumindest falsch behandelt wurden.

Doch die gute Nachricht ist, dass Sie mit diesem Buch die Antwort auf Candida-verursachte Krankheiten in Ihren eigenen, sehr fähigen Händen halten. Ihnen liegen hier die Informationen vor, die Sie brauchen, um Ihre Symptome erklären und einschätzen zu können. Und Sie erhalten die Werkzeuge, mit denen Sie Ihre Gesundheit beträchtlich verbessern können. Lassen Sie uns daher jetzt genauer betrachten, wie Ihr Verdauungstrakt und Ihr Immunsystem mit pilzbedingten Krankheitsprozessen verstrickt sind, damit Ihnen klar wird, warum diese Faktoren in Teil 2 und 3 des Buches – in denen es um die Ernährung, um Nahrungsergänzungsmittel und um die Aufrechterhaltung Ihrer Gesundheit geht – so intensiv behandelt werden.

2.

Der Ursprung der Krankheit

Alle Organe und Systeme in unserem Körper sind eng miteinander verbunden; die Funktion des einen hat Auswirkungen auf die des anderen. In unserem Körper läuft ein permanenter Kommunikationsstrom – wie eine automatische Rückkopplungsschleife –; wenn ein Organ beeinträchtigt ist, versucht ein anderes, das zu kompensieren. Das Verdauungssystem und das Immunsystem machen da keine Ausnahme, sie sind sogar besonders eng miteinander verbunden und aufeinander angewiesen, sich gegenseitig zu unterstützen, um unsere Gesundheit aufrechtzuerhalten. Das heißt aber auch: Wenn eines der beiden nicht richtig arbeitet, hat das andere umso mehr Stress. Immerhin befinden sich ungefähr 70 bis 80 Prozent des Immunsystems im darmassoziierten lymphatischen Gewebe (darmassoziiertes Immunsystem oder GALT), das im Verdauungstrakt liegt.[20] Weil der Einfluss des Darms auf das Immunsystem unabhängig von den Gesundheitsproblemen eines Patienten so groß ist, beginne ich jede Behandlung mit meinem grundlegenden Programm zur Reinigung und Ausbalancierung des Verdauungstrakts. Dadurch kann der Körper seinen Heilungsprozess einleiten und wieder Stärke erlangen.

Das Verdauungssystem und das Immunsystem arbeiten also zusammen, um entweder die Gesundheit zu erhalten oder um zu Gesundheitsproblemen und Krankheiten beizutragen. In unserem Fall wird der Ball in dem Moment ins Rollen gebracht, in dem Sie potenzielle Angreifer wie Antibiotika oder Zucker zu sich nehmen, die dazu führen, dass Nährstoffe und Mineralien nicht mehr ideal absorbiert werden können. Das führt zu einem Ungleichgewicht der Mikroben im Körper namens Dysbiose, die das Leaky-Gut-Syndrom und Ausscheidungsprobleme verursachen kann. Schließlich wird die Funktion der Leber eingeschränkt, und das Immunsystem ist geschwächt. Das Endergebnis ist Krankheit. Die Abbildung »Verdauungssystem und das Immunsystem« verdeutlicht dies, ich werde aber noch näher auf jeden Punkt eingehen, um Ihnen einen besseren Überblick darüber zu geben, wie die Verbindungen in Ihrem Körper funktionieren.

Verdauungssystem und das Immunsystem

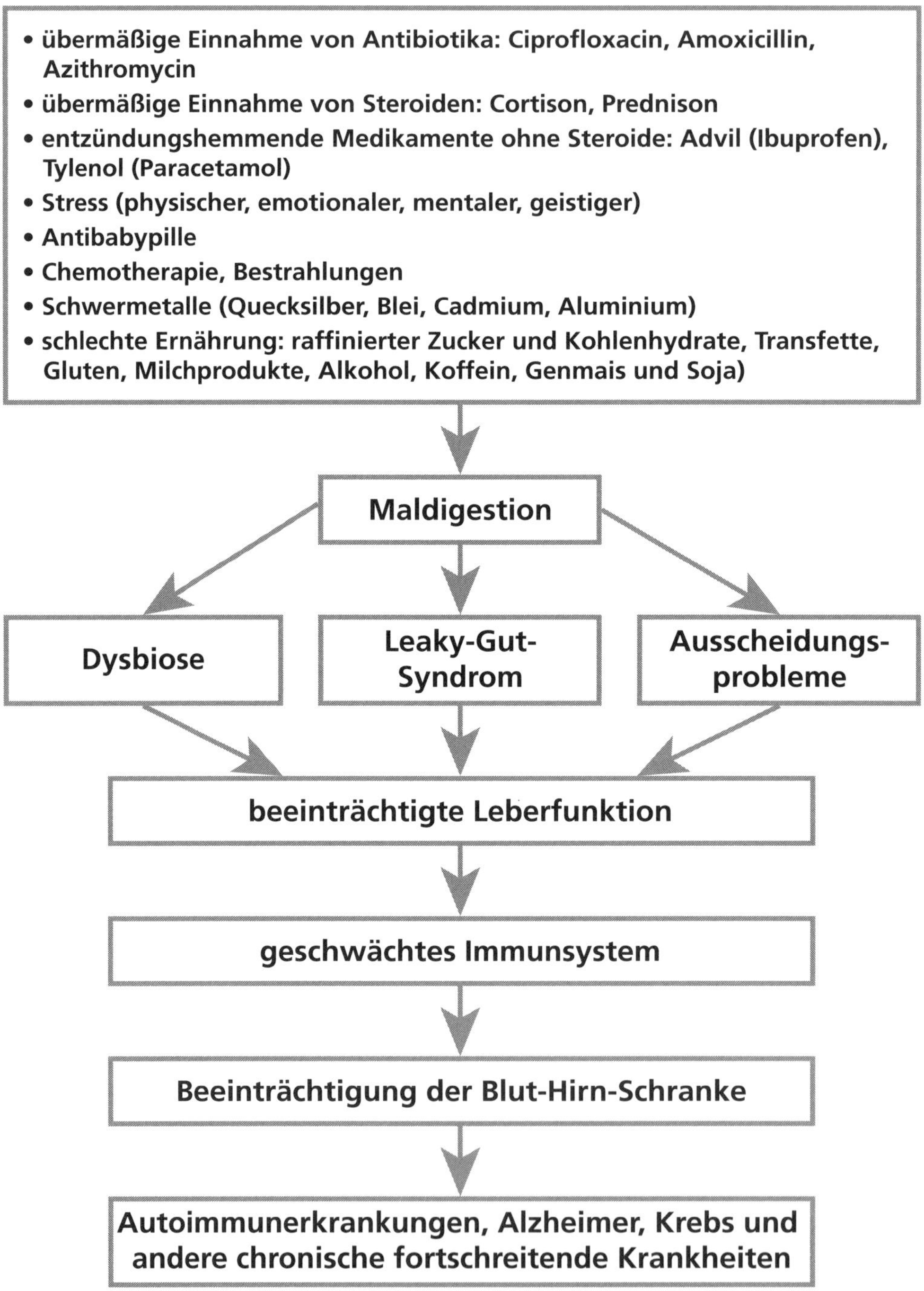

Signale des Verdauungstrakts: eine Warnung

Aufgrund der engen Beziehung des Verdauungstrakts zum Immunsystem sind Probleme mit der Verdauung immer ein wichtiges Signal, dass etwas systematisch schiefläuft – und Candida könnte die Ursache dafür sein. Ich bin immer geschockt, wenn Spitzenärzte die Ernährungsweise und Infektionen, inklusive Candida, als Ursache von ernsthaften Problemen mit dem Verdauungstrakt wie Colitis ulcerosa, entzündliche Darmerkrankung und Morbus Crohn selbst dann ignorieren, wenn die üblichen Behandlungsmethoden nicht anschlagen. Die Symptome von Verdauungsstörungen außer Acht zu lassen, ist wirklich schwerwiegend, denn der Darm ist das Zentrum unserer Gesundheit. Bereits vor über 2500 Jahren hat Hippokrates gesagt: »Alle Krankheiten haben ihren Ursprung im Darm.« Doch in der heutigen Zeit scheint das in Vergessenheit geraten zu sein, da die meisten Ärzte den Verdauungstrakt nur als einen einfachen Mechanismus zur Verarbeitung der Nahrung, Aufnahme von Nährstoffen und Herausfiltern von Abfallprodukten ansehen. Glücklicherweise hat das National Institute of Health's Human Microbiome Project – eine im Jahr 2008 gegründete Forschungsinitiative – seinen Fokus auf den Verdauungstrakt als Zentrum der Gesundheit und des Wohlergehens gesetzt.

Die Wissenschaft weiß, dass im Verdauungstrakt – vor allem im Magen und Darm – zehnmal mehr Bakterienzellen leben, als es menschliche Zellen im gesamten Köper gibt. Der Dünndarm und der Dickdarm allein haben zusammengenommen eine Länge von 6 bis 7,5 Meter – das entspricht fast der Breite eines Tennisplatzes. Ein ausgeglichenes Ökosystem im Verdauungstrakt hat einen Anteil von 80 Prozent gesunder und 20 Prozent ungesunder Mikroorganismen. Dieses Verhältnis kann durch ungesunde Ernährung gestört werden und zu schlechter Verdauung, Enzymmangel, Ausscheidungsproblemen und Darmdysbiose führen. Dies sind keineswegs Probleme, die nur das Verdauungssystem betreffen, denn sie wirken sich auch auf andere Körpersysteme wie das Immunsystem aus.

Ein Beispiel aus meiner Praxis ist Meghan. Unser erster Kontakt war ein Dankesschreiben von ihr zu meiner ersten Ausgabe von *Endlich frei von Candida*. Meghan war eine 30-jährige, im Grunde gesunde Geschäftsfrau, die aber ihr ganzes Leben lang mit Verdauungsproblemen zu kämpfen hatte:

»Ich habe schon immer mit Magenverstimmungen, Blähungen, Durchfall und Verstopfung Probleme gehabt. Es wurde schlimmer, als ich an der Uni

war, und es gab einige peinliche Beinaheunfälle im Bad, das ich mit meiner Mitbewohnerin teilte. Im ersten Semester wurde ich sehr krank, magerte auf 54 Kilo ab und kam auf die Krankenstation. Keiner wusste, was mit mir los war, also haben sie mich mit Antibiotika vollgepumpt. Es wurde dann etwas besser, aber nach ein paar Monaten kamen all meine Symptome zurück. Mein Arzt teilte mir mit, ich hätte ein Reizdarmsyndrom, und ich fragte mich, ob ich vielleicht keine Milchprodukte verdauen könnte. Der Arzt verschrieb mir das probiotische Nahrungsergänzungsmittel Align, und ich entschloss mich, einige Bücher über Verdauungsstörungen zu lesen. Es wurde dann etwas besser, als ich Lebensmittel mit hohem Fettgehalt, frittierte Lebensmittel und Milchprodukte reduzierte. Doch schon bald war ich erneut in der Sackgasse gelandet und fühlte mich wieder elend.«

Meghan konsultierte Spezialisten und unterzog sich allen möglichen medizinischen Tests und Prozeduren. Sie probierte alle möglichen Ernährungsmethoden aus, inklusive Paläo-Diät, Blutgruppendiät, Low-Fat- und FODMAP-Diät. Irgendwann wurde bei ihr eine Glutenintoleranz diagnostiziert. Sie unterzog sich außerdem einer Behandlung mit Protonenpumpen-Inhibitoren gegen Säurereflux.

Viele Patienten, die zu mir kommen, sind mit ihrem Latein am Ende und suchen endlich Erlösung von Verdauungsproblemen, die ihnen das Leben zur Hölle machen. Sie waren bei zahlreichen Ärzten, haben Unsummen von Geld für Behandlungen, Diäten und Medikamente ausgegeben – und nichts hat wirklich geholfen. Obwohl ich frustriert darüber bin, dass die Schulmedizin ihnen nicht helfen konnte, freue ich mich, dass sie mich gefunden haben und ich ihnen dabei helfen kann, ihre verschiedenen Systeme zu deuten. In Meghans Fall war die Ursache ihrer Verdauungsprobleme ein akuter Fall von Candida. Sie hat mein Programm durchgezogen und wurde geheilt.

Anders als Meghan, deren vielfältige Symptome ihre Ärzte verblüfften, erging es meinem Patienten Charlie, einem 46-jährigen Webdesigner, der seit 15 Jahren an einer Colitis ulcerosa litt – darüber waren sich seine Ärzte einig. Doch eine eindeutige Diagnose zu haben, brachte ihn einer Verbesserung seiner Krankheit auch nicht näher, und schon gar nicht einer Heilung.

»Manchmal habe ich monatelang keinerlei Symptome und zu anderen Zeiten bin ich über Monate ans Haus gefesselt«, teilte er mir mit. »Wenn ich ans Haus gefesselt bin, muss ich zehnmal oder noch öfter am Tag zur Toilette – ohne jegliche Vorwarnung. Es kann passieren, dass ich am Schreibtisch sitze, aufspringen und rennen muss. Typischerweise fängt es nach dem Aufstehen an, dauert den ganzen Morgen und wird abends wieder schlimmer.« Charlie berichtete mir, dass die Krankheit sein Leben wirklich beeinträchtigte. Wegen seines Reizdarms war er gezwungen, von zu Hause aus zu arbeiten. Für ihn war es schon eine Herausforderung, seinen Sohn zur Schule zu fahren. Und wenn die Krankheit gerade in einer Hochphase war, konnte jede kleinste Aufgabe zum Problem werden.

Wenn Charlie merkte, dass die Krankheit wieder im Anmarsch war, bekam er häufig Depressionen. Er probierte alles aus, Nahrungsergänzungsmittel, probiotische Mittel, Steroide und Vicodin, doch nichts verhalf ihm zu dauerhafter Erleichterung. Schließlich fand er einen Spezialisten für Reizdarmsyndrom und Colitis, der dachte, er könne diesen Fall heilen. Charlie erzählte, dass bei ihm diverse Tests für Nahrungsmittelallergien durchgeführt wurden und man ihm mitteilte, dass er alles außer Weizen, Milchprodukten und Mandeln essen dürfe. Doch Allergien waren gar nicht das Problem. Wie der Arzt ihm in einem späteren Gespräch in einer Nebenbemerkung mitteilte, war »der Test nicht in der Lage, Candida zu erkennen«. Glücklicherweise führten genau diese Worte Charlie zu mir.

Charlies Arzt hatte recht: Weil Hefe schwer zu erfassen ist und sich im Gewebe und in Organen versteckt, wird Candida bei vielen Laboruntersuchungen oder Stuhlproben nicht erkannt. Selbst wenn ein Patient alle Symptome zeigt, wird bei aktuellen Tests Candida nicht angezeigt. Was wir aus Charlies Geschichte lernen können, ist, dass Ärzte oft gar nicht daran denken, uns auf Candida zu testen, weil sie nach den falschen Auslösern suchen – doch Sie wissen jetzt ja Bescheid.

Wenn das Verdauungssystem zusammenbricht

Wenn Ihr Körper von den hier beschriebenen Widersachern – Antibiotika, Stress, schlechte Ernährung und Weiterem – angegriffen wird, ist das erste Anzeichen einer Fehlfunktion im Darm die sogenannte Maldigestion. Einfach gesagt kann der Körper dabei die Nahrung nicht mehr hinreichend aufspalten, weil ein Zuwenig an Verdauungssäften, eine Pankreasinsuffizienz mit Mangel an spaltenden Enzymen oder ein Zwerchfellbruch vorliegen, zu wenig gekaut oder zu viel gegessen wird oder der Mensch Stress hat. Auch das Trinken von zu viel Wasser oder anderen Flüssigkeiten bei der Nahrungsaufnahme kann den Säurestand und die Gallensäfte beeinflussen, die der Magen braucht, um die Nahrung ausreichend aufzuspalten. Ein weiterer Grund für Maldigestion, der häufig nicht beachtet wird, aber Probleme verursachen kann, ist eine ungeeignete Trennkost. Nicht jeder muss sich an eine solche halten, aber Leuten mit Verdauungsproblemen kann es helfen, wenn sie sich an einigen einfachen Regeln orientieren: Proteine mit Gemüse, aber nicht mit stärkehaltiger Nahrung essen oder stärkehaltige Nahrung mit Gemüse essen. Obst sollte am besten für sich allein oder mit Nüssen gegessen werden. Fette vertragen sich mit allem außer mit Obst.

Enzymmangel ist ein weiterer Faktor für Maldigestion. Enzyme sind Proteine, die die chemische Reaktion mit dem Namen Metabolismus ankurbeln. Der Körper produziert zwar eigene Enzyme, benötigt aber weitere, die ihm durch die Nahrung zugeführt werden. Wenn Lebensmittel vorgefertigt, raffiniert oder bei Temperaturen über 42 Grad Celsius gekocht werden, werden die Enzyme darin zerstört. Rohkost oder sanft gegarte Nahrung enthält hingegen viele Enzyme. Anzeichen eines Enzymmangels können Blähungen, Verstopfung, Haarausfall, brüchige Nägel, Müdigkeit, Kopfschmerzen, Durchfall, Ausschlag, Akne und Allergien sein. Einige Auslöser für diesen Mangel werden durch Pasteurisation oder Kochen bei hohen Temperaturen ausgelöst, wodurch Enzyme, Schwermetalle, Pestizide, Herbizide und Pankreatitis abgetötet werden.

Wenn der Körper zu wenig Enzyme hat, hat die Bauchspeicheldrüse, die die Verdauungsenzyme ausschüttet, mehr Arbeit. Die Bauchspeicheldrüse ist auch unser Insulinproduzent. Insulin ist das Hormon, das den Blutzuckerspiegel aufrechterhält. Daher bedeutet eine Ernährungsweise mit vielen raffinierten Kohlenhydraten und Zucker plus gekochten und vorverarbeiteten Lebensmitteln, dass die Bauchspeicheldrüse überfordert ist, was dazu führt, dass wir aufgrund des erhöhten Blutzuckerspiegels und unverdauter Speisereste anfälliger für eine Ausbreitung von Hefepilzen werden.

Wenn Nahrung nicht verdaut wird, können die Reste die Darmwand so stark reizen, dass sie durchlässiger wird – Maldigestion ist also auch eine Ursache des Leaky-Gut-Syndroms. Die unverdauten Teile der Nahrung können dann die Darmschleimhaut passieren, von wo sie in die Blutbahn gelangen. Das Immunsystem betrachtet diese Partikel wie feindliche Angreifer und reagiert mit einer Antikörperreaktion, indem es weiße Blutkörperchen zur Rettung schickt. Diese Immunreaktion erzeugt eine Entzündung und führt häufig zu allergischen Reaktionen und Lebensmittelunverträglichkeiten. Zusätzlich dazu gären die unverdauten Nahrungsreste im Darm und bieten dem Hefewachstum einen idealen Nährboden. Symptome einer Maldigestion können Aufstoßen, Völlegefühl, Blähungen, Leibschmerzen und Sodbrennen sein.

Ausscheidungsprobleme, die sich nicht beseitigen lassen

Es ist kaum verwunderlich, dass Menschen, die Nahrung nicht ausreichend verdauen können, entweder zu wenig oder zu viel ausscheiden – bei Candida ist Verstopfung jedoch vorherrschender als Durchfall. Viele Ärzte unterschätzen die Bedeutung unserer Ausscheidungen für die allgemeine Gesundheit. Einige meiner Patienten haben mir erzählt, dass ihre Ärzte ihnen mitgeteilt haben, täglicher Stuhlgang sei nicht notwendig. Dem kann ich überhaupt nicht zustimmen. Natürlich hat jeder Mensch einen individuellen Verdauungszyklus – bei manchen zwischen 12 und 24 Stunden (bis zu 74 Stunden sind nicht gesund) –, doch ideal ist mindestens täglich einmal Stuhlgang zu haben.

Verstopfung kann eine Reihe von Ursachen haben, beispielsweise Verwachsungen, Myome und Dünndarmfehlbesiedlung. Schlechte Ernährung mit verarbeiteten Getreideprodukten und zu wenigen Ballaststoffen sowie nicht ausreichend Wasser ist meist der Grund für mangelnde Ausscheidung. Vor fünf Jahren kam Dan, ein 30-jähriger Workaholic, in einen meiner Ernährungskurse, weil ihm ein anderer Patient gesagt hatte, eine Anti-Candida-Diät könne seine Verstopfung und die daraus resultierenden Symptome wie Benommenheit, Kopfschmerzen, reaktive Hypoglykämie und Müdigkeit beheben. Er hatte nur alle zwei bis drei Tage Stuhlgang, war aufgebläht und hatte zu viele Gase. »Ich bin mit Dosengemüse und abgepacktem Kuchen aufgewachsen«, erzählt er mir. Nach meinem 90-Tage-Programm war Dans Verstopfung Geschichte. Er fühlte sich nicht nur besser, sondern war auch befreit von seinem Heißhunger auf Junkfood, der ihn bisher ausgebremst hatte. Zweifellos war eine Candidose sein Problem gewesen, da Maldigestion und Verstopfung geradezu eine Einladung für die Hefepilze sind.

Verstopfung ist nicht nur unangenehm, sie kann auch zu einem ernsten Gesundheitsproblem werden. Wenn der Darm sich nicht entleeren kann, kann eine Autotoxizität entstehen. Dies bedeutet, dass Gifte, die nicht rechtzeitig aus dem Körper ausgeschwemmt werden, wieder in den Blutkreislauf gelangen. Durch Verstopfung kann der pH-Wert im Dickdarm, der leicht sauer bis neutral sein sollte, alkalisch werden. Dadurch entsteht ein Nährboden für Hefe, Parasiten, Bakterien und Viren, die sich vermehren können, sodass Candida sich zu einer Pilzinfektion auswachsen kann.

Dysbiose, Leaky-Gut-Syndrom und eine überlastete Leber verursachen Krankheiten

Maldigestion und Darmdysbiose arbeiten Hand in Hand bei der Verursachung von Krankheiten. Ich beschreibe Darmdysbiose gern als ein Ungleichgewicht diverser Mikroorganismen in der Darmflora – inklusive Hefe, Bakterien, Parasiten und Viren –, die das Verdauungssystem stören und die Nährstoffaufnahme beeinträchtigen. Anders ausgedrückt ist es ein Ungleichgewicht von guten und schlechten Bakterien im Darm. Wenn ungesunde Mikroorganismen im Darm überhandnehmen, was meist das Ergebnis von einer ungesunden Ernährungsweise, übermäßigem Alkoholkonsum, Krankheiten, Schwermetallbelastung, Medikamenteneinnahme, zunehmendem Alter und Stress ist, wird das Immunsystem übermäßig damit belastet, den Körper vor diesen Infektionen zu schützen. Der Darm wird dann zu einem Eingangstor für Infektionen, unverdauten Proteinen und Toxinen, die das Immunsystem gefährden – und das führt zu Entzündungen und letztlich zu Diagnosen wie Autoimmunerkrankungen, Diabetes, neurologische Erkrankungen, Brustkrebs und Darmkrebs. Ein Überschuss an Candida ist einer der häufigsten Gründe für eine Darmdysbiose.

Für das Leaky-Gut-Syndrom gibt es, wie schon erwähnt, zahlreiche Ursachen. Diese schließen Mikroben, Mykotoxine, Medikamente, Alkohol, unverdaute Nahrungsteilchen, Gifte, Chemikalien, schlechte Ernährung, chronischen Stress und Gluten ein. Wenn der Leaky-Gut nicht behandelt wird, ergeben sich daraus unvermeidbare Folgen wie Allergien, Verdauungsprobleme, Ermüdungserscheinungen, Ekzeme und das Auftreten von Autoimmunerkrankungen. Zur Wiederholung: Ein Leaky-Gut-Syndrom entsteht, wenn die Darmschleimhaut porös wird, wodurch unverdaute Proteine, Mikroben und Toxine in den Blutkreislauf gelangen. Das führt auch dazu, dass die sogenannten »tight junctions«, dichte Verschlüsse in der Darmschleimhaut, nicht mehr richtig funktionieren – stellen Sie sich diese wie kleine Tore vor, die dafür zuständig sind, Stoffe im Darm zurückzuhalten, sodass diese nicht in die Blutbahn gelangen können. Wenn nun aber die Darmschleimhaut gereizt, entzündet und durchlässiger wird, werden diese Verschlüsse überstrapaziert. Candida, nichtsteroide entzündungshemmende Arzneimittel wie Aspirin oder Ibuprofen, ungesunde Ernährung, Schwermetalle und die Aufnahme bestimmter Nahrungsmittel beispielsweise mit Gluten irritieren den Darm und lockern die Verschlüsse, wobei mikroskopisch kleine Löcher entstehen, die den Darm durchlässig machen.

Ein durchlässiger Darm bereitet der Leber mehr Arbeit, da diese dazu gezwungen wird, unverdaute Proteine und Erreger abzubauen, die durch die poröse Darmschleimhaut in die Blutbahn gelangt sind. Die Leber hat viele Funktionen – sie wandelt Glukose in Glykogen, produziert Cholesterin und Gallenflüssigkeit und lagert die Vitamine A, D, K und B12. Ihre Hauptaufgabe besteht aber in der Entgiftung. Wenn die Leber allerdings überfordert ist, lagern sich überschüssige Gifte in ihr an oder werden im Körper wieder in Umlauf gebracht. Verbreiten sich diese Gifte über den Blutkreislauf oder das Lymphsystem, das die toten Zellen, Abfallprodukte, Toxine und Erreger zu den Lymphknoten transportiert, können sie sich im Gewebe oder den Organen anlagern, vor allem in fettreichen Organen wie dem Gehirn, den Brüsten oder den Hormondrüsen. Im Ergebnis sind deren Systeme dann überladen und können uns nicht mehr so gut schützen wie normalerweise.

Überwinden Erreger und fremde Organismen die Darmwand, beginnen die Immunzellen im Darm damit, Antikörper zu produzieren, um diese Invasoren zu neutralisieren und uns vor Schaden zu bewahren. Dieser Schutzmechanismus, der von den weißen Blutkörperchen durchgeführt wird, ist bekannt als Entzündungsreaktion. Er löst einen Anstieg der Körpertemperatur und die Produktion dieser Zellen aus, damit die Invasion isoliert, gestoppt und ausgemerzt werden kann. Entzündungen können akut oder chronisch sein. Wenn Sie sich beispielsweise in den Finger schneiden, schreitet Ihr Immunsystem zur Tat und Sie bemerken das an einer Schwellung, Hitze, Schmerz und Rötung. Eine Entzündung wird chronisch, wenn das Immunsystem permanent auf einen Angriff reagiert, wie es der Fall ist, wenn es durch schlechte Ernährung, Allergene und Infektionen (Pilzinfektionen, bakterielle, virale oder parasitäre Infektionen)[21] aktiviert wird. Carol Kumamoto, eine Molekularbiologin an der Tufts University, ist der Meinung, dass »geringe Entzündungen die Ansiedlung von Candida fördern und diese Ansiedlung wiederum weitere Entzündungen begünstigt […], was eine Heilung verzögert«.[22] Im Laufe der Zeit siedeln sich so Mikroben und Gifte in den Organen und Geweben wie der Leber, dem Gehirn, den Lungen, der Haut und dem lymphatischen System an.

Speziell für neurologische Erkrankungen haben Antoine Louveau und Jonathan Kipnis von der University of Virginia School of Medicine kürzlich einen Durchbruch im Verständnis der Immunreaktion des Gehirns erzielt. Sie haben herausgefunden, dass das Gehirn ein eigenes System von Lymphgefäßen hat – gewissermaßen ein eigenes Immunsystem. Mit der Entdeckung eines Weges, auf dem Immunzellen das zentrale Nervensystem verlassen können, stellt sich die Frage, ob eine Störung dieses Weges etwas mit neurologischen Störungen zu tun haben könnte, die in Verbindung mit Immunschwächen wie MS, Meningitis und Alzheimer stehen. Kipnis drückte es in einem Artikel der Onlinezeitschrift *NIH Research Matters* 2015 so aus: »Wir glauben, dass diese Gefäße eine Rolle bei der Pathogenese neurologischer Erkrankungen mit einer Immunkomponente spielen.«[23]

Wie Sie sehen, kann ein Ungleichgewicht im Verdauungssystem das Immunsystem auf vielfältige und komplizierte Weise beeinflussen – und am Ende dieses Prozesses steht leider unausweichlich immer Krankheit. Mit meiner Anti-Candida-Diät und Pilzkur können nicht nur Entzündungen reduziert, sondern auch das Immunsystem wiederhergestellt und der Darm regeneriert werden, sodass Ihr kompletter Körper wieder in seinen idealen, kraftvollen Zustand zurückversetzt wird.

Debs Erfahrungen

Meine anfänglichen Symptome waren Müdigkeit, ein schlechtes Gedächtnis, Unfähigkeit, mich zu fokussieren, Verstopfung, geringe Motivation und knackende Geräusche in den Knien.

Ich habe mich gewissenhaft an die Anti-Candida-Diät und Anns Empfehlungen gehalten. Am Anfang ist es mir schwergefallen, auf Kaffee und Zucker zu verzichten, doch nach ein paar Tagen fühlte ich mich besser. Und als die Leute nach einigen Wochen begannen, mir zu sagen, dass ich viel besser aussehe als vorher, wusste ich, dass die Methode funktionierte!

Dann passierte etwas ganz Erstaunliches. Nachdem ich das Programm drei Monate durchgeführt hatte, stellte ich fest, dass meine Ausscheidungen sich normalisiert hatten, ich einen Anstieg in meinem Energieniveau hatte und mich auf meine Arbeit konzentrieren konnte. Weil ich mich körperlich so viel besser fühlte, wurde meine Laune auch viel besser. Nach vier Monaten habe ich gut 7 Kilo abgenommen und bei einer routinemäßigen Blutuntersuchung wurde der niedrigste Cholesterinspiegel gemessen, den ich in meinem ganzen Leben jemals hatte.

3.

Den Geist zur Heilung des Körpers einsetzen

Wie viele alte Heiltraditionen wurde auch die Naturheilkunde aus dem Glauben geboren, dass der Körper sich selbst heilen kann, wenn er die entsprechende natürliche Unterstützung und Ressourcen dazu hat. Ich bin selbst Naturheilkundlerin und eine Befürworterin der Philosophie des französischen Physiologen Claude Bernard. Dieser war für seine akademische Integrität bekannt und setzte sich früh dafür ein, moderne wissenschaftliche Methoden in der Medizin des 19. Jahrhunderts anzuwenden. Bernards Errungenschaften waren beeindruckend – er war ein Pionier in der Erforschung der Verdauung, untersuchte die Rolle der Bauchspeicheldrüse, entdeckte das Glykogen, eine komplexe Zuckersubstanz der Leber und der Muskeln. Bernard glaubte außerdem, dass unser Körper einen natürlichen Heilzustand besitzt, den er »milieu intérieur« nannte, ein »internes Umfeld«. Er glaubte, dass dieses Habitat dann ausgeglichen sei, wenn der körperliche, mentale, emotionale, soziale und geistige Bereich des Lebens ebenfalls in Balance sind. Diesen von ihm beschriebenen Zustand nennen wir heute Homöostase.

In Teil 2 dieses Buches gebe ich Ihnen alle notwendigen Werkzeuge an die Hand, um Ihren physischen Körper ins Gleichgewicht zu bringen. Doch an dieser Stelle möchte ich Ihnen den mentalen, emotionalen, sozialen und geistigen Bereich der Heilung näherbringen, der genauso wichtig ist, um Homöostase zu erreichen. Aufgrund dessen, was ich bei meiner eigenen Heilung erfahren habe, und wegen der Wendungen, die ich bei meinen Patienten beobachtet habe, bin ich mir sicher, dass diese Einflüsse auch für Sie wichtig sind.

Den Geist zurechtrücken

Naturheilkundler glauben, dass der Körper eine innewohnende Kraft hat, sich selbst zu heilen, sich auszubalancieren und eine gute Gesundheit zu erhalten – und dass die physische, mentale und geistige Ausgeglichenheit der Weg ist, dies zu erzielen. Die Kombination dieser Kerngebiete des Wohlbefindens muss gepflegt und wertgeschätzt werden. Dies bedeutet, dass eine gesunde Ernährung und gute Steuerung des Stresslevels genauso wichtig für die allgemeine Gesundheit sind wie die Denkweise, die Gefühle und das Seelenleben.

Mentale und emotionale Stärke sind unerlässlich, um eine Krankheit wie eine Candidose zu bekämpfen. Mithilfe dieser beiden ist es einfacher, das 90-Tage-Programm durchzuziehen. Trotz allem müssen Sie nicht perfekt sein, um Ihren Körper zu heilen, Sie müssen einfach nur sorgfältig und ausdauernd agieren. Es wird immer mal wieder Tage geben, an denen Sie einfach nicht das essen möchten, was Sie essen sollten. Oder Sie haben nicht die Energie, um Sport zu machen. Wenn das der Fall ist, lassen Sie es einfach sein. Machen Sie am nächsten Tag weiter. Sie sind dabei, ein Verhaltensmuster zu entwickeln, das Ihr Leben dauerhaft ändern wird; das ist ein Marathon, kein Sprint, und Ihre Heilung wird in der Geschwindigkeit stattfinden, die sich für Sie richtig anfühlt. Zusätzlich zur mentalen Stärke sind eine optimistische Sichtweise und die Beibehaltung Ihres Enthusiasmus für das Programm wichtig für den Erfolg. Es ist möglich, dass Ihre erste Reaktion darauf, dass Sie bestimmte Lebensmittel nicht mehr essen zu dürfen, in Ärger und Frust besteht, doch versuchen Sie, das Programm nicht als Entbehrung anzusehen. Gehen Sie es besser schrittweise in 30-Tage-Abstufungen an und formulieren Sie dann jeweils die Herausforderung neu. Ändern Sie Ihre Sichtweise ein bisschen. Statt darüber nachzudenken, wie verärgert Sie sind, dass Sie bestimmte Nahrungsmittel vom Speiseplan streichen müssen, konzentrieren Sie sich darauf, wie gut es sich anfühlen wird, wenn Sie Ihren Körper von Entzündungen und Infektionen befreit haben. Denken Sie daran, dass das Programm Ihnen nicht nur dabei hilft, zum jetzigen Zeitpunkt gesund zu werden, sondern auch im Alter gesund zu bleiben.

Auch ein Netzwerk an aufmerksamen und stabilen Unterstützern kann Ihnen dabei helfen, positiv und proaktiv zu bleiben. Sie brauchen dazu nicht viele Menschen – ein Ehepartner, Lebensgefährte oder Freund, der regelmäßig vorbeischaut, fragt, wie Sie sich fühlen, oder sogar bei Ihrem Programm mitmacht, kann Wunder wirken. Mein Patient Andrew kam mit allgemeinen Symptomen einer Maldigestion zu mir und nach nur zwei Monaten gemeinsamer Arbeit war er völlig ohne Symptome. Einer seiner Schlüssel zum Erfolg: »Ich hätte das niemals ohne meine Frau geschafft«, sagte er. »Sie war zwar völlig gesund, hat aber zu meiner Unterstützung die Diät mitgemacht. Sie hat all ihre Lieblingssnacks und Süßigkeiten weggeworfen, damit ich nicht in Versuchung gerate.« Auch in Chatrooms und Facebook-Gruppen zu Candida können Sie hilfreiche Unterstützung finden. Auf diesen Seiten können Sie Rezepte, Tipps und Informationen mit anderen tauschen und seelischen Beistand von Menschen aus der ganzen Welt erfahren, die mit den gleichen Herausforderungen und ähnlichen Symptomen zu kämpfen haben.

Während des gesamten Programms ist es hilfreich, auf negative und angstbasiertes Denken zu achten. Mit einem Körper umzugehen, der sich anfühlt, als sei er außer Kontrolle – der voller willkürlicher, offenbar unerklärlicher und oft beeinträchtigender Symptome ist – ist wirklich furchteinflößend. Ich habe das erlebt und kenne diese Gefühle zur Genüge. Vielleicht sind Sie sich der Menge an negativen Gedanken, die Sie täglich haben, nicht bewusst – Gedanken über die Gesundheit, den Job, die Beziehung und vieles andere – und auch nicht dessen, welch großen Einfluss sie auf die körperliche Gesundheit haben. Den meisten meiner Patienten geht es so. Zu viele negative Gedanken können zu mehr Stress im Körper führen, der dann Hormone wie Cortisol freisetzt, die Ihre Heilung verlangsamen. Diese können sich auf Ihren Darm auswirken und eine Dysbiose bewirken; vermehrte Angst oder Wut führt zu einem mulmigen Gefühl in der Magengegend, zu Knoten und zu Symptomen eines Reizdarms. Stress wirkt sich auch negativ auf die Verdauungsfunktionen aus, sodass Bakterien und Hefe überhandnehmen und es zu einer Dysbiose kommen kann. Das wiederum hat Auswirkungen auf die Abwehrkräfte, wie wir aus Kapitel 2 wissen. In komplexen Fällen reicht ein Ernährungsprogramm nicht aus, um einen Patienten zu heilen, hier müssen mentale und emotionale Hindernisse – das, was täglichen Stress verursacht, der das Immunsystem schädigt – aus dem Weg geräumt werden. Wenn Sie Wege finden, wie Sie beängstigende und negative Gedanken abschalten können, wird Ihre Heilung reibungsloser verlaufen.

Wenn sich Körper und Geist in einem synergetischen Rhythmus befinden, verläuft eine Heilung schneller, was nicht nur ich so sehe. Dr. Candace Pert war eine amerikanische Neurowissenschaftlerin und Pharmakologin, die den Opiatrezeptor entdeckte, den zellulären Verbindungsplatz von Endorphinen im Gehirn. Sie glaubte, dass Rezeptor-aktive Peptide wie Neuropeptide und Zytokine des Immunsystems die Mittler sind, die eine Kommunikation zwischen dem Körper und dem Gehirn erst ermöglichen. Dr. Pert war der Meinung, dass die Gefühle, über die wir nachdenken, in unserem Körper an diesen Rezeptoren gespeichert werden, und dass der Schlüssel zu einer Verbindung von Körper und Geist darin liegt, unsere Gefühle auf gesunde Weise auszudrücken. Ihrer Ansicht nach können negative Gefühle wie Liebeskummer, Schuld und Wut im Körper gefangen sein – und dem kann ich nur zustimmen. In einer Studie aus dem Jahr 2004 des University of Texas Southwestern Medical

Center haben Wissenschaftler nachgewiesen, dass unsere Erfahrungen nicht nur in unserem Gehirn leben, sondern auch auf Zellebene in unserem Körper gespeichert werden. Sie stellten die Theorie auf, dass diese zellularen Erinnerungen dazu beitragen, Krankheiten und Leiden zu entfachen.

Eine Technik, mit der meine Patienten negative Gedankenmuster auflösen, ist, sie laut auszusprechen. Der erste Schritt besteht dabei darin, sich darüber bewusst zu werden, welcher Gedanke oder welches Gefühl einen gerade stört. Dann spricht man dies an, indem man sagt: »Ich denke gerade …« oder »Ich fühle gerade …« – und dann einfach raus damit. Das ist ein großartiger erster Schritt, die eigenen Gefühle zu akzeptieren und mit ihnen umzugehen. Wenn Sie beispielweise zuckersüchtig sind und Probleme haben, das Programm durchzuhalten, und ständig darüber nachdenken, dass Sie auf Zuckerentzug sind und die Versuchung so groß ist, sagen Sie laut: »Ich bin so sauer, dass ich keine Schokolade essen darf. Ein kleines Stückchen jeden Tag würde schon reichen. Ich fühle mich beraubt und bin frustriert.« Holen Sie dann tief Luft und sagen: »Dieses Programm muss ich nicht ewig machen. Ich kann wieder Schokolade essen, wenn ich damit fertig bin. Ich habe mich dazu verpflichtet, das mindestens 30 Tage lang durchzuziehen, und das schaffe ich auch.« Atmen Sie dann noch einmal tief durch, trinken Sie ein Glas Wasser und gönnen Sie sich einen Snack aus dem Programm. Wenn Sie Ihre Gefühle aussprechen, die Realität anerkennen und sich dann dazu bekennen, dass Sie dies so akzeptieren, befreien Sie sich von der negativen Gedankenschleife in Ihrem Kopf, statt diese immer weiter zu füttern. Sie tauschen entmutigende Gedanken und Gefühle gegen positive aus und verstärken dies mit der neutralen Handlung tiefen Einatmens.

Am hilfreichsten kann es sein, sich darauf zu konzentrieren, wie viel besser Sie sich im Laufe der Zeit fühlen. Fokussieren Sie sich auf die Fortschritte Ihres Körpers und denken Sie daran, wie stark er sein muss, um sich selbst mit Ihrer Unterstützung zu heilen. Machen Sie sich bewusst, dass Ihr Körper alles dafür tut, um Ihnen zu helfen, und nicht gegen Sie ankämpft.

Achten Sie auf Ihre Seele

Als ich meine MS geheilt habe, habe ich mich nicht nur darauf konzentriert, die Candida zu bewältigen und meinen Körper zu entgiften, sondern es war mir wichtig, alle Komponenten von Körper, Geist und Seele anzusprechen – Letzteres übte wesentlich mehr Einfluss aus, als ich anfangs gedacht hatte. Für mich war es wichtig, mich mit

Gott verbunden zu fühlen, das gab mir die Hoffnung, geheilt zu werden, und half mir dabei, meinem Diätplan zu vertrauen und am Ball zu bleiben.

Ich bin überzeugt davon, dass der Glaube und eine spirituelle Verbindung zu einer höheren Macht unentbehrlich ist für die Heilung und für die anhaltende Motivation, ein Programm durchzuziehen. Meditation und Yoga sind mit die besten Methoden, um sich mit seiner spirituellen Seite zu verbinden. Dies ist wichtig, weil Studien zeigen, dass der Abbau von Stress, vor allem, wenn man krank ist, viel leichter fällt, wenn man Kontakt zu seiner spirituellen Seite hat.[24] Forschungen haben bewiesen, dass die subjektive Wahrnehmung von Sorgen, Stress, Wut und Ängsten durch Meditation verringert wird.[25] Auf YouTube und dank Apps wie Calm und Headspace finden Sie tolle Meditationsanleitungen. Ich rege auch immer Visualisierungen wie die folgende an: Stellen Sie sich am Ende jedes Tages vor, wie Sie all das »Zeug«, das sich im Laufe des Tages angesammelt hat inklusive aller Probleme und Verantwortlichkeiten in einen Aktenkoffer stecken und diesen schließen. Machen Sie sich bewusst, dass Sie den Koffer am nächsten Morgen wieder öffnen können, doch dass die Schlafenszeit eine Zeit ist, in der sich Ihr Körper erholen und erneuern soll. Weitere therapeutische Rituale wie singen, in der Natur spazieren gehen, beten, Tagebuch führen, Affirmationen oder einfach Zeit für sich allein finden, können Ihnen dabei helfen, sich tiefer mit sich selbst zu verbinden und auch einen Kontakt zu einer höheren Macht zu nähren – sei es Gott, ein Geistwesen, das Universum, andere Glaubensfiguren, Ihr höheres Selbst oder woran auch immer Sie glauben, das Ihnen Frieden und Hoffnung bringt.

Ein weiterer wunderbarer Weg, bei der Heilung Ihre spirituelle Seite zu erschließen, ist Ihre Intuition. Ich habe beobachtet, dass Patienten, die sich über Candida gut informiert haben und wissen, wie sie dagegen angehen können, viel besser in Einklang mit ihrem Körper sind und auf ihn hören, ja sogar dem Mechanismus seiner Funktionsweise folgen können. Das ist besonders entscheidend, weil es zu Eigenständigkeit führt und zum Erkennen von Symptomen und dem Wissen, wann man einen Spezialisten aufsuchen sollte.

Das Wundervollste ist: Während der Körper von einer Krankheit wie Candida geheilt wird, werden auch Ihr Geist und Ihre Seele ausgeglichen. Nach einer solch vollständigen Heilung ist Ihr ganzes Sein wiederbelebt. Auf dem Weg dahin werden Ihre Gedanken immer positiver, Ihre Laune bessert sich, Sie fühlen sich dazu in der Lage, mehr zu erreichen, als Sie jemals geglaubt haben, und Sie sehen voller Hoffnung Ihrem Neuanfang entgegen.

Carls Erfahrungen

Jahrelang hatte ich mit Migräne, Asthma, Verdauungsproblemen, Müdigkeit und einem Hormonungleichgewicht zu kämpfen. Ich habe zahlreiche Ärzte konsultiert, alle möglichen Tests über mich ergehen lassen, und nie wurde etwas gefunden, das meine Gesundheit verbessert hätte. Schließlich habe ich diesen Plan entdeckt.

Es war wie ein Wunder und auf jeden Fall eine lebensverändernde Erfahrung. Zum ersten Mal, seit ich denken kann, fühle ich mich großartig, ich bin energiegeladen und, was am allerbesten ist, ich habe keine Schmerzen mehr! Das fühlt sich so wunderbar an.

Ja, ich musste meine Ernährungsweise und mein Leben ändern, und ja, einiges davon war eine große Herausforderung. Aber ich muss nur daran denken, wie gut es mir jetzt geht, um zu wissen, dass es das wert war. Nie waren meine Gesundheit, meine Stimmung und meine Lebensqualität besser als nach der Arbeit mit diesem Programm.

4.

Die Candida-Entgiftung

In Teil 2 dieses Buches finden Sie meinen Plan, um so viele Pilze und überschüssige Hefe wie möglich abzutöten und somit Ihre Candidose zu heilen. Denken Sie daran, dass Ihr Körper niemals vollständig frei von Hefe sein wird und dies auch gar nicht so sein sollte, denn sie ist ein natürlicher Teil eines gesunden, hilfreichen internen Ökosystems. Wir streben ein gesundes Gleichgewicht an. Um dies zu erreichen, bedienen wir uns einer zweispurigen Strategie: 1. der Einnahme eines antimykotischen Mittels, um den Überschuss an Hefe zu beseitigen, 2. der Anpassung der Ernährung, um die Hefe im Körper nicht weiter zu füttern und ein übermäßiges Wachstum zu verhindern. Sie werden beides 90 Tage lang gleichzeitig durchführen und dabei auch Ihre Leber und Gallenblase reinigen und unterstützen. Dieses Kapitel widmet sich dem Einsatz der antimykotischen Mittel, mit dem Sie den Pilzbefall in den Griff bekommen, es zeigt Ihnen, wie Sie Ihren Körper entgiften, und hilft dabei zu verstehen, wie sich das Absterben der Pilze anfühlt. Für mich ist eine Entgiftung wie eine Zurücksetzung des Darms und des Immunsystems in ihre Ausgangsposition, um dem Körper dabei zu helfen, wieder optimal zu arbeiten. Der Aufwand lohnt sich!

Wie wird sich die Entgiftung anfühlen?

Ich habe die Erfahrung gemacht, dass Hefe und Pilze nur schwer zu fassen und heimtückisch sind. Sie verstecken sich im Gewebe und in den Organen, deswegen liefern Blut- und Stuhluntersuchungen auch keine schlüssigen Nachweise; auf diese Weise können sie weiter gedeihen. Manche Patienten glauben aus diesem Grund gar nicht, dass sie eine Candida-Infektion haben – bis sie entgiften. Die Zerfallreaktion der Pilze zeigt ihnen deutlich, dass ihr Körper einen harten Kampf für sie ausficht. Man spürt richtig, wie das passiert.

Wenn man mit einem Programm beginnt, das einen Anti-Pilz-Plan verfolgt und diverse Lebensmittel vom Speiseplan verbannt, kann eine sogenannte Jarisch-Herxheimer-Reaktion, auch Herxheimer-Reaktion oder kurz Herx genannt, auftreten. Bei dieser zeigen sich diverse physische Symptome, die einige Tage und manchmal auch bis zu zwei Wochen lang andauern – bei Patienten mit ernsthafteren Krankheiten wie Diabetes, einer Autoimmunerkrankung oder chronischen Atemwegserkrankungen ziehen sich diese noch länger hin. Während der Körper sich in einen Selbstheilungsmodus versetzt, geben dessen Zellen Giftstoffe und abgestorbene Erreger ins Blut ab, und Ihre Ausscheidungsorgane können diese möglicherweise nicht schnell genug aussondern. Sie zirkulieren daraufhin erneut durch den Körper und verursachen grippeartige Symptome, Bauchschmerzen, Schmerzen im ganzen Körper, Kopfschmerzen, Durchfall, Übelkeit, Ermüdungserscheinungen, Fieber, Benommenheit und eine Verschlechterung der vorhandenen Symptome. Eine Reinigung des Körpers bewirkt, dass man sich zunächst einmal schlechter fühlt, bevor eine Besserung eintritt. Aber sehen Sie es einmal so: Eine Herxheimer-Reaktion zeigt Ihnen, dass das Programm arbeitet und Ihr Körper sein Bestes gibt, um Sie zu heilen.

Die heftigsten Symptome des Absterbeprozesses der Pilze werden Sie zu Beginn des 90-Tage-Programms haben. Im zweiten und dritten Monat nehmen Sie ein Lebermittel ein, das einige milde Reaktionen erzeugt, doch das größte Unwohlsein findet sich am Anfang. Falls Sie das Programm zu irgendeinem Zeitpunkt abbrechen und wieder in schlechte Essensgewohnheiten verfallen sollten, würden diese Symptome mit ziemlicher Sicherheit erneut auftreten – noch ein Anreiz, um das Programm durchzuziehen, wenn Sie erst einmal angefangen haben! »Eine Entgiftung ist verdammt unangenehm«, sagt meine langjährige Patientin Christi. »Zwei oder drei Wochen nach Start des Programms fühlte ich mich, als hätte ich eine Grippe. Mir war ständig kalt und übel, und ich hatte rasende Kopfschmerzen. Mir hat es geholfen, sehr viel Wasser zu trinken, um die Candida aus meinem Körper zu schwemmen. Als ich sie dann los war, fühlte sich das unglaublich an! Außerdem hatte ich 4 Kilo abgenommen. Meinem Körper begann das, was ich da tat, zu gefallen.«

Der wichtigste Teil, um dem Körper dabei zu helfen, sich von Zelltrümmern und abgestorbenen Erregern zu befreien, ist es sicherzustellen, dass alle Ausscheidungswege – Nieren, Kreislaufsystem, Darm, Lunge, Leber und Haut – unterstützt werden und ihre Arbeit verrichten können. Candida zu heilen ist Teamwork!

Reinigung der Nieren und des Blutkreislaufs

Die Nieren sind zwei kleine, bohnenförmige Organe am unteren Ende der Wirbelsäule. Sie filtern täglich 1500 Liter Blut und scheiden 1 bis 2 Liter Urin aus. Die Nieren arbeiten mit dem Blutstrom zusammen, um während des Entgiftungsprozesses Abfallstoffe aus dem Körper zu entfernen.

Um das Blut und die Nieren während der Entgiftung zu reinigen, empfehle ich viel Wasser zu trinken. Sie sollten täglich rund 30 Milliliter Wasser pro Kilogramm Körpergewicht trinken, zusätzlich dazu vier Tassen kalten oder warmen Rotkleetee, um das Blut zu säubern (sehen Sie dazu Kapitel 8, »Wichtige Nahrungsergänzungsmittel«). Wenn Sie also 70 Kilo wiegen, sollten Sie täglich etwas mehr als 2 Liter Wasser plus den Tee trinken. Eventuell müssen Sie sich langsam an die Teemenge gewöhnen, deshalb ist es in Ordnung, wenn Sie anfangs nur ein oder zwei Tassen trinken. Rotkleetee enthält kein Koffein, doch es kann Sie nachts wachhalten, weil es den Kreislauf stimuliert, was zu Schlaflosigkeit führen kann. Wenn Sie davon betroffen sind – was nicht bei jedem Menschen so ist –, trinken Sie einfach nach 17 Uhr keinen Rotkleetee mehr.

Hinweis zum Rotkleetee

Wenn Sie unter einem der folgenden Gesundheitsprobleme leiden, sollten Sie keinen Rotkleetee trinken und diesen direkt nach dem Aufstehen durch eine Tasse heißes Wasser mit frisch gepresstem Zitronensaft ersetzen (auf leeren Magen). Sie können auch ein oder zwei Tassen Löwenzahnwurzeltee oder weißen Biotee trinken – beachten Sie aber, dass der weiße Tee ein wenig Koffein enthält.

Trinken Sie keinen Rotkleetee, wenn:

- Sie gegen Gräserpollen allergisch sind,
- Sie (eitrige) Geschwüre haben,
- bei Ihnen ein Säurereflux festgestellt wurde,
- Sie blutverdünnende Medikamente einnehmen.

Falls Sie irgendwelche Medikamente einnehmen, klären Sie bitte mit Ihrem Arzt ab, ob es eventuelle Nebenwirkungen gibt, bevor Sie mit der Einnahme des Rotkleetees beginnen.

Wenn die Entgiftungserscheinungen so stark sind, dass Sie sich merklich unwohl fühlen, ist es sinnvoll, die Entgiftung für das Blut und die Nieren zu erleichtern. Sie können das zum einen durch die Reduzierung des antimykotischen Mittels und des Rotkleetees erzielen und diese, wenn Sie sich besser fühlen, langsam wieder steigern. Sie müssen nicht zur vollen Dosierung hetzen; es kann sein, dass Sie über einen Zeitraum von einer Woche täglich nur eine Tablette und eine Tasse Tee zu sich nehmen können, bevor Sie die Dosis erhöhen. Um die Entgiftung zu vertragen, können Sie auch Molybdän oder Sassaparille einnehmen. Molybdän Chelat bindet Pilz-Endotoxine wie Acetaldehyd und verbessert Ihre Symptome. Sarsaparille-Globuli oder Sarsaparilla-Tinktur sind ebenfalls hilfreich, weil sie die bakteriellen und hefebedingten Endotoxine binden. Ingwertee wirkt Wunder bei Übelkeit und Bauchkrämpfen. Wenn Sie Kopfschmerzen haben, die einfach nicht verschwinden, können Sie eine Aspirin oder Ibuprofen einnehmen, um die Schmerzen zu lindern. Denken Sie einfach daran, dass diese Entgiftungssymptome zu Beginn des Programms völlig normal sind und wieder abklingen werden.

Bevor wir weitermachen, ist es sehr wichtig, den Unterschied zwischen einer allergischen Reaktion und einer Reaktion auf die Entgiftung zu kennen. Bei einer allergischen Reaktion können Sie Nesselausschläge, Rachenschwellungen oder starken Juckreiz am Körper feststellen. Wenn Sie eines dieser Symptome entwickeln, setzen Sie das antimykotische Mittel, jegliche Nahrungsergänzungsmittel und den Tee sofort ab. Lassen Sie Ihren Körper drei Tage lang sich erholen und nehmen Sie dann das antimykotische Mittel, die Nahrungsergänzungsmittel und den Tee nacheinander wieder zu sich. Achten Sie zwei Tage lang darauf, wie Ihr Körper auf das jeweilige Mittel reagiert, und nehmen Sie erst dann ein weiteres Präparat oder den Tee zu sich. Wenn Sie darauf reagieren, setzen Sie das entsprechende Mittel beziehungsweise den Tee komplett ab.

Gallenblase und Leber entgiften und unterstützen

Gallenblase und Leber sind dafür zuständig, Chemikalien und Gifte, die über die Nieren und den Darm aus dem Körper ausgeschieden werden müssen, zu filtern und aufzubrechen. Diese beiden arbeiten ebenfalls während des Reinigungsprozesses im Team.

Die Gallenblase sammelt die in der Leber produzierte Gallenflüssigkeit. Gallenflüssigkeit ist eine emulgierende Flüssigkeit, die bei der Fettverdauung hilft und Gifte aus der Leber transportiert. Sie hat antibakterielle Eigenschaften und regt die Peristaltik des Darms an. Die Gallenflüssigkeit kann nach Jahren des Verzehrs von Käse, Transfettsäuren und Zucker dickflüssig und schlammig werden. Wenn das der Fall ist, sind Verdauungsbeschwerden und Verstopfung die Regel, manchmal treten Gallensteine auf. Während der ersten 30 Tage des Programms werden Sie ein Präparat mit Kräutern und Vitaminen wie Löwenzahnwurzel, Mariendistel, Taurin, Lipase und Phosphatidylcholin einnehmen, das sich unterstützend auf die Entschlammung der Gallenblase auswirkt. Diese Kräuter reinigen die Gallenblase und die Leber, also wird es auch hier zu einigen Entgiftungserscheinungen kommen. Daher sollten Sie sich langsam an das antimikrobielle Gallenblasenmittel und den Rotkleetee gewöhnen, was ich in Teil 2 des Buches noch weiter erklären werde. Beide können Entgiftungssymptome hervorrufen.

Im zweiten und dritten Monat der Entgiftung liegt der Fokus auf der Reinigung und Unterstützung der Leber, die über 500 Funktionen hat; sie spielt eine Rolle beim Stoffwechsel, speichert Vitamine und Mineralien und dient als Entgiftungsorgan für gefährliche Verbindungen, wie wir aus dem letzten Kapitel wissen. Eine der vielen Aufgaben der Leber besteht darin, fettlösliche Substanzen wie Schwermetalle, Pestizide, vorverarbeitete Lebensmittel, Alkohol, Zigaretten, synthetische Chemikalien, Medikamente und die Nebenprodukte von Stresshormonen zu erkennen und in wasserlösliche Stoffe umzuwandeln, die über die Gallenflüssigkeit oder die Nieren ausgeschieden werden. Um die Leber dabei zu unterstützen, empfehle ich zwischen Tag 31 und 90 die Einnahme von Präparaten, die Vitamine und Kräuter wie Mariendistel, Aminosäuren, B-Vitamine, die Vitamine E und C, Artischocken, Gotu Kola und Panax Ginseng enthalten. Genaueres dazu finden Sie ebenfalls in Teil 2.

Regelmäßiger Stuhlgang

Wenn Sie mit der Entgiftung beginnen, wird die Gallenflüssigkeit Toxine ausscheiden, was zu Durchfall und anderen Ausscheidungsproblemen führen kann. Eventuell werden Sie auch für einen kurzen Zeitraum unter Verstopfung leiden, weil Ihr Körper sich an die Verdauung neuer Lebensmittel gewöhnen und auf andere, die vorher Hauptnahrungsmittel waren, verzichten muss.

Wie bereits erwähnt, ist täglicher Stuhlgang für die Gesundheit unentbehrlich – zwei bis dreimal am Tag wäre ideal, vor allem während der Entgiftung. Selbst wenn Sie ausreichend Ballaststoffe durch Obst und Gemüse zu sich nehmen und den Darm einmal täglich entleeren, empfehle ich zusätzliche Ballaststoffe in Form von ein bis zwei

Teelöffel geschrotetem Bioleinsamen, in Wasser aufgelöst, mit warmem Müsli gemischt oder über Salat beziehungsweise Gemüse gestreut. Dies unterstützt nicht nur einen regelmäßigen Stuhlgang, sondern beseitigt auch Schleim, Hefe und Nebenprodukte, die sich an der Darmwand angesiedelt haben. Falls Sie Verstopfung haben, gelangen die Toxine wieder in den Kreislauf und Sie fühlen sich schlechter. Mittel gegen Verstopfung sind Magnesiumcitrat, Triphala, Probiotika oder Kap-Aloe. Vermeiden Sie Präparate, die Psyllium enthalten, es sei denn, Sie haben Durchfall, da diese noch mehr Blähungen und Völlegefühle verursachen können. Wenn die Verstopfung trotz Leinsamen anhält, nehmen Sie zusätzlich ein pflanzliches Stimulans oder Magnesiumcitrat (in Kapitel 8 finden Sie Informationen zu weiteren Mitteln, die bei Verstopfung helfen).

Lungenreinigung und richtige Atmung

Es wird Sie vielleicht erstaunen, dass 75 Prozent der Gifte, die Sie ausscheiden, Ihren Körper mit dem Atem verlassen, da die Lunge verunreinigte Luft filtert, ebenso wie Fremdkörper und Organismen, die durch die Nase und den Mund in sie gelangen. Beim Einatmen strömt Sauerstoff in die Lunge, der durch kleine Lungenbläschen, Alveolen genannt, wieder entweicht. Von dort wandert der Sauerstoff durch die Kapillargefäße ins Blut, das ihn zum Herzen transportiert, das den Sauerstoff wiederum zum Gewebe, den Zellen und Organen bringt. Das führt dazu, dass Luft und Kohlendioxid, ein gasartiges Abfallprodukt, aus dem Blut an die Lunge abgegeben werden, die diese wieder ausatmet.

Ich bezeichne den Großteil der Menschen als »faule Atmer«, weil sie dazu neigen, den ganzen Tag den Atem anzuhalten und nur mit dem Brustkorb zu atmen, statt in Verbindung mit dem Bauch und der Brust, mit dem gesamten Rumpf, zu atmen. Man sollte sich seiner Atemweise sehr bewusst sein, nicht nur im Zuge der Lungenreinigung, sondern auch weil die Atmung einen langfristigen Einfluss auf unsere Gesundheit hat. Ich schlage daher vor, sich zu festgesetzten Zeitpunkten am Tag auf eine tiefe Atmung zu konzentrieren. Dafür beginnen Sie mit dem Einatmen tief in den Bauch hinein, hinauf zur Brust und zählen langsam bis zehn. Halten Sie den Atem für 10 Sekunden. Atmen Sie bei zehn aus, lassen Sie das Ausatmen in der Brust beginnen und in den Bauch wandern. Wiederholen Sie dies zehnmal und führen Sie die Übung dreimal täglich durch. Sie werden auf diese Art nicht nur mehr Sauerstoff in Ihren Körper ziehen, sondern auch ruhiger und konzentrierter werden. Tiefes Atmen führt dem Körper mehr Sauerstoff zu, was den Blutfluss steigert und uns von Kohlendioxid befreit. Ausreichend Sauerstoff baut Stress und Ängste ab, weil dadurch die Neurochemikalien, die uns beruhigen und zu mehr Konzentration verhelfen, erhöht werden. Er lindert auch Muskelanspannungen und komplimentiert Gifte aus dem Körper. Sie können die Atemübung während der Arbeit oder zu Hause durchführen, oder eine Pause an der frischen Luft machen und einfach einmal durchatmen.

Reinigung des Lymphsystems und der Haut

Das Lymphsystem besteht aus den Lymphknoten, Lymphbahnen, Lymphgefäßen, aus Thymus, Milz, Polypen und Mandeln. Es transportiert Lymphflüssigkeit durch den Körper. Das Lymphsystem hat nicht den Luxus, einen Muskel zu besitzen wie das Herz zum Blutpumpen, darum muss die Muskulatur der Lymphgefäße sich bewegen, um den Lymphfluss nach oben zu gewährleisten, wo die Flüssigkeit von den Lymphknoten am Hals gefiltert wird. Auch das Schwitzen durch die Poren unserer Haut dient dazu, Abfallstoffe aus dem Körper zu schwemmen, und am besten funktioniert dies, indem wir Sport treiben, weil das Lymphsystem durch die zusätzliche Bewegung und den Schweiß unterstützt wird. Zügiges Gehen, Schwimmen, isometrische Übungen, Qigong, Yoga und selbst beim Fernsehen auf der Stelle zu wandern ist alles gut geeignet. Auch Massagen und Übungen zur tiefen Atmung kräftigen das Lymphsystem. Saunagänge und medizinische Bäder mit Bittersalzen können ebenso bei der Entgiftung helfen; allerdings vertragen Menschen mit ernsthaften Krankheiten wie Autoimmunerkrankungen inklusive MS unter Umständen die Hitze nicht gut, die bei ihnen vielleicht mehr Schlechtes als Gutes bewirkt.

Eine weitere einfache Übung zur Verbesserung des Lymphflusses sind Trockenbürstenmassagen der Haut (Trockenbürsten finden Sie in Bioläden, Reformhäusern und online). Mit dieser Technik wird die Lymphflüssigkeit zu den Lymphknoten transportiert, die dann die Erreger und Abfallstoffe herausfiltern können – man nennt dies Lymphdrainage. Eine nur fünfminütige Trockenbürstenmassage hat den gleichen Nutzen für das Immunsystem wie 20 Minuten Aerobic, außerdem werden dabei abgestorbene Hautzellen entfernt und das Zellwachstum angeregt. Bürsten Sie daher vor dem Duschen Ihre Haut, beginnen Sie am Fußrücken und gehen Sie mit kurzen, sanften Strichen nach oben in Richtung des Herzens. Bürsten Sie nicht im Gesicht nach unten, da die Borsten kratzig sind. Bürsten Sie drei bis fünf Minuten lang ganz sanft. Die Lymphflüssigkeit befindet sich knapp unterhalb der Hautoberfläche, es ist also nicht notwendig, kraftvoll vorzugehen.

Auch ein ionisches Fußbad kann bei diesem Teil der Entgiftung unterstützend wirken. Dafür benötigen Sie ein zylinderförmiges Gerät, das Sie in eine mit Wasser gefüllte Fußwanne stellen (siehe Bezugsquellen auf Seite 268). Das ionische Fußbad produziert durch die Elektrolyse des Wassers positiv und negativ geladene Ionen oder Partikel, die durch die Haut aufgenommen werden. Das kann die Zellfunktion verbessern und ihre Energie steigern, sodass Ihre Zellen Gifte leichter eliminieren können. Wie bei der Trockenbürstenmassage müssen Sie es mit dieser Technik nicht übertreiben, um Erfolge zu erzielen. Ich empfehle eine Anwendung alle zehn Tage.

Der Einsatz antimykotischer Mittel

Während des 90-Tage-Programms sollten Sie ein antimykotisches Mittel auf Kräuterbasis oder ein entsprechendes pharmazeutisches Mittel einnehmen. Sowohl die Kräuterpräparate als auch die verschreibungspflichtigen Produkte sind wirksam; allerdings sind meiner Meinung nach die Kräuterpräparate sicherer, da die pharmazeutischen Mittel manchmal unerwünschte Auswirkungen auf die Leber haben können.

Antimykotische Mittel auf Kräuterbasis

Antimykotische Mittel auf Kräuterbasis sind leicht erhältlich. Man bekommt sie in Bio- und Naturkostläden und Reformhäusern vor Ort sowie in Onlineshops oder in der Praxis Ihres Arztes beziehungsweise Gesundheitsberaters. Die folgenden Mittel sind meiner Erfahrung nach sehr wirkungsvoll (siehe Bezugsquellen auf Seite 267):

- Candida abX von Quintessential Healing (erhältlich auf meiner Webseite http://www.annboroch.com/products/)
- Candida Cleanse von Rainbow Light (erhältlich zum Beispiel bei https://de.iherb.com/ oder https://www.evitamins.com/de/)
- Candida Support von NOW Foods (erhältlich zum Beispiel bei Amazon oder https://www.naturprodukte.shop oder https://de.iherb.com/)

Ich bevorzuge diese Mittel, weil sie antimykotische Eigenschaften haben, die ein übermäßiges Wachstum von Hefe verhindern, und weil sie außerdem Substanzen enthalten, die antiparasitär, antibakteriell und antiviral wirken. Mit nur einer Behandlung behandeln Sie viele Probleme. Arbeiten Sie sich langsam an die empfohlene Dosierung heran, indem Sie zunächst die kleinste vorgeschlagene Einnahmemenge zu sich nehmen. Stellen Sie vor der ersten Einnahme eines antimykotischen Mittels sicher, dass Sie täglich Stuhlgang haben. Falls Sie vor dem Beginn des Programms unter Verstopfung leiden, nehmen Sie sich eine Woche Zeit, um zunächst Ihre Verdauung zu regulieren. Starten Sie mit der Einnahme der antimykotischen Mittel erst, wenn Sie täglich Stuhlgang haben.

Falls Sie die oben aufgeführten Mittel nirgendwo finden, halten Sie Ausschau nach anderen Produkten, die Hefe angreifen. Diese sollten mindestens drei oder vier der folgenden Inhaltsstoffe enthalten:

- Oreganoöl
- Pau D'Arco (Lapacho)
- Caprylsäure
- Zellulose
- Schwarznuss
- Protease
- Knoblauch oder Allicin

Weitere effektive Inhaltsstoffe sind:

- Grapefruitkernextrakt
- Mahonienwurzel
- Olivenblattextrakt
- Phellodendronextrakt
- Coptiswurzel
- Enzianwurzel
- Berberinsulfat
- Ingwer

Was mache ich gegen Biofilme?

Viele meiner Patienten fragen mich, ob es notwendig ist, während des Programms spezielle Enzympräparate zu sich zu nehmen, die die Candida-Komponente namens

Biofilme angreifen. Ein Biofilm ist eine Polysaccharid-Protein-Matrix, die wie ein Schutzschild für die Pilze agiert. Alle Mikroorganismen wie Hefe, Bakterien und Viren bilden Biofilme, um sich gegen das menschliche Immunsystem zu wappnen. Typischerweise werden im Kampf gegen Candida-Biofilme Enzyme empfohlen, doch meiner Meinung nach sind Oreganoöl und Protease, die beide in meinem Präparat Candida abX enthalten sind, für diesen Einsatzzweck bestens geeignet. Sie werden während des Programms außerdem weitere Produkte einnehmen, die Enzyme wie Hemicellulase, Zellulose und Protease enthalten, die effektiv gegen Candida wirken, was aber nicht für alle antimikrobiellen Kräuter gilt. Ich habe über 20 Jahre lang beobachten können, dass meine Patienten antimykotische Mittel auf Kräuterbasis oder entsprechende pharmazeutische Mittel mit großem Erfolg eingesetzt haben, ohne dass einer von ihnen ein spezielles Produkt gegen Biofilme benötigt hätte.

Pharmazeutische Antimykotika

Verschreibungspflichtige und teilweise rezeptfreie Antimykotika sind beispielsweise Nystatin, Diflucan (Fluconazol), Nizoral (Ketoconazol), Sporonox (Itraconazol) und Lamisil (Terbinafin). Mit diesen Mitteln treffen Sie eine gute Wahl, wenn Sie chronische oder schwerwiegende Krankheiten wie Schuppenflechte, MS, Fibromyalgie, Lupus oder Asthma haben. Sollten Sie im Rollstuhl sitzen, können Nystatin und Diflucan für Ihren Körper zu viel sein, weil dann Ihr Kreislauf eingeschränkt ist und die Gifte nicht so effektiv aus Ihrem Körper ausgeschieden werden können. In diesem Fall ist ein probiotisches Mittel wie Flora 20-14 von Innate Response sicherer. Da diese Antimykotika größtenteils verschreibungspflichtig sind, sollten Sie mit Ihrem behandelnden Arzt über Ihren Zustand sprechen und prüfen, ob er gewillt ist, Ihnen eines der Mittel zu verschreiben. Einige der genannten Mittel wie Nystatin sind auch rezeptfrei erhältlich.

Antimykotische Mittel auf Kräuterbasis sind sehr effektiv, aber nicht so stark konzentriert wie die pharmazeutischen Präparate, darum stellen sich bei den Letzteren häufig schneller Erfolge ein. Denken Sie aber daran, mit Ihrem Arzt über mögliche Nebenwirkungen zu sprechen. Wenn Sie pharmazeutische Präparate nehmen möchten, schlage ich Nystatin und/oder Diflucan vor, weil diese schon vielen meiner Patienten geholfen haben. Nystatin besteht aus einem konzentrierten Extrakt von Bodenbakterien (SBO – Soil Based Organism) und führt zum Tod der Pilze. Es ist in Tablettenform, als Suspension und Salbe erhältlich. Flüssiges Nystatin sollten Sie nicht einnehmen, da es Zucker enthält, der die Hefe wieder begünstigen kann. John Trowbridge und Morton Walker schreiben in ihrem Buch *The Yeast Syndrome*: »Nystatin ist praktisch ungiftig und nicht sensibilisierend. Alle Altersgruppen ... können das Medikament selbst bei längerer Anwendung ohne sichtbare Nebenwirkungen einnehmen.«[26] Nystatin wird anfänglich nicht gut vom Blutkreislauf absorbiert, bei längerer Anwendung aber schon. Viele Ärzte verschreiben das Mittel allerdings nur für weniger als sechs Wochen, Resultate zeigen sich aber erst nach drei Monaten, manchmal erst nach einem Jahr. Diflucan (Fluconazol) ist ein synthetisches Antimykotikum, das sehr effektiv bei systemischer Candidose wirkt. Es ist viel stärker als Nystatin, aber auch giftiger für die Leber. Wenn Sie Diflucan oder ein anderes systemisches Antimykotikum (Nizoral, Sporonex oder Lamisil) länger als eine Woche einnehmen, lassen Sie von Ihrem Arzt Ihre Leberenzyme überprüfen. Sollten Sie Symptome wie schwere Depressionen und/oder Angstzustände, eine Geisteskrankheit oder Autoimmunerkrankung haben, können Sie Diflucan dennoch als Starthilfe zur Vernichtung der Pilze einsetzen. Ich empfehle eine Einnahme von 150 Milligramm Diflucan für eine beschränkte Zeit, also drei 50-Milligramm-Kapseln, alle drei Tage eine, danach sollten Sie zu einem antimykotischen Mittel auf Kräuterbasis wie Candida abX oder zu Nystatin wechseln. Diflucan greift hauptsächlich die Candida im Blut an, Nystatin hingegen wirkt im Verdauungssystem, wo meist der Ursprung der Pilzinfektion liegt.

Ernährungsumstellung während der Entgiftung

Während Sie die Antimykotika einnehmen, werden Sie gleichzeitig eine Anti-Candida-Diät einhalten, die ich in Teil 2 ausführlich beschreibe. Bei dieser werden alle Zuckerarten, Milchprodukte, raffinierte Kohlenhydrate, Gluten, Mais und Alkohol vom Speiseplan gestrichen. Auch sämtliche Produkte, die Hefe enthalten, sowie fermentierte Nahrungsmittel sind nicht erlaubt. Diese fördern die Hefe im Körper zwar nicht direkt, können aber eine allergische Reaktion oder Empfindlichkeit hervorrufen. Deshalb ist es gut, auf sie zu verzichten, um den Körper so rein wie möglich zu halten.

Es ist harte Arbeit, einen Überschuss an Hefe abzubauen, doch der Entgiftungsprozess beweist, dass Sie große Fortschritte machen. Wenn Sie Ihre Ausscheidungswege und den gesamten Körper mit der richtigen Ernährung unterstützen, ist das schon die halbe Miete. Im nächsten Kapitel schauen wir uns genau an, wie Sie Ihre Ernährung so umstellen können, dass Sie die Hefe unter Kontrolle bekommen.

Alberts Erfahrungen

Das Mittel Candida abX ist ein tolles Produkt, das wirklich funktioniert! Mein Mann hatte zehn Jahre lang Zöliakie und ernährte sich streng glutenfrei. Er hatte außerdem Magenprobleme und konnte keine Milchprodukte und Huhn verdauen, doch auch das hat sich mit Ihrem Programm verbessert.

5.

Die Hefe aushungern, den Körper nähren

Die Nahrung, die Sie während des 90-Tage-Programms und auch ansonsten zu sich nehmen, spielt eine zentrale Rolle beim Aushungern der Hefe in Ihrem Körper und dabei, auch künftig eine übermäßige Ausbreitung der Hefe zu vermeiden. Weil gute Ernährung immer eine solide Grundlage für gute Gesundheit ist, sollten Sie nach der dreimonatigen Kur Ihre Nahrung so umstellen, dass Ihr Speiseplan nicht mehr so eng gefasst ist, aber dennoch rein und Candida-arm. Alles, was Sie über die Nahrungsmittel, die Sie essen dürfen, und über die, die Sie nicht essen dürfen, wissen müssen, finden Sie in Teil 2. In diesem Kapitel konzentrieren wir uns darauf, was man generell beachten sollte, wenn man sich mit meinem Programm jetzt beziehungsweise ein Leben lang ausgewogen ernähren möchte.

Ich wette, dass eine Nahrungsumstellung Ihr Leben auf wesentlich vielfältigere Art verändern wird, als Ihnen bewusst ist. Sie sollten diese Veränderungen auf dem Weg zu einer gesunden Ernährungsweise nicht als Verlust betrachten, denn sie können sehr inspirierend sein. Wer eine neue Art zu essen verinnerlicht, öffnet sich damit einem viel achtsameren Einkaufen, Kochen und dem Erfinden neuer Rezepte. Außerdem kann man diesen neuen Lebensstil mit seinen Lieben teilen, sodass auch sie davon profitieren. Das Gerücht, dass gesundes Essen nicht schmeckt, ist völliger Quatsch, genau das Gegenteil ist der Fall. Die Geschmacksknospen verändern sich, wenn man gut isst, und man entwickelt tatsächlich Gelüste auf nahrhafte Lebensmittel. Ich garantiere Ihnen dies: Wenn Sie wissen, welche Lebensmittel Ihre Energie, Mobilität und Stärke ankurbeln, damit Sie richtig gut leben können, werden Sie die besten Entscheidungen für sich selbst treffen.

Du bist, was du isst

Bevor ich mich selbst gegen Candida behandelt habe, war ich krank, so lange ich zurückdenken kann. Als Kind war ich ständig erkältet, hatte die Grippe, Nebenhöhlen- und Ohrenentzündungen. Im Laufe meines Lebens wurden mir für unterschiedliche Leiden mehr als 56-mal Antibiotika verordnet. Bis zum Alter von 18 Jahren gehörten Fertiggerichte und Süßigkeiten zu den Hauptbestandteilen meiner Ernährung. Meine Mutter war alleinerziehend und ging arbeiten, deshalb habe ich mir oft Ravioli oder Käse-Makkaroni aus der Dose oder Tiefkühlessen warm gemacht. Ich war zuckersüchtig und ging täglich nach der Schule in den Supermarkt, um mir Süßigkeiten zu kaufen. Ich habe jeden Tag locker zwei- bis dreimal etwas Süßes gegessen – und im Alter von 13 Jahren hatte ich 15 Amalgamfüllungen, die davon zeugten.

Als mein Körper unter dem Epstein-Barr-Virus, auch als Mononukleose bekannt, mit 18 Jahren zusammenbrach, war das wahrscheinlich ein Hilferuf meines Immunsystems. Normalerweise reichen bei dieser Krankheit zur Heilung drei Monate Bettruhe aus, doch bei mir dauerte es dreimal so lange. Ich konsultierte acht verschiedene Spezialisten, nahm über 30 verschriebene Arzneimittel ein und suchte monatelang nach einem Weg, um wieder gesund zu werden. Auch danach war ich entkräftet und litt unter Benommenheit, Orientierungslosigkeit, Verstopfung, Atemnot und Schwindel. Ich hatte reaktive Hypoglykämie, willkürliche Fieberanfälle und Schmerzen am ganzen Körper. Mir ging es einfach in keinster Weise gut. Dass das nicht normal war, ist ja klar.

Durch einen glücklichen Zufall fiel mir eines Tages in einem Buchladen Dr. William Crooks Buch *The Yeast Connection* ins Auge. Ich blätterte darin herum und blieb bei seinem Fragebogen hängen, den Sie vom Anfang dieses Buches kennen. Ich musste weinen, als ich die Liste der Symptome las – ich hatte viel zu viele von ihnen, und plötzlich war es völlig klar, dass mein Epstein-Barr-Virus und die Candida unter einer Decke steckten.

Ich beschloss, Dr. Crooks Programm auszutesten. Dies bestand darin, eine Anti-Candida-Diät durchzuführen, bei der weder raffinierter Zucker, Milchprodukte, weißes Mehl noch Alkohol erlaubt waren; zusätzlich musste man ein antimykotisches Mittel namens Nilstat (Nystatin) einnehmen. Ein Jahr später war ich wieder gesund. Während dieser Zeit habe ich äußerst viel darüber gelernt, welche Rolle die Ernährung bei der Heilung des Körpers von Infektionen und Entzündungen spielt. Leider war mir nicht bewusst, wie wichtig es ist, sich auch nach der Heilung an einen entsprechenden Speiseplan zu halten. Also verfiel ich wieder in alte Gewohnheiten und nahm munter Gluten, Milchprodukte und Zucker zu mir. Ich wusste ja auch nicht, dass eine Überproduktion von Hefe zur Ursache für eine lähmende Autoimmunerkrankung werden kann. Sechs Jahre später wurde bei mir Multiple Sklerose diagnostiziert.

Wenn ich zurückblicke, muss ich sagen, dass es genügend Anzeichen gab, in welche Richtung sich mein Körper entwickeln würde. Ich war, bis ich 18 war, zuckersüchtig, eine Perfektionistin mit viel Stress, ich war ständig krank. Ich musste häufig Antibiotika und Steroide einnehmen, die Candida begünstigen. Mein Mund war voller Amalgamfüllungen, somit hatte ich eine erhebliche Schwermetallbelastung. Dann brach das Epstein-Barr-Virus (EBV) aus, was bei Menschen mit MS nicht unüblich ist. Als das EBV nicht abklang, verschrieben mir die Ärzte diverse Medikamente, weil sie einfach nicht herausfinden konnten, was mit mir los war, und diese Arzneimittel verursachten neue Symptome, die das Pilzwachstum förderten. All dies zusammengenommen führte dazu, dass mein Mikrobiom gestört und mein Immunsystem so stark geschwächt wurde, dass es schließlich überhaupt nicht mehr so funktionierte, wie es sollte. Ich bin davon überzeugt, dass EBV normalerweise einen Körper nicht so stark schwächt, wie es bei mir der Fall war, wenn kein Überschuss an Candida hinzukommt. Was zuerst da war – die Hefe oder das EBV –, lässt sich kaum sagen, doch ich glaube, dass sie Hand in Hand gehen.

Als Heilpraktikerin, die gesunde Ernährung zur Heilung des Körpers einsetzt, weiß ich genau, bis zu welchem Grad die Nahrung, die wir unserem Körper zuführen, nicht nur für das Überleben notwendig ist, sondern auch die Vitalität fördert und die Funktion von über 300 Billionen Zellen in uns optimiert. Die Verdauung der Nahrung – also ihr Aufbrechen in Vitamine, Mineralien, Fettsäuren und Glyzerin – unterliegt einer komplexen Chemie und unsere Ernährung kann diese Chemie entweder positiv oder negativ verändern. Traurigerweise nimmt der Durchschnittsamerikaner und -europäer große Mengen an Transfetten, raffiniertem Zucker, raffinierten Kohlenhydraten, Getreide, Gluten, Soja, Koffein und Alkohol zu sich – ganz abgesehen von der Chemie und den Konservierungsstoffen, die in vorverarbeiteten Lebensmitteln und Fertiggerichten stecken. Wie sollen unsere Zellen von Nahrung, die keinerlei Nährwerte enthält, gedeihen? Das können sie nicht.

Zu glauben, dass eine schlechte Ernährung keine negativen Auswirkungen auf uns hat, ist ein Fehler. Die Rechnung ist ganz einfach: Wer Müll isst, produziert Müll. Eine gesunde Ernährung ist der beste Weg, um Krankheiten zu vermeiden und um einen kranken Körper zu heilen. Was wir essen, kann unser Immunsystem entweder schwächen oder aufbauen, den Alterungsprozess beschleunigen oder verlangsamen.

Ein guter Teil des Anstiegs bei den Gesundheitsproblemen, beispielsweise Allergien, Diabetes, neurologische Erkrankungen, Herzerkrankungen, psychische Störungen, Autoimmunkrankheiten und Krebs, geht auf das Konto schlechter Ernährung.

Doch Sie haben es in der Hand, was Sie essen. Wenn Sie sich dieses Problems erst einmal bewusst sind, können Sie die notwendigen Anpassungen vornehmen – und sehr schnell Verbesserungen wahrnehmen.

Zehn Nahrungsmittel, die den Körper aus dem Gleichgewicht bringen

Uns sind zehn Lebensmittelkategorien bekannt, die ein gesundheitsschädliches Niveau an Candida im Körper fördern und/oder generell krank machen: raffinierter Zucker, Transfette, raffinierte Kohlenhydrate, Milchprodukte, bestimmte und zu viele tierische Proteine, zu viel Koffein und Alkohol, Lebensmittelallergene, Gluten und künstliche Süßstoffe und Zuckeralkohol.

1. Raffinierter Zucker

Viel zu viele abgepackte Lebensmittel im Supermarkt enthalten Zucker – von Nahrungsmitteln in Dosen über Brot bis hin zu harmlosen Keksen – und wie wir wissen, gedeiht Candida damit besonders gut. Forschungen an der University of North Carolina zeigen, dass in 68 Prozent der US-Lebensmittel Zucker enthalten ist. Die USA ist eine Nation von Zuckersüchtigen. Im Jahr 1890 aß der Durchschnittsamerikaner 4,5 Kilogramm Zucker jährlich. Heute sind es über 68 Kilo! Deshalb ist es kaum verwunderlich, dass 2016 eine Studie im *Journal of Medical Mycology*, die das Vorkommen von Candida in den Mundhöhlen von Diabetikern und Nichtdiabetikern verglich, zu dem Ergebnis kam, dass der Wert bei Diabetikern höher war.[27] Die Forscher schlossen daraus, dass es einen Zusammenhang zwischen der glykämischen Kontrolle und der Kolonisierung von Candida gibt.

Ob Zucker sich nun in Saccharose, Fruktose, Dextrose, Glukose, Zuckerrohrsaft, Maissirup mit hohem Fruktosegehalt, Laktose oder Maltose versteckt– raffinierter Zucker, der üblicherweise aus Zuckerrohr oder Zuckerrüben gewonnen wird, ist die gesundheitsschädlichste Substanz, die wir zu uns nehmen können. Zucker selbst hat absolut keinen Nährwert, aber eine negative Auswirkung auf den Körper – er verbraucht die Vitamine und Mineralien, die wir benötigen, um gesund zu bleiben. Er richtet verheerende Schäden in der Bauchspeicheldrüse an, die den Blutzuckerspiegel steuert, und schwächt das Immunsystem.

2. Transfette

Transfette entstehen, wenn flüssigem Pflanzenöl Wasserstoff zugefügt wird, sodass die Mischung sich verfestigt. Das wird nur angewendet, um verarbeitete Lebensmittel länger haltbar zu machen. Sie werden als Bindemittel und Füllstoffe in Backwaren und Brot, Crackern, Fertiggerichten, Mikrowellen-Popcorn, Chips, Keksen und Margarine eingesetzt. Jüngste Forschungen haben ergeben, dass mit Transfetten hergestellte Margarine – nicht Butter – der wahre Grund für verstopfte Arterien ist. Sie sind kaum umwandelbar und lagern sich daher im Fettgewebe des Körpers an. Transfettsäuren sind die Hauptverursacher für Herzkrankheiten, Beeinträchtigungen des Gehirns und Nervensystems, verringerte geistige Leistungsfähigkeit, erhöhtes Risiko von Depressionen, Abbau der kognitiven Fähigkeiten und selbst Alzheimer.[28] Achten Sie auf diese Fette, wenn Sie die Zutatenlisten der Lebensmittel lesen. Überall dort, wo als Zutat »teilweise gehärtet« oder »gehärtet« angegeben ist, sind Transfettsäuren enthalten. In den USA hat die Food and Drug Administration (FDA) bekanntgegeben, dass die Hersteller bis 2018 Transfette aus ihren Produkten entfernen müssen. Natürlich werden auch dort noch Nahrungsmitteln mit Transfetten in den Regalen der Supermärkte zu finden sein, weshalb man die Zutatenliste sorgfältig lesen sollte. In Deutschland gibt es eine solche Verordnung nicht, es existiert lediglich eine aus dem Jahr 2012 gemeinsame Initiative des Bundesministeriums für Ernährung, Landwirtschaft und Verbraucherschutz und der Lebensmittelwirtschaft zur Minimierung von Transfettsäuren in Lebensmitteln.

3. Raffinierte Kohlenhydrate

Raffinierte Kohlenhydrate wie weißes Mehl, weißer Reis und raffiniertes Getreide finden sich üblicherweise in Backwaren, Nachspeisen, Brot und Crackern. Ich bezeichne raffinierte Kohlenhydrate immer als »Kleber und Glibber«, weil sie an der Wand des Verdauungstrakts festpappen, sie verkleben und dadurch den Darm dabei stören, Nährstoffe aufzunehmen und Abfallprodukte auszuscheiden. Sie reizen außerdem die Darmschleimhaut, was zu einem Leaky-Gut-Syndrom beitragen kann und den Weg für Entzündungen und Pilzbefall ebnet.

Wenn Sie einmal die Zutatenliste auf einer Tüte Weizenmehl oder einem anderen Weißmehl lesen, werden Sie dort häufig eine Anreicherung mit Vitaminen und Mineralien finden. Das klingt besser, als es ist. Denn wenn das Mehl gebleicht und raffiniert wird, verliert es wichtige Mikronährstoffe, vor allem Ballaststoffe, die auch nach der Aufbereitung noch fehlen. Ballaststoffe sind enorm wichtig für den Ausscheidungsprozess und um den Blutcholesterinspiegel auf einem gesunden Wert zu halten. Raffinierte Kohlenhydrate sind mitschuldig an der alarmierenden Anzahl an Menschen mit Verstopfung, Reizdarmsyndrom und einem Ungleichgewicht im Blutzuckerspiegel, weil sie sich schnell in Glukose oder Zucker umwandeln. Die andauernde Aufnahme von Zucker kann die Bauchspeicheldrüse angreifen und den Blutzuckerhaushalt stören. Dies führt zu reaktiver Hypoglykämie und Diabetes. Reaktive Hypoglykämie und die meisten Formen der Diabetes treten auf, wenn die Zellen aufgrund der andauernden Aufnahme von raffinierten Kohlenhydraten, Softdrinks, Süßigkeiten oder anderen zuckerhaltigen Lebensmitteln gegen Insulin resistent werden.

4. Milchprodukte

Kuhmilch ist eines der am häufigsten vorkommenden Lebensmittelallergene und Laktose – Milchzucker – fördert Candida. Der Verzehr von Kuhmilch und den Produkten, die diese enthalten, wie Speiseeis, Joghurt und Käse, verursacht nicht selten Nebenhöhlenerkrankungen und Magen-Darm-Beschwerden. Auch Asthma, Kopfschmerzen, Gelenk- und Muskelschmerzen, Depressionen, Energielosigkeit und Hautprobleme sowie Hyperaktivität und Reizbarkeit bei Kindern können mit einer Milchallergie zusammenhängen.

Bei einer Milchallergie erkennt der Körper nicht das Protein, das in der Kuhmilch steckt, und betrachtet es als Eindringling, gegen den er mit einer allergischen Reaktion ankämpft. Diese Autoimmunreaktion erzeugt Entzündungen. Eine Milchallergie ist allerdings nicht zu verwechseln mit Laktoseintoleranz.

Bei Menschen mit einer Laktoseintoleranz wird das Enzym Laktase, das die Laktose verwertet, nicht oder nur unzureichend produziert. Forscher in Großbritannien schätzen, dass 70 Prozent der Menschen weltweit irgendwann in ihrer Kindheit aufhören, Laktase zu produzieren, was die Wahrscheinlichkeit erhöht, dass sie Probleme damit entwickeln, Milchzucker zu verdauen.[29] Für laktoseintolerante Menschen gibt es mittlerweile laktosefreie Milchprodukte, bei denen der Milchzucker entfernt wurde. Doch die Laktose zu entfernen, löst das Problem für Milchallergiker nicht. Daher empfehle ich, weder Milchprodukte noch laktosefreie Milchprodukte zu konsumieren, da die Milchproteine eine Empfindlichkeit hervorrufen und Schleimbildung im Körper fördern können.

Es herrscht landläufig die Meinung, dass die beste Art, Kalzium zu sich zu nehmen, das Trinken von Milch ist – viele Ärzte empfehlen uns das und fordern uns auf, unseren Kindern Milch zu geben. Besonders Frauen sollen dies tun, da es bei ihnen wahrscheinlicher als bei Männern ist, dass sie im Alter an Osteoporose erkranken. In Wahrheit ist Milch aber gar keine gute Quelle für Kalzium. Nur rund 30 Prozent des Kalziums aus 2 Litern Milch können vom Körper richtig aufgenommen werden. Bei der Pasteurisierung werden Enzyme und Probiotika zerstört. Um den pH-Wert im Gleichgewicht zu halten, wenn wir Milch trinken, entzieht das Blut dem größten Speicher für Mineralien, dem Muskel-Skelett-System, alkalische Mineralien. Und uns sagt man, dass wir Milch trinken sollen, um uns mit Kalzium und anderen Mineralien, die für starke Knochen benötigt werden, zu versorgen.

Ich habe herausgefunden, dass nach meinem 90-Tage-Programm kleine Mengen ungesalzener Biobutter oder Ghee vom Körper vertragen werden, ebenso wie kleine Mengen von Ziegen- oder Schafsmilch und Ziegen- oder Schafskäse. Bei vielen Leuten verursachen Ziegen- und Kuhmilchprodukte Entzündungen, es gibt aber auch hier Ausnahmen. Während Kuhmilchprodukte den Körper verstopfen, können Ziegen- und Schafsmilchprodukte aufgrund ihrer Molekularstruktur, die der menschlichen Milch ähnelt, leichter verarbeitet werden. Manche meiner Patienten verwenden nach dem Programm gerne Garden of Life's Goatein, das ist ein reines Ziegenmilchpuder, das leicht verdaulich ist. Doch da jeder Mensch anders ist, sollten Sie darauf achten, wie Sie sich fühlen, wenn Sie nach der dreimonatigen Reinigung wieder diverse Nahrungsmittel austesten dürfen.

Ist es nicht interessant, dass Menschen die einzige Spezies sind, die die Milch anderer Tiere trinken? Und wie kommen eigentlich Kühe an ihr Kalzium? Nicht, indem sie Milch anderer Tiere trinken, sondern indem sie Gras essen, wenn sie artgerecht leben dürfen. Ich halte es wie die Kühe. Ich glaube, dass es besser ist, Kalzium aus pflanzlichen Quellen statt aus Milchprodukten zu beziehen, auch wenn uns die Medien und die Ärzte etwas anderes erzählen. Pflanzen, die viel Kalzium enthalten – oft mehr als Kuhmilch –, sind dunkelgrünes Blattgemüse, Sesamsamen, Mandeln, Brokkoli, außerdem Dosenlachs und Sardinen. Sie enthalten alle auch Spurenelemente, die den Körper bei der Aufnahme des Kalziums unterstützen.

5. Bestimmte und zu viele tierische Proteine

Proteine sind wichtig für die Heilung und Reparaturvorgänge des Körpers, doch seien Sie wählerisch beim Ursprung des Fleischs, wenn Sie tierische Proteine konsumieren. Wenn es kein Biofleisch ist, enthält das meiste Schweine-, Rind- Hühner- und Putenfleisch Antibiotika und Hormone, von denen wir wissen, dass sie das Pilzwachstum begünstigen. Zusätzlich dazu hat Schweinefleisch einen höheren Anteil an Parasiten als andere tierische Proteine, und rotes Fleisch wirkt saurer auf die Körperchemie, vor allem wenn es weiter medium-rare gegart und mit Getreide, Bohnen oder stärkehaltigem Gemüse verzehrt wird. Biohuhn oder -pute sind die bessere Wahl. Während des Programms ist es erlaubt, tierische Proteine und Fisch zu essen.

Leider enthält auch Fisch Toxine, weil unsere Meere mit Schwermetallen und Chemikalien vergiftet sind, also sollten Sie hier aufmerksam sein. Schellfisch ist besonders stark kontaminiert, da er am Boden lebt und somit höheren Konzentrationen von Chemikalien und Quecksilber ausgesetzt ist. Wildfänge vom Lachs, Forelle, Heilbutt, Seezunge, Sardinen und Kabeljau sind die bessere Wahl, doch oft ist es nicht leicht, Fische aus sauberen Quellen zu erhalten. Vermeiden Sie Schwertfisch, Makrele, Hai, Thunfisch und Torpedobarsch, weil diese stark mit Quecksilber kontaminiert sind.

6. Koffein

Koffein, egal ob in Form von Kaffee, limonadehaltigen Getränken, Tee oder Schokolade, erhöht den Blutzuckerspiegel und ist säurehaltig. Das ist aber nicht sinnvoll, weil ein Anstieg im Blutzucker nahrhaft für Hefe ist und eine saure Umgebung zu Entzündungen beiträgt. Außerdem werden die Nebennieren angeregt, Cortisol abzugeben. Kleine Mengen an Koffein können gut für den Körper sein, aber ein erhöhter Konsum kann die Nebennieren negativ beeinflussen, die wir für eine optimale Energieversorgung brauchen. Ein Anstieg des Blutzuckers fördert zusätzlich dazu die Pilzansiedlung.

Wenn Sie nach dem 90-Tage-Programm Kaffee trinken, kaufen Sie bitte Biokaffee. Kaffee, der nicht aus biologischer Herstellung stammt, ist das weltweit am stärksten chemisch behandelte Nahrungsmittel und in qualitativ minderwertigeren Bohnen sind nachweisbare Mengen von Schimmel gefunden worden. Entkoffeinierter Kaffee ist noch schlimmer, weil er noch weiteren chemischen Prozessen zur Entfernung des natürlichen Koffeins ausgesetzt wird. Wenn Sie in einem Café sind, empfehle ich, dort lieber Espresso zu trinken, weil dieser weniger Säure als Filterkaffee hat. Trinken Sie maximal eine Tasse Bioespresso täglich, um die Nebennieren und den Blutzucker nicht zu belasten. Nach der Reinigung ist eine Tasse am Morgen am besten für Ihre Energie und Konzentration. Falls Sie am Nachmittag eine zweite Tasse trinken, wird Sie das leicht dazu verführen, auch Zucker zu sich zu nehmen.

Weißer Biotee, der leicht koffeinhaltig ist, ist eine ausgezeichnete Alternative für Kaffee während und nach der Reinigung. Er reinigt nicht nur das Blut, sondern stört auch das endokrine System nicht so stark wie Kaffee.

7. Alkohol

Jeglicher Alkohol ist ein Nervengift, das direkt in die Blutbahn gelangt, Entzündungsreaktionen auslöst und Vitamine und Mineralien im Körper abbaut. Wenn Sie während des Programms an einem Tag gerne Alkohol trinken möchten, ist es besser, »trockene Spirituosen« wie Wodka zu wählen, weil diese gebrannt sind und weniger Zucker im Vergleich zu Wein, Bier, Sake oder Sekt beziehungsweise Champagner enthalten, die alle gegoren und voller Zucker sind, der die Hefe nährt. Nach dem Programm empfehle ich, sich selbst zu prüfen und maximal ein oder zwei alkoholische Getränke pro Woche zu trinken. Wenn Sie darauf mit Kopfschmerzen, Magen-Darm-Problemen oder einem Kater reagieren, sollten Sie weniger oder gar nichts trinken. Trockene Spirituosen mit Sodawasser oder einem Spritzer Cranberry sind hier eine gute Wahl, weil sie keinen Zucker enthalten.

8. Lebensmittelallergene

Ich habe den Eindruck, dass bei Tests auf Lebensmittelallergien häufig falsche Ergebnisse herauskommen. Die Reaktionen, die die meisten Leute zeigen, stammen von akuten Lebensmittelunverträglichkeiten, die verschwinden werden, wenn ihre Entzündungen und Infektionen abgeklungen sind. Tests auf Lebensmittelallergien kennzeichnen auch Nahrungsmittel, die die Patienten regelmäßig essen, als problematisch, was aber oft falsch ist. Viele Patienten kommen zu mir zur Erstbehandlung und haben Testergebnisse, die nahelegen, dass sie so gut wie gar nichts mehr essen dürfen, was sie traurig und depressiv stimmt. Ich schlage dann vor, direkt mit meinem 90-Tage-Programm loszulegen, das den Körper von Dysbiose und Entzündungen befreit. Wenn nach dem Programm noch Symptome vorhanden sind, ist dies der richtige Zeitpunkt für einen Test auf Lebensmittelallergien.

Was ist der Unterscheid zwischen Lebensmittelallergien und Lebensmittelunverträglichkeiten? Eine Lebensmittelallergie ist ernsthafter, sie tritt dann auf, wenn das Immunsystem ein Nahrungsmittel als Eindringling betrachtet und seine Antikörper einsetzt, um es mit einer Chemikalie namens Histamin zu bekämpfen. Der Patient merkt dies durch Entzündungen, Schmerzen, Ausschlag und in einigen ganz schlimmen Fällen Anaphylaxie. Lebensmittelunverträglichkeiten sind harmloser und verursachen Völlegefühle, Blähungen und Kopfschmerzen.[30] Die Herausforderung bei Lebensmittelunverträglichkeiten besteht darin herauszufinden, was Ihr System stört, da die Symptome in der Regel verspätet und gehäuft auftreten können. Eine Anti-Candida-Diät beseitigt die meisten Lebensmittelunverträglichkeiten. Es kann sein, dass es drei oder vier Lebensmittel gibt, die Sie auch nach dem Programm nicht vertragen, doch diese lassen sich schnell identifizieren, wenn Sie sie nach der Reinigung wieder zu sich nehmen.

Lebensmittelallergien und -unverträglichkeiten treten auf, wenn der Darm aus dem Gleichgewicht ist und eine Maldigestion aufgrund des Verzehres von raffinierten, verdünnten und vorgefertigten Nahrungsmitteln vorliegt. Große Mengen an unverdauten Nahrungsteilchen reizen die Darmschleimwände und passieren diese und können so eine allergische Reaktion hervorrufen. Neben Kuhmilch sind die gängigsten Nahrungsmittelallergene Getreide, Soja, Zitrusfrüchte, Schokolade, Eier, Nachtschattengemüse (Auberginen, Paprika, Kartoffeln, Tomaten) und Gluten. Wenn das Verdauungssystem im Ungleichgewicht ist, können auch Allergien auf bestimmte Obstsorten und Nüsse auftreten. Bevor Sie mit meinem Programm beginnen, haben Sie vielleicht gar keine Ahnung, was Ihre Symptome verursacht, weil die Reaktion oft erst nach ein oder zwei Tagen eintritt. Wenn Sie Nahrungsmittel mit mehreren Inhaltsstoffen essen, ist es noch schwerer herauszufinden, welches davon die Reaktion auslöst. Wenn Sie aber Ihren Darm heilen und Ihre Darmschleimhaut und Ihr Immunsystem stärken, indem Sie den Überschuss an Candida beseitigen, werden Sie weniger Lebensmittelunverträglichkeiten haben. Und das, was Ihnen wirklich Probleme bereitet, wird sich zeigen, weil Sie ein Nahrungsmittel nach dem anderen wieder ausprobieren.

Am häufigsten werde ich nach Soja gefragt, weil das gerade ein aktuelles Thema ist. In Amerika ist der Markt voll von genmanipuliertem Soja wie vorgefertigtem Tofu und Sojaproteinpulver. Diese sind schädlich für den Körper. Fermentierte Sojaprodukte wie Miso oder Tempeh sind besser verträglich und enthalten viele Aminosäuren und B-Vitamine. Bei einer Anti-Candida-Diät sind sie aber nicht erlaubt, weil sie die Candida verstärken können.

Viele Menschen sind gegen Soja allergisch und haben nach dem Verzehr Völlegefühle und Blähungen. Wenn Sie diese Reaktion zeigen, sollten Sie Sojaprodukte komplett meiden. Forschungen zeigen auch, dass große Mengen an Soja die Schilddrüsenfunktion stören können. Weil es immer noch nicht ganz geklärt ist, ob Soja für den Menschen gut oder schlecht ist, empfehle ich, es nicht zu konsumieren.

Meiner Erfahrung nach ist die beste Therapie bei Lebensmittelallergien und -unverträglichkeiten Abstinenz. Wenn Sie unter einer Lebensmittelallergie oder -unverträglichkeit leiden, lassen Sie das auslösende Nahrungsmittel für mindestens einen, besser drei Monate weg, um den Körper von entzündlichen allergischen Reaktionen wie Juckreiz, Nesselsucht, zu schnelle Herzfrequenz, Ermüdungserscheinungen, Verstopfung, Durchfall oder Aphten zu befreien. Nach dieser Zeitspanne können Sie das Nahrungsmittel langsam wieder in den Speiseplan aufnehmen. Ihr Körper wird Ihnen sagen, ob er damit einverstanden ist. Wenn Ihr Körper eine Reaktion zeigt, sagt Ihnen das, dass Sie dieses Nahrungsmittel weglassen oder nur in ganz kleinen Dosen essen sollten. Vielfalt ist ein weiterer Weg, um allergische Reaktionen zu vermeiden. In jeder Lebensmittelgruppe gibt es so viel Auswahl, dass Sie auf keinen Fall jeden Tag dasselbe essen müssen.

9. Gluten

Weißes Mehl, Roggen, die meisten Haferprodukte (aufgrund von Kreuzkontamination), Gerste, Dinkel, Kamut, Triticale und Weizen enthalten Gluten, einen Proteinkomplex, der sich abrasiv auf den Verdauungstrakt auswirkt und die Darmzotten schädigt, diese fingerförmigen Ausstülpungen der Darmwand, die bei der Nährstoffaufnahme helfen und den Darm von Hefe und Bakterien freihalten. Weizen wird zusätzlich dazu noch gekreuzt und dem Prozess der Deamidierung von Gluten unterzogen, bei dem es in Weizenisolate umgewandelt wird. Diese werden als Bindemittel und Emulgatoren in Nahrungsmitteln inklusive Fleischprodukten, Soßen, Suppen und einigen Getränken eingesetzt. Die Isolate sind noch schädlicher als das Gluten in natürlichem Weizen und können im Körper Entzündungen verursachen.

Man kann auf Gluten oder Soja allergisch sein oder eine entsprechende Unverträglichkeit haben, doch da es keine ausreichenden Daten dazu gibt, ob Gluten mit einer Candidose in Verbindung gebracht werden kann – und ich in den letzten zehn Jahren mehr Patienten mit einer Glutenintoleranz und Zöliakie behandelt habe als jemals zuvor –, möchte ich dies gesondert behandeln. Eine Studie aus dem Jahr 2013, die in der Fachpublikation *Lancet* erschienen ist, vertritt den Standpunkt, dass Candida albicans bei Menschen mit der entsprechenden genetischen Veranlagung ein Auslöser für den Ausbruch einer Zöliakie sein kann. In Candida albicans ist ein Protein namens HWP1 enthalten, dessen Struktur der von Gluten ähnelt. Bei einer Candida-Infektion im Darm kann eine Immunreaktion auf HWP1 erfolgen, die wiederum eine allergische Reaktion auf Gluten auslöst.[31] Zahlreiche weitere Forscher haben die Verbindung zwischen Glutenunverträglichkeit und neurodegenerativen Krankheiten untersucht. 2010 erschien in der Zeitschrift *Lancet Neurology* ein Artikel mit dem Titel »Gluten Sensitivity: From Gut to Brain« (»Glutensensitivität: vom Darm zum Gehirn«), in dem Dr. Marios Hadjivassiliou und seine Kollegen zu dem Ergebnis kamen, dass »Glutensensitivität eine systemische Autoimmunerkrankung mit vielfältigen Erscheinungsformen ist. Diese Erkrankung ist bei Menschen mit der entsprechenden genetischen Veranlagung von ungewöhnlichen Immunreaktionen auf zugeführtes Gluten gekennzeichnet. Zöliakie oder glutensensitive Enteropathie ist nur ein Aspekt einer Reihe von möglichen Erscheinungsformen einer Glutensensitivität. Obwohl bei Patienten mit diagnostizierter Zöliakie neurologische Symptome seit 1966 bekannt sind, wurde Glutensensitivität nur im Auftreten von neurologischen Funktionsstörungen nachgewiesen.«[32] Interessanterweise deckte Hadjivassilious Studie auch auf, dass bei einem Teil der Patienten Läsionen in der Substantia alba des Gehirns und des Rückenmarks vorlagen, die denen von Patienten mit MS ähnelten.

Wenn Sie wissen möchten, ob Sie glutenintolerant sind und/oder darauf Autoimmunreaktionen haben, können Sie sich an Ihren Hausarzt oder einen Gastroenterologen wenden, um einen Bluttest durchzuführen; im Zweifelsfall wird zusätzlich eine Gewebeprobe des Dünndarms analysiert. Zwischen positiv festgestellten erhöhten Transglutaminasewerten und einer Autoimmunreaktion besteht eine starke Verbindung. Menschen, bei denen erhöhte Transglutaminasewerte und/oder Zöliakie festgestellt wurde, sollten dauerhaft auf Gluten verzichten. Wenn Sie sich testen lassen möchten, sollten Sie dies nach dem 90-Tage-Programm tun, wenn die Entzündungen reduziert wurden und die Ergebnisse dann schlüssiger sind.

10. Künstliche Süßstoffe und Zuckeralkohol

Künstliche Süßstoffe wie Aspartam, Acesulfame-Kalium, Saccharin und Sucralose werden häufig als gute Alternative für Zucker für Menschen beworben, die abnehmen oder Zucker von ihrem Speiseplan streichen möchten. Doch Light-Getränke und Nahrungsmittel, die künstliche Süßstoffe enthalten, schaden dem Körper in erheblichem Maße. Die Chemikalien, die eingesetzt werden zur Herstellung der Süßstoffe oder zur Veränderung der Molekularstruktur von Zucker, wodurch die Süßungsmittel ebenfalls entstehen, sind bekanntermaßen krebserregend. Aspartam ist ein Nervengift, das mit neurologischen Beschwerden und Erkrankungen wie verschwommenem Sehen, Kopfschmerzen, Schwindel, Gedächtnisverlust, Taubheit, MS, ALS und Parkinson in Verbindung gebracht wird.

Zuckeralkohol wie Erythrit, Maltit, Mannitol, Sorbitol und Xylit werden immer beliebter, weil sie den Körper nicht so stark schädigen wie künstliche Süßstoffe. Ironischerweise handelt es sich bei ihnen weder um Zucker noch um Alkohol, sondern um Kohlenhydrate mit einer chemischen Struktur, die der von Zucker wie auch der von Alkohol in Teilen ähnelt, aber kein Ethanol enthält, wie das bei alkoholischen Getränken der Fall ist. Diese Kohlenhydrate werden nicht vollständig vom Körper absorbiert und abgebaut und geben daher weniger Kalorien als die meisten Zuckerarten ab. Doch da sie nicht vollständig absorbiert werden, können sie in den Gedärmen gären und Völlegefühle, Blähungen und Durchfall verursachen.

Von den oben aufgeführten Zuckeralkoholen bevorzuge ich Xylit in kleinen Mengen, weil unser Körper es selbst während des Kohlenhydratabbaus produziert. Bei der Einnahme erhöht es den alkalischen pH-Wert der Mundflora, außerdem hat es eine antimikrobielle Wirkung. Für die industrielle Herstellung von Xylit werden Mais oder Birkenrinde verwendet. Letztere bevorzuge ich, um Produkte aus genmanipuliertem Mais zu meiden. Man sollte es aus zwei Gründen nur in sehr kleinen Mengen zu sich nehmen (weniger als ein Teelöffel, nicht täglich): Xylit ist ein Kohlenhydrat, also nährt es Candida, wenn es in großen Mengen zugeführt wird, und obwohl es aus natürlichen Stoffen gewonnen wird, durchläuft es dennoch einen chemischen Herstellungsprozess. Alle künstlichen Süßstoffe und Zuckeralkohole, von denen man kleine bis große Mengen zu sich nimmt, sind für den Körper giftig.

Zehn Ernährungsregeln, mit denen Sie Candida in Schach halten

Ich weiß, was Sie jetzt denken: Was kann ich denn noch essen und trinken? Eine gesunde Ernährung – ob mit oder ohne mein Programm – besteht aus 60 Prozent Biogemüse, 20 Prozent tierischem Bioprotein, 15 Prozent glutenfreiem Vollkorngetreide und 5 Prozent Bioobst, Nüssen, Samen, Bohnen beziehungsweise Hülsenfrüchte (ein- bis zweimal wöchentlich) und unraffiniertem Öl.

Wie Sie sehen, ist diese Ernährungsweise sehr gemüselastig, denn eine Ernährung mit wenig Kohlenhydraten hält Candida unter Kontrolle. Positiv ist außerdem, dass Obst, Gemüse und weitere Pflanzennahrung reich an Phytochemikalien sind, die vor Krebs schützen und Krankheiten umkehren können. Die wichtigsten Gemüsesorten, die Sie täglich essen sollten, sind dunkelgrüne Blattgemüse wie Spinat, Brunnenkresse, Blattkohl, Brauner Senf (Ruten-Kohl), Rübstiel (Stielmus), Löwenzahnblätter, Rucola, junges Blatt- oder Salatgemüse, Pak Choi und Grünkohl – und Sprossen. Sie enthalten viele Vitamine und Mineralien, vor allem Vitamin B6 und Magnesium, die wir für viele Stoffwechselvorgänge brauchen. Kreuzblütlergemüse wie Brokkoli, Rosenkohl und Blumenkohl enthalten natürliche Stoffe, die eine gesunde Leberfunktion begünstigen. Ich mag auch tierische Proteine, weil sie all die Aminosäuren enthalten, die unser Körper braucht. Rohe Nüsse und Samen sind reich an essenziellen Fettsäuren, die wir für unsere Zellmembranen, die das Zellinnere umschließen, benötigen.

1. Auf Bioprodukte umsteigen

Synthetische Pestizide, Fungizide und Herbizide, die in der konventionellen Landwirtschaft – und auch für genmanipulierte Nahrungsmittel – eingesetzt werden, sind krebserregend und haben schädliche Auswirkungen auf das Mikrobiom und die Darmschleimhaut, da sie die idealen Rahmenbedingungen für ein Candida-Wachstum schaffen. Die Wissenschaft hat zwar noch nicht vollständig erforscht, welche negativen Auswirkungen genmanipulierte Nahrungsmittel auf unseren Körper haben, dennoch sollte man sie besser meiden. Genmanipulierte Nahrungsmittel stecken voller Herbizide, die den Körper schädigen können. Studien bringen sie mit Nieren- und Leberschäden, Allergien, Verdauungsproblemen und Krebs in Verbindung. 80 Prozent des in den USA angebauten Mais und Sojas sind genmanipuliert und mit dem Genmais werden die Nutztiere und Fische aus Nichtbiohaltung gefüttert.

Um keine Chemikalien zu sich zu nehmen und qualitativ hochwertige Nährstoffe zu bekommen, sollte man zu Produkten von zertifizierten Biohöfen greifen und nur Bioobst, -gemüse, -fleisch und -milchprodukte essen. Natürlich sind diese Nahrungsmittel etwas teurer, aber Ihre Gesundheit ist es wert. Die Qualität schlägt die Bequemlichkeit, wenn es um die Heilung unseres Körpers geht. Waschen Sie Obst und Gemüse vor dem Verzehr auf jeden Fall mit ein wenig Seife und Wasser oder mit einem natürlichen Obst- und Gemüsereiniger, den Sie im Naturkostladen erhalten.

Tierische Proteine

Wenn Sie Biofleisch essen, nehmen Sie für eine optimale Verdauung täglich nur kleine Mengen zu sich (50 bis 100 Gramm pro Portion). Ich empfehle den Verzehr von tierischen Proteinen, weil sie bei der Verdauung in Aminosäuren umgewandelt werden, die der Körper braucht, um Zellen, Gewebe und Organe zu reparieren und regenerieren. Der Verzehr von Fleisch hilft auch, den Blutzuckerspiegel in einem idealen Gleichgewicht zu halten. Wenn wir seltener als dreimal pro Woche tierische Proteine zu uns nehmen, kann das zu Mangelerscheinungen wie Müdigkeit, Verlust der Muskelmasse, Anämie, Gelenkschmerzen und Gereiztheit führen.

Bei der Auswahl Ihrer tierischen Proteine sind natürlich die schlanken Varianten wie Hühnchen, Pute, Eier und Fisch am besten. Manche Menschen vertragen auch rotes Fleisch gut – Lamm, Büffel, Bison und Rinder aus Weidehaltung sind hier die beste Wahl. Für diejenigen, die hauptsächlich vegetarisch leben möchten, empfehle ich, mindestens dreimal wöchentlich tierische Proteine zu sich zu nehmen.

Bei der Auswahl des Fleisches sollten Sie darauf achten, dass es von freilaufenden Tieren stammt, die keine Hormone bekommen haben; ideal sind Weidetiere oder Tiere, die mit vegetarischer, antibiotischer und nicht genmanipulierter Nahrung aufgewachsen sind. Freilaufende Hühner sind nicht in winzigen Käfigen eingesperrt und können sich im Gegensatz zu den Legehennen in den Fabriken auch bewegen. Trotzdem sind die Haltungsbedingungen nicht unbedingt tiergerecht oder hygienisch, da sie häufig in überfüllten Verschlägen oder Parzellen eingepfercht sind. Idealerweise essen Sie nur Fleisch von Weidetieren, die draußen ausreichend Platz und Auslauf hatten. Auch Eier sind eine gute Proteinressource und sollten am besten pochiert, weich- oder hartgekocht oder als Spiegelei verzehrt werden.

Was rotes Fleisch angeht, so sollten Sie wissen, dass es viel gesättigtes Fett enthält, das Entzündungen verstärken kann, aber in kleinen Mengen verträglich ist. Auch hier sollten Sie auf Fleisch von Weidetieren achten, zum Beispiel Lamm oder

Bison, und es nur einmal pro Woche essen. Hören Sie auf Ihren Körper; wenn er Fleisch fordert, könnte es sein, dass Sie einen Eisenmangel haben (Menschen mit Blutgruppe 0 sind bekanntermaßen eher Fleischesser). Rotes Fleisch sollten Sie rare bis medium zubereiten, da dann die aktiven Enzyme erhalten bleiben, die Sie bei der Verdauung unterstützen. Sie sollten es am besten mit Gemüse essen, nicht mit stärkehaltiger Nahrung, Bohnen oder Getreide, um zu viel Säure zu vermeiden und es besser verdaulich zu machen. Wenn Sie Fleisch trotzdem nicht gut verdauen können, ist die Einnahme eines Eiweiß-Verdauungsenzyms mit Salzsäure und Pepsin ratsam.

Fische enthalten leider Schwermetalle, was aber durch den enormen Vorteil, dass sie Omega-3-Fettsäuren liefern, ausgeglichen wird. Wildfänge von Lachs, Forelle, Heilbutt, Kabeljau und Seezunge sowie die meisten anderen Weißfische sind in Maßen zu empfehlen.

Gemüse

Biogemüse steckt voller Phytochemikalien, die der Körper zur Regeneration braucht. Über 4000 davon wurden in Gemüse gefunden, die gängigsten sind:

- Beta-Carotin, enthalten in grünem und gelbem Gemüse, ist gut für Haut, Knochen und das Immunsystem.
- Lycopin, vorhanden in Tomaten, roter Paprika und rosa Grapefruit, ist wichtig für die Herzgesundheit.
- Lutein, ein orangegelbes Pigment in Blattgemüse, Brokkoli und Rosenkohl, ist gesund für Augen- und Herzgesundheit.
- Anthocyanidine kommen in Beeren und Zwiebeln vor und sind gut für die Gesundheit des Herzens und der Blutgefäße.

Weil Gemüse alkalische Eigenschaften hat, kann es die Säure in unserem Körper und somit Entzündungen reduzieren. Unsere tägliche Nahrung sollte idealerweise zu 60 Prozent aus Gemüse bestehen. Grünes Blattgemüse ist am nährstoffreichsten, weshalb ich empfehle, es täglich zu essen. Da beim Kochen wichtige Enzyme zerstört werden, die der Körper für die Verdauung und Ausscheidung von Nahrung benötigt, sollten Sie möglichst viel Gemüse und Obst roh verzehren, damit Ihr Körper möglichst viele Enzyme und Nährstoffe erhält. Falls Ihre Verdauung nicht ausgeglichen ist, ist es sinnvoller, erst einmal ein bis zwei Monate nur gedünstetes oder gekochtes

Gemüse zu essen und dann nach und nach zu rohem Gemüse überzugehen – wobei jedes Mal auch Verdauungsenzyme aufgenommen werden.

Auch Küchenkräuter enthalten viele Phytochemikalien wie Vitamine, Mineralien und Antioxydanzien und sind gut gegen Sodbrennen und Kopfschmerzen. Verwenden Sie daher so oft wie möglich frische Kräuter bei der Nahrungszubereitung.

	Die wichtigsten Vorteile der gängigsten Küchenkräuter
Basilikum	reich an Flavonoiden, Antioxydanzien, Vitamin A und K und Kalzium
Dill	reich an Kalzium, Niacin und Antioxydanzien
Estragon	sehr reich an Antioxydanzien, oft als Appetitanreger eingesetzt, unterdrückt die Blutgerinnung, reich an B-Komplex-Vitaminen
Koriander	reich an Vitamin K, wichtig für Knochen und Blutgesundheit, hilft dem Körper bei der Verarbeitung von Schwermetallen und der Blutgerinnung
Majoran	hohe Mengen an Beta-Carotin und Vitamin A, hat antibakterielle und entzündungshemmende Eigenschaften
Minze	gut gegen Maldigestion und Kopfschmerzen
Oregano	hat antibakterielle und antimykotische Eigenschaften
Petersilie	reich an Vitamin B1, B3 und C
Rosmarin	reich an Antioxydanzien, die Entzündungen und Pilzinfektionen bekämpfen, reich an Vitamin A und C
Salbei	reich an Antioxydanzien und B-Komplex-Vitaminen, Vitamin A und C und Kalzium
Thymian	reich an Antioxydanzien, hat antiseptische und antimykotische Eigenschaften

Denken Sie auch daran, Meeresgemüse in Ihren Speiseplan zu integrieren; es ist reich an Mineralien und Jod. Dazu zählen zum Beispiel Arame, Seetang, Rotalgen, Nori, Wakame und Seegras. Viele Menschen haben einen Jodmangel, doch unsere Schilddrüse braucht Jod. Meeresgemüse bindet zudem Schwermetalle und radioaktive Gifte und schwemmt sie aus dem Körper, deswegen ist es ideal zur Entgiftung geeignet.

Obst

Saisonales Bioobst enthält viele wichtige Vitamine und Mineralien, die der Körper braucht, um optimal arbeiten zu können, und steckt voller Antioxydanzien, die Krankheiten vorbeugen, und Ballaststoffen, die eine gesunde Verdauung fördern. Doch Obst enthält auch viel Fruchtzucker, weshalb Sie es nur in Maßen genießen sollten. Beeren sind die beste Wahl, wenn Sie Obst essen möchten. Sie haben weniger Zucker als andere Obstsorten und ihre Haut enthält wertvolle Antioxydanzien. Ich empfehle, auch nach dem 90-Tage-Programm nur ein bis zwei Portionen Obst täglich zu essen. Eine Portion entspricht dabei ungefähr einer Frucht in der Größe eines Baseballs (Durchmesser rund 7,5 Zentimeter) oder einer halben Tasse, die mit gewürfeltem oder gekochten Obst gefüllt ist. Der Zuckergehalt in Obst ist unterschiedlich, ebenso wie die Empfehlung für die Menge an Fruchtzucker, die gut für uns ist, darum kann die folgende Tabelle helfen.

Zuckergehalt in Obst	
Geringer Zuckergehalt	
Aprikosen	Avocado
frische Cranberrys	Guave
Himbeeren	Kiwi
Rhabarber	Tomaten
Zitronen und Limetten	
Niedriger bis mittlerer Zuckergehalt	
Brombeeren	Cantaloupe-Melone
Erdbeeren	Feigen
Grapefruit	Heidelbeeren
Honigmelonen	Kirschen
Mandarinen	Nektarinen
Orangen	Papaya
Pfirsich	Trauben
Mittlerer bis hoher Zuckergehalt	
Ananas	Apfel
Birne	Granatapfel
Mango	Trockenpflaumen, Rosinen, Datteln und andere getrocknete Früchte
Wassermelone	

Wenn Sie Vegetarier sind, achten Sie auf die richtigen Nährstoffe

Wenn Sie sich dazu entschließen, vegetarisch zu leben, oder das schon tun, sollten Sie sicherstellen, dass Sie ausreichende Nährstoffe zu sich nehmen. Die meisten meiner sich streng vegetarisch ernährenden Patienten sind ziemlich ungesund, weil sie die Nährstoffe, an denen es ihnen wegen des fehlenden Fleischkonsums mangelt, nicht ausgleichen; dazu gehören verschiedene Aminosäuren und B-Vitamine. Viele Vegetarier neigen auch dazu, viel Getreide, raffinierte Kohlenhydrate und Zucker zu essen, die Vitamine und Mineralien abbauen und Candida begünstigen. Ich persönlich bin der Meinung, dass der einfachste Weg, die Köperchemie und den Eiweißbedarf im Gleichgewicht zu halten, der Verzehr von geringen Mengen tierischen Proteins ist. Wenn Sie darauf aber verzichten möchten, empfehle ich die Einnahme eines Nahrungsergänzungsmittels mit Aminosäuren und Vitamin B12.

2. Vollkorngetreide und Pseudogetreide in den Speiseplan aufnehmen

Vollkorngetreide sind Körnerfrüchte der Süßgräser, und als Pseudogetreide werden die Körnerfrüchte breitblättriger Pflanzen bezeichnet. Beide enthalten komplexe Kohlenhydrate, wenn Keimling und Schale und somit die Ballaststoffe erhalten bleiben. Zu nennen sind hier Amaranth, Gerste, Natur- und Wildreis, Buchweizen, Mais, Kamut, Hirse, Quinoa, glutenfreier Hafer, Roggen, Dinkel, Teff, Triticale und Vollkornweizen. Getreide enthält wichtige B-Vitamine, die wichtig für das Nervensystem sind. Manche davon werden im Gehirn gebraucht, um dort die Nervenzellen zu unterstützen und bei der Synthese zu Neurotransmittern helfen. Getreide ist außerdem ein guter Ballaststofflieferant und trägt zur Gesundheit des Dickdarms bei. Leider liebt der moderne Mensch aber Zucker und Kohlenhydrate und isst davon zu viel, egal ob als Brot, Tortillas, Reis oder Kuchen. Wir brauchen nur rund 50 Gramm Kohlenhydrate täglich, noch weniger, wenn wir abnehmen wollen. Diese 50 Gramm Kohlenhydrate sind zum Beispiel enthalten in: 9 Gramm Heidelbeeren, 20 Gramm gekochtem Quinoa, 2 Gramm rohem Brokkoli, einem mittelgroßen Granny-Smith-Apfel (16 Gramm) und 3 Gramm rohen Karotten. Und wie Sie wissen, fördern Kohlenhydrate das Candida-Wachstum.

Dank der Paläo-Befürworter ist bekannt, dass Vollkorngetreide und Pseudogetreide Lektine und Phytate enthalten, Proteine oder Pflanzentoxine, die die Vitamine und Mineralien binden und deren Aufnahme hemmen. Sie können außerdem die Darmschleimhaut reizen, ein Leaky-Gut-Syndrom und Entzündungen verursachen.

Bedeutet das, dass wir sie ganz weglassen müssen? Ich vertrete den Standpunkt, dass kleine Mengen an glutenfreien Getreiden und Pseudogetreiden akzeptabel sind. Ich helfe seit Jahren anderen Menschen erfolgreich dabei, gesund zu werden und ihre Candida loszuwerden, und sie dürfen dabei glutenfreies Getreide essen. Zweifellos ist die Zahl der Amerikaner mit Darmproblemen angestiegen, doch ich glaube nicht, dass Getreide dafür der einzige Übeltäter ist.

Man sollte auch wissen, dass Einweichen das Getreide verdaulicher macht, weil dabei der größte Anteil der Phytinsäure beseitigt und Lektine reduziert werden. Es reicht aus, wenn man das Getreide 30 bis 60 Minuten einweicht und danach abbraust, manche weichen es auch über Nacht ein. Wenn Sie keine Zeit haben, das Getreide einzuweichen, spülen Sie es zumindest schnell ab, damit Schmutz, Schimmel und Verunreinigungen entfernt werden. Es schmeckt dann auch besser! Dies sollten Sie bei folgenden Getreide- und Pseudogetreidesorten tun: Hirse, Naturreis, Quinoa, Buchweizen und Teff. Hafer, der schnell gar ist, muss nicht eingeweicht werden.

Während des 90-Tage-Programms sollten Sie glutenfreies Vollkorngetreide in Maßen essen (außer Mais, der Mykotoxine enthält, und weißen Reis). Wer unter schwerwiegenderen Krankheiten leidet oder bei wem das Programm nicht gut anschlägt, sollte Getreide für einen Monat komplett weglassen und danach prüfen, ob es ihm besser geht. Nach den 90 Tagen empfehle ich, sich so glutenfrei wie möglich und ohne Mais zu ernähren, weil Gluten den Darm reizen kann und Mais in der Regel genmanipuliert ist und Aflatoxin von Schimmelpilzen und Chemikalien enthält, die krebserregend sein können.

3. Gute Fette zu sich nehmen

Fett ist ein wichtiger Bestandteil einer gesunden Ernährung. Unsere Organe bestehen aus Fett – das Gehirn sogar zu 60 Prozent – und unser Körper braucht Fett, um Zellen zu bilden und zu nähren. Essenzielle Fettsäuren sind zum Beispiel Omega-3, Omega-6 und Omega-9. Der Körper kann kleine Mengen Omega-9-Säuren bilden; Omega-3- und Omega-6-Fettsäuren jedoch kann er nicht selbst produzieren, Sie müssen diese also über die Ernährung aufnehmen. Diese guten Fette regulieren die Hormone, den Blutdruck, die Herzfrequenz und die Nervenübertragung und reduzieren Entzündungen und Schmerzen.

Lebensmittel, die viele Omega-3-Fettsäuren enthalten, sind zum Beispiel Tiefseefisch, dunkelgrünes Blattgemüse, Kokosnuss, Leinöl, Fischöl, Hanföl, Krillöl, Olivenöl, rohe Nüsse und Samen sowie Avocados. Ungesalzene Biobutter enthält kleine Mengen an Omega-3 sowie die Vitamine A und D. Doch auch, wenn Sie diese Nahrungsmittel zu sich nehmen, müssen Sie ein Nahrungsergänzungsmittel mit Omega-3 einnehmen, da Sie durch die Ernährung nicht ausreichend damit versorgt werden. Omega-6-Fettsäuren finden sich in Eiern, Fleisch von Weidetieren, rohen Nüssen und Samen, Distelöl, Sonnenblumenöl und Hanföl. Die beste Quelle für Omega-9-Fettsäuren ist Olivenöl, sie sind aber auch in Mandeln, Avocados und Sesamöl enthalten.

Gesättigte Fettsäuren aus Nahrungsmitteln wie Eiern, Kokosnussfleisch und -öl, Butter, Ghee (geklärte Butter) und Fleisch von Weidetieren sind in kleinen Mengen sinnvoll. Diese Nahrungsmittel enthalten wichtige Vitamine und Mineralien, doch Sie sollten sie in vernünftigen Mengen essen, weil zu viel davon den Körper übersäuern und Entzündungen hervorrufen kann.

4. Bohnen und Hülsenfrüchte in Maßen

Bohnen und Hülsenfrüchte beinhalten viele Proteine, aber auch viel Stärke, die sich im Körper in Zucker umwandelt und damit Candida fördern kann. Hülsenfrüchte enthalten außerdem viel Lektin, ein Protein, das Kohlenhydrate bindet und die Darmschleimhaut reizen sowie das Leaky-Gut-Syndrom verursachen kann. Darum empfehle ich, vor allem wenn Sie an einer Autoimmunerkrankung leiden, während der Diät nur ein- bis zweimal pro Woche ganz kleine Portionen Bohnen und Hülsenfrüchte zu essen oder sie für die ersten ein bis zwei Monate der Anti-Candida-Diät komplett wegzulassen. Adzukibohnen und Mungbohnen bilden eine Ausnahme, weil sie mehr Proteine als andere Bohnen haben. Von diesen dürfen Sie etwas mehr essen. Für eine optimale Verdauung und guten Geschmack sollten Sie Bohnen mit einem oder mehreren der folgenden Kräuter und Gewürze zubereiten: Kumin, Gewürznelke, Kümmel, Dill, Fenchel, Salbei, Thymian, Zwiebel, Oregano, Ingwer, Knoblauch, Rosmarin, Estragon und Kurkuma.

Wie bereits erwähnt, rate ich davon ab, Sojabohnen und Sojaprodukte zu verzehren, weil diese häufig genmanipuliert sind. Während der Anti-Candida-Diät ist das einzige erlaubte Sojaprodukt die unfermentierte, nicht genmanipulierte Sojasoße Bragg Liquid Aminos, die auch in Deutschland erhältlich ist.

Phytinsäure, die Pflanzen als Speicher für Phosphat dient, bildet mit Nährstoffen, vor allem Mineralien, feste Komplexe und kann daher nicht resorbiert werden. Wenn man Hülsenfrüchte und Bohnen über Nacht einweicht und dann in frischem Wasser kocht, werden sie verdaulicher, weil der größte Teil der Phytinsäure dann nicht mehr enthalten ist, weshalb wir weniger Blähungen bekommen. Menschen mit einer Autoimmunerkrankung oder chronischen Krankheiten sollten Bohnen und Hülsenfrüchte drei Monate lang gar nicht konsumieren, um Entzündungen zu reduzieren. Wenn Sie nach dem Verzehr von Bohnen oder Hülsenfrüchten ein Völlegefühl oder Blähungen haben, müde sind oder Schmerzen haben, sollten Sie diese nach der Diät für ein bis drei Monate meiden und dann langsam wieder testen.

5. Clever süßen

Sie müssen zwar während des 90-Tage-Programms auf Zucker verzichten, doch einige Süßungsmittel dürfen in Maßen eingesetzt werden, weil sie Candida nicht fördern: Chicoréewurzel, der Extrakt aus Luo Han Guo, Stevia und Xylit. Obwohl Xylit ein Kohlenhydrat ist, wird es nur langsam verstoffwechselt und erhöht daher den Zuckerspiegel nicht zu schnell. Stellen Sie lediglich sicher, dass das Xylit aus Birkenrinde statt aus Mais gewonnen wird. Kokosnusszucker hat zwar einen niedrigen glykämischen Index, fördert aber Candida, daher sollte man ihn nach dem 90-Tage-Programm nur langsam wieder einsetzen.

Wenn Ihr Pilzniveau nach dem Programm wieder ausgeglichen ist, kann es passieren, dass Sie wieder zu Ihren alten Süßungsmitteln greifen. Doch seien Sie vorsichtig, weil Zucker die Candida ganz schnell wieder zurückbringen kann. Viele meiner Patienten berichten mir, dass sie überhaupt keinen Heißhunger mehr auf Süßes haben und nur ganz selten etwas Süßes essen. Wenn Sie unbedingt etwas Süßes brauchen, greifen Sie zu kaltgeschleudertem, unfiltriertem Honig oder zu Kokosnussnektar, nicht zu Zuckerrohrsaft oder Agave, und das auch nur in kleinen Mengen ein- bis zweimal im Monat. Kaltgeschleuderter Honig enthält Aminosäuren, Enzyme, Vitamine und Mineralien, die dem Körper guttun, Kokosnussnektar hat einen niedrigen glykämischen Index.

6. Fermentierte Lebensmittel erst wieder nach dem Programm

Dieser Rat ist vielleicht nicht direkt schlüssig, da es üblicherweise heißt, fermentierte Lebensmittel seien gut für den Darm. Doch wenn Sie Candida ausgleichen wollen, können fermentierte Lebensmittel zunächst das Pilzwachstum verstärken und als allergische Reaktion verursachen. Das gilt für Sauerkraut, Kefir, eingelegtes Gemüse,

Kimchi, Kombucha, Tempeh, Joghurt und Nähr- oder Bierhefe. Während des Programms sollten Sie sie gar nicht konsumieren und dann drei Monate bis ein Jahr warten. Erst danach sollten Sie sie langsam wieder probieren, um festzustellen, ob Sie sie vertragen. Denn nicht jedes fermentierte Lebensmittel ist sauber, einige enthalten Essig und pasteurisierte Milch, die Candida beflügeln. Kombucha wird sogar mit wilden Hefesorten und Bakterien hergestellt und beinhaltet kleine Mengen von Alkohol, was die Candida reizen kann. Während des Programms und danach dürfen Sie allerdings rohen, nicht pasteurisierten Apfelweinessig einsetzen, der den pH-Wert ausgleicht und den Körper beim Kampf gegen Candida unterstützt.

7. Trennkost ist gut

Bei einer ausgewogenen Trennkost werden bei einer Mahlzeit entweder Proteine mit Gemüse oder Getreide mit Gemüse, nicht aber Proteine mit Getreide gegessen. Dies kann sich auf Menschen mit Verdauungsproblemen positiv auswirken. Manche Menschen berichten allerdings, dass die Kombination von Getreide und Protein, egal ob tierisch oder pflanzlich, bei ihnen für einen ausgeglichenen Blutzuckerspiegel und viel Energie sorgt. Sie müssen darum einfach auf Ihren Körper hören. Wenn Sie einen niedrigen Blutzuckerspiegel haben, also hypoglykämisch sind, sollten Sie zum Frühstück Proteine und zum Mittag- oder Abendessen komplexe Kohlenhydrate zu sich nehmen. Die meisten Leute, die mit reaktiver Hypoglykämie zu kämpfen haben und nach einem kohlenhydrat- und zuckerhaltigen Essen einen niedrigen Blutzuckerspiegel haben, sollten drei Mahlzeiten am Tag essen und zwischen Frühstück und Mittagessen und am Nachmittag noch einmal einen Snack zu sich nehmen, um Stoffwechsel und Energielevel im Lot zu halten. Wenn Sie anfällig für starken Gewichtsverlust sind, sollten Sie nur die drei Mahlzeiten am Tag zu sich nehmen und die Snacks weglassen, damit der Stoffwechsel heruntergefahren wird.

8. Viel Wasser trinken

Viele meiner Patienten trinken nur drei bis vier Gläser Wasser pro Tag, was viel zu wenig für die Erhaltung eines gesunden Körpers ist. Der angesehene Wissenschaftler Fereydoon Batmanghelidj sagt dazu: »Dehydrierung ist der größte Stressfaktor für den menschlichen Körper – oder für jede lebende Materie.«[33]

Unser Körper besteht zu 80 Prozent aus Wasser. Wie können wir ihn also ohne Einschränkungen am Leben erhalten, wenn wir weniger als acht Gläser Wasser (à 250 Milliliter) täglich trinken? Das geht nicht. Wenn wir zu wenig trinken, werden unsere »Leitungen« gestaut – das lymphatische System wird träge, die Nieren überlastet, Darm, Leber und Gallenblase werden verstopft. Es besteht die Gefahr einer Autotoxizität, wenn die Gifte, die der Körper nicht ausschwemmen kann, resorbiert werden. Dies schafft die Voraussetzung für Verdauungsprobleme und Autoimmunerkrankungen.

Wasser kann nicht durch Limonade, Kaffee, Eistee oder Saft ersetzt werden. Diese Getränke hydrieren den Körper und die Organe nicht so gut wie Wasser. Dr. Batmanghelidj erklärt, dass das Gehirn zu 85 Prozent aus Wasser besteht: »Neben Sauerstoff ist Wasser der wichtigste Stoff für ein effizient arbeitendes Gehirn. Wasser ist ein Primärnährstoff für alle Hirnfunktionen und für die Informationsübermittlung.«[34] Das bedeutet, dass Ihr Körper ausreichend Wasser benötigt, damit Sie konzentriert und klug bleiben können. Wenn Sie feststellen, dass Ihr Urin eine dunkle Färbung hat, ist das ein Zeichen für Dehydrierung. Lassen Sie es auch nie so weit kommen, dass Sie durstig sind. Eine Zufuhr von mehr Wasser kann eine ganze Reihe von Symptomen beseitigen, einschließlich Kopf- und Körperschmerzen.

Aus Kapitel 4, »Die Candida-Entgiftung«, wissen wir, dass wir sehr leicht errechnen können, wie viel Wasser wir trinken sollten: 30 Milliliter Wasser pro Kilogramm Körpergewicht. Wenn Sie also 70 Kilo wiegen, sollten Sie täglich etwas mehr als 2 Liter Wasser (mehr als acht Gläser à 250 Milliliter) trinken. Oder trinken Sie einfach 150 Milliliter in jeder wachen Stunde bis zum Schlafengehen.

Destilliertes Wasser ist eine gute Wahl für die Flüssigkeitszufuhr, weil beim Reinigungsprozess schädliche Chemikalien und Mineralien (manche so umstritten wie Fluorid) entfernt werden, sodass man im Gegensatz zu Leitungs- und abgefülltem Wasser beinahe reines Wasser erhält. Das ist gut, um Gifte aus dem Körper zu spülen, hat aber den Nachteil, dass es auch wichtige Mineralien ausschwemmt. Wenn Sie destilliertes Wasser trinken, sollten Sie täglich zusätzlich Vitamine und Mineralienpräparate einnehmen. Sprudelwasser in kleinen Mengen ist in Ordnung, vor allem als Ersatz für Limonade. Halten Sie dabei Ausschau nach Marken, die hohe Dosen natürlicher Mineralien enthalten und mit weniger Kohlensäure versetzt sind. Am einfachsten stellen Sie sicher, dass Sie reines Wasser trinken, indem Sie ein eigenes Filtersystem kaufen (siehe Bezugsquellen auf Seite 267). Das meiste abgefüllte Wasser ist nicht empfehlenswert, weil die Chemikalien in Plastikflaschen endokrine Disruptoren sind, daher ist Wasser in Glasflaschen besser.

Ob Sie es glauben oder nicht: Kräutertee zählt als Wasser, doch weil er harntreibend ist, sollten Sie dem Körper die dadurch hinausgespülten Mineralien durch die tägliche Einnahme eines Multivitamin-Mineral-Präparats wieder zuführen. Rotkleetee, weißer Tee (der geringe Mengen Koffein enthält und das Blut reinigt), Pau D'Arco, Rosmarintee, Löwenzahnwurzeltee, grüner Tee (mit Koffein oder entkoffeiniert), Kamillentee, Hibiskustee und Pfefferminztee sind therapeutisch sehr wertvoll. Grüner Tee hat zum Beispiel entgiftende und epigenetische Eigenschaften.

Auch frisches Kokosnusswasser ist gut zur Hydrierung des Körpers geeignet, sollte aber erst wieder nach dem 90-Tage-Programm und dann auch nur nach dem Sport getrunken werden, weil eine gängige Portion rund 14 Gramm Zucker enthält. Auch durch den Verzehr von frischem Bioobst oder -gemüse können Sie kleine Wassermengen zu sich nehmen.

9. Saft selbst herstellen

Selbstgemachte Säfte sind wunderbar dazu geeignet, den Körper zu nähren. Frischer Gemüsesaft versorgt das Blut direkt mit wertvollen Enzymen, Vitaminen und Mineralien. Saft alkalisiert den Körper auch, weil er säurehaltige Abfallprodukte ausschwemmt. Unser Verdauungssystem muss sich nicht anstrengen, um Vitamine und Mineralien aus Saft aufzunehmen, weil die Ballaststoffe fehlen, was es einfacher macht, die tägliche Gemüseration einzuhalten. Wenn Sie Saft selbst machen, sollten Sie nicht zu viel süßes Obst oder Gemüse verwenden, denn ohne die Ballaststoffe wird der Saft schnell aufgenommen und verursacht einen zügigen Anstieg des Blutzuckerspiegels. Wenn Ihnen nach einer zuckerhaltigen Frucht ist, essen Sie diese lieber oder verwenden Sie sie für einen Smoothie, dem Ballaststoffe zugefügt werden, die den Blutzuckeranstieg in Schach halten.

Es ist wichtig, dass Sie richtig entsaften, wenn Sie den Saft als Teil Ihres Gesundheitsprogramms trinken. Erstens sollten Sie nicht mehr als 200 bis 250 Milliliter frischen Saft auf einmal herstellen. Wenn Sie einen halben oder einen Liter Karottensaft auf einmal trinken, ist das sehr ungünstig, weil Gemüsesaft viel Zucker enthalten kann. Darum finden Sie im Folgenden eine Liste der Gemüsesorten, die zuckerarm sind und sich gut zum Entsaften eignen.

Zuckerarme Gemüsesorten, die sich gut zum Entsaften eignen	
Blattkohl	Brokkoli
Endivien	Fenchel
grüne Bohnen	Grünkohl
Koriander	Minze
Paprika rot, grün oder gelb	Petersilie
Rosenkohl	Salatgurken
Sellerie	Spargel
Spinat	Weißkohl

Zweitens sollten Sie den Saft auf leeren Magen trinken, ein bis zwei Stunden vor oder nach einer Mahlzeit. Da der Saft das Blut reinigt, sollte er nicht mit Schwermetallen verzehrt werden.

Drittens sollten Sie den Saft direkt nach der Entsaftung trinken. Wenn sie der Luft ausgesetzt werden, oxidieren nämlich viele Vitamine und Mineralien innerhalb von 30 Minuten.

Viertens sollten Sie den Saft langsam trinken. Lassen Sie ihn im Mund kreisen, um ihn mit der Spucke zu vermischen, wodurch Verdauungsenzyme freigesetzt werden, und schlucken Sie erst dann.

Es gibt viele Bücher zum Thema Entsaften, in denen Sie Rezepte finden, die Ihnen schmecken werden; auf den Seiten 193 und 194 finden Sie die Saftrezepte, die ich empfehle. Wenn Sie einen Entsafter für zu Hause kaufen, achten Sie auf gute Qualität und kaufen Sie keinen Mixer statt eines Entsafters. Der Entsafter sollte die Ballaststoffe in Form der Trester nicht im Saft belassen, weil das Verdauungssystem diese dann verarbeiten muss; gut entsaftetes Gemüse hat keine Ballaststoffe mehr, sodass die Nährstoffe aus dem Saft direkt ins Blut gelangen. Ballaststoffe sind wichtig, um den Stuhl durch den Verdauungstrakt zu transportieren, für einen regelmäßigen Stuhlgang zu sorgen, den Cholesterinspiegel zu senken und den Blutzuckerspiegel auszugleichen.

10. Nahrungsergänzungsmittel nicht vergessen

In der heutigen Welt können wir allein mit einer guten Ernährung unseren Körper nicht gesund erhalten – und wie Sie jetzt wissen, ist ein gesunder und wohlgenährter Körper das Gegenteil von dem, was Hefe zum Leben braucht. Wenn Ihnen gute

Gesundheit und ein ausgeglichenes Mikrobiom während des Alterns wichtig sind, sind Nahrungsergänzungsmittel unerlässlich. In Teil 2 dieses Buches finden Sie alle Nahrungsergänzungsmittel, die Sie während des Programms und danach für Ihre Gesundheit brauchen. Die moderne Landwirtschaft hat den Boden erschöpft, deshalb müssen wir fünfmal so viel Gemüse wie unsere Großeltern essen, um dieselben Nährwerte zu erhalten. Unsere Körper müssen außerdem mit mehr Umweltgiften aus Pestiziden, Herbiziden, Schwermetallen und synthetischen Chemikalien als jemals zuvor zurechtkommen. Und um dem Ganzen die Krone aufzusetzen, haben wir immer mehr Stress, der unsere Körper schwächt und es erforderlich macht, dass wir dies mit Nahrungsergänzungsmitteln ausgleichen.

Sie sehen also, wie wichtig es ist, mithilfe einer strikten Diät und Nahrungsergänzungsmitteln Candida zu bekämpfen. Jetzt ist es an der Zeit, das 90-Tage-Programm zu starten. Sind Sie bereit? Denken Sie daran, dass jede langfristige Veränderung viel Zeit und Hingabe braucht. Sie sind schon auf dem besten Weg zu einem Körper frei von Candida und zu einem neuen Leben.

Dans Erfahrungen

Ich bin mit Dosengemüse und abgepacktem Kuchen groß geworden. Von so etwas wie Quinoa hatte ich noch nie gehört und es schon gar nicht im Supermarkt entdeckt.

Jetzt, wo ich gelernt habe, was und wie ich essen soll, widert mich der Gedanke an so etwas wie Pizza an. Wenn ich nur an all den Käse und den Teig denke! Ich lebe zu 70 Prozent der Zeit immer noch nach der Diät und habe keinerlei Verdauungsprobleme mehr.

TEIL II

Candida in 90 Tagen bekämpfen

6.

Die Candida-Kur – der Weg zu guter Gesundheit ist leichter, als Sie denken

Da Sie jetzt einen Überblick darüber haben, welche weitreichenden Auswirkungen ein Übermaß an Hefe haben kann, und etwas über die Nahrungsmittel sowie den Lebenswandel wissen, die das Hefewachstum begünstigen, sind Sie sicher bereit, loszulegen. Der wichtigste Grundpfeiler meines Anti-Candida-Programms ist die Ernährung, darum finden Sie auf den folgenden Seiten einen 90-Tage-Plan, der Sie nicht nur gut nähren, sondern auch die Candida eliminieren wird. In kurzer Zeit werden Sie wieder voller Energie und Vitalität sein. Bei den meisten Menschen dauert es nur einen Monat, bis sie die ersten positiven Veränderungen spüren, die sie dazu ermutigen, ihre neuen, gesunden Gewohnheiten beizubehalten.

Mir ist bewusst, dass die Aussicht darauf, die Ernährung komplett umzustellen, zunächst eine große Herausforderung ist. Viele meiner Klienten zögern anfangs, auf ihr Lieblingsessen zu verzichten. Eine von ihnen war Irina. Selbst nach der Diagnose einer schmerzhaften rheumatoiden Arthritis konnte sie sich nicht an die Idee gewöhnen, auf Zucker zu verzichten. Doch als sie sich erst einmal an den Plan hielt und die Vorzüge am eigenen Leib erfuhr, war sie begeistert. Irina möchte Anfängern Folgendes mit auf den Weg geben: »Ich konnte zwei Wochen, nachdem ich mit der Ernährungsumstellung begonnen hatte, eine Veränderung in meiner mentalen Verfassung spüren. Die Depressionen ließen nach und ich begann, mich wieder wie ich selbst zu fühlen. Nach drei Monaten hatte sich so viel geändert, dass ich mir absolut sicher war, auf dem Weg der Heilung zu sein. Das war der Punkt, an dem ich mich entspannte und wusste, dass ich es endlich unter Kontrolle hatte – und dann war ich ganz plötzlich ohne Vorwarnung frei von allen Symptomen.«

Die Listen, die Sie in diesem Kapitel finden, geben Ihnen einen einfachen Überblick über die Nahrungsmittel, die den Körper nähren und kein Hefewachstum fördern, und über die Nahrungsmittel, die Sie meiden sollten, weil sie das Hefewachstum fördern. Doch sollten Sie sich bewusst darüber sein, dass jeder Mensch eine andere Köperchemie hat. Manche haben Unverträglichkeiten oder reagieren allergisch auf bestimmte Lebensmittel, die auf der positiven Liste stehen; achten Sie darum bitte auf die Reaktionen Ihres Körpers auf neue oder andere Nahrungsmittel und notieren Sie sich Ihre Erfahrungen über die Nebenwirkungen. Symptome wie Müdigkeit, Juckreiz, schnelle Herzfrequenz, Blähungen, Aufstoßen, Völlegefühl, Verstopfung, Durchfall und Kopfschmerzen sind Anzeichen dafür, dass Sie ein bestimmtes Lebensmittel weglassen sollten.

Die besten Ergebnisse werden Sie erzielen, wenn Sie sich strikt an das Programm halten. Für diejenigen, die nicht dazu bereit sind, direkt komplett mit der Umstellung zu beginnen, habe ich am Ende dieses Kapitels einen Plan für einen langsamen Start aufgestellt, der Sie dabei unterstützt, krankmachende Lebensmittel nach und nach vom Speiseplan zu streichen und sich leichter an die Anti-Candida-Diät zu gewöhnen. Natürlich wird Ihr Fortschritt dann ein bisschen langsamer vonstattengehen, rund fünf Wochen kommen zusätzlich hinzu.

In diesem Kapitel finden Sie auch für zwei Wochen Menüvorschläge, damit Sie sehen, dass diese Diät problemlos durchführbar und sogar genussvoll ist. Sie werden feststellen, dass es viele köstliche Gerichte gibt, die Sie mit den erlaubten Lebensmitteln zubereiten können. In Kapitel 7, »Köstliche Rezepte, die Candida besiegen«, finden Sie Rezepte für Hauptspeisen, Beilagen, Soßen, Nachspeisen, Snacks und Getränke, außerdem eine Liste von Herstellern, die ich empfehle.

Seien Sie nicht zu streng mit sich, wenn Sie beginnen, Ihr Leben zu verändern. Sie können und werden nicht immer zu 100 Prozent perfekt sein und das ist völlig in Ordnung. Meine Patientin Lori, eine leitende Angestellte mit einem stressigen Job, beschreibt sich selbst als Perfektionistin. Sie kam zu mir, nachdem sie die Diagnose Lupus bekommen hatte, und stellte fest, dass der Ernährungsplan ihr Leben veränderte. Ihr Rat für Neulinge: »Konzentriere dich darauf, bei deiner Ernährung zuerst den schlimmsten Missetäter wegzulassen. Und mach von da an weiter.«

Dem kann ich nur zustimmen. Wenn Sie erst einmal erfolgreich die Lebensmittel weglassen, die Ihnen die größten Probleme bereiten und bei denen es am schwersten ist, auf sie zu verzichten, werden Ihnen die weiteren Änderungen in Ihrer Ernährung viel leichter fallen.

Den Heißhunger beherrschen

Regel Nummer eins Ihres Wohlfühlprogramms ist, auf Ihren Körper zu hören. Er wird Ihnen sagen, was er will und was er nicht will. Machen Sie sich aber bewusst, dass ein Körper voller Gifte Ihnen sagen wird, dass er mehr von den krankmachenden Lebensmitteln haben will. Das nennt man Heißhunger. Der Körper wird abhängig von giftiger Nahrung. Während Sie ihn reinigen, wird Ihr Körper nach und nach ein Verlangen nach gesünderen Lebensmitteln entwickeln, und dann wird es auch leichter sein, den Signalen, die er aussendet, zu vertrauen.

Für Menschen, die zuckersüchtig oder süchtig nach Kohlenhydraten sind, gibt es gute Neuigkeiten: Wenn Sie damit beginnen, den Pilz auszurotten, und Ihren Blutzuckerspiegel ausgleichen, wird Ihr Heißhunger auf Zucker beziehungsweise Kohlenhydrate nachlassen und es viel einfacher machen, das Programm einzuhalten.

Erlaubte Nahrungsmittel

In den folgenden Listen sind auch Lebensmittel enthalten, die entzündliche oder allergische Reaktionen hervorrufen können. Sie müssen diese nicht notwendigerweise 90 Tage lang weglassen, aber für eine bestimmte Zeit, bis Ihr Körper sich wieder selbst regulieren kann. Ich habe jeweils die Zeit angegeben, für die Sie ein krankmachendes Nahrungsmittel nicht konsumieren sollten.

Tierische Proteine (möglichst ohne Antibiotika und Hormone; essen Sie 50 bis 100 Gramm täglich oder ebenso viel über drei Tage in der Woche verteilt)	
Eier (bio oder von freilaufenden Hühnern)	Fisch (Schellfisch nur ein- bis zweimal im Monat essen)
Huhn, Ente, Pute	Putenschinken (nitrat-, hormon- und glutenfrei)
Rind, Bison, Lamm, Wild (Weidetiere; nicht mehr als 85 bis 100 Gramm einmal pro Woche; rare oder medium-rare zubereiten und mit Gemüse, nicht mit stärkehaltigem Gemüse, Bohnen oder Getreide essen)	Würstchen aus Hühner- oder Putenfleisch (nitrat-, hormon- und glutenfrei)

Getreide (nur Vollkorn und unraffiniert)	
Amaranth	Brot (gluten-, hefe- und zuckerfrei, ohne Milch)
Buchweizen	Hafer(flocken) (glutenfrei, erst zwei Monate nach Beginn des Programms)*
Hirse	Nudeln (aus Naturreis, Buchweizen oder Quinoa; nur einmal pro Woche)
Quinoa	Reiswaffeln und Reiscracker aus Naturreis
Sorghumhirse (kann man wie Popcorn zubereiten)	Tapioka
Teff	wilder Reis
Yucca	

* Hafer enthält kein Gluten, ist aber manchmal mit anderen glutenhaltigen Getreiden kontaminiert. Achten Sie beim Kauf von Hafer daher darauf, dass er glutenfrei ist.

Gemüse
Sie dürfen alle Gemüsesorten außer Mais, Pilze, Erbsen und Kartoffeln essen. Der Verzehr von frischen Pilzen kann allergische Reaktionen (Histaminreaktionen) hervorrufen und in den ersten Tagen des 90-Tage-Programms die positiven Ergebnisse beeinträchtigen. Süßkartoffeln, Jamswurzel und Winterkürbis sollten Sie maximal dreimal wöchentlich konsumieren. In den ersten 90 Tagen sollten Sie Nachtschattengemüse (Auberginen, Tomaten, Kartoffeln, Paprika) ganz weglassen oder stark reduzieren, weil sie Entzündungen verursachen können. Wenn Sie sie essen und sich Ihre Symptome verschlechtern, lassen Sie sie für drei Monate komplett weg und fügen Sie sie danach in kleinen Mengen wieder zu, wenn Sie mögen.

Bohnen und Hülsenfrüchte
Ein- oder zweimal pro Woche dürfen Sie kleine Mengen Bohnen oder Hülsenfrüchte essen, können diese Gruppe für die ersten zwei Monate des Programms aber auch vollständig meiden, weil sie Entzündungen verursachen kann und einen hohen Stärkeanteil hat, der den Blutzuckerspiegel erhöht. Wenn Sie sie weglassen und später wieder auf den Speiseplan setzen, essen Sie nur kleine Mengen ein- oder zweimal pro Woche. Essen Sie überhaupt kein Soja, fermentierte Sojaprodukte oder Erbsen. Bragg Liquid Aminos ist das einzig erlaubte Sojaprodukt und kann durchgehend verwendet werden.

Nüsse und Samen (roh; nicht geröstet, wenn gekauft; wenn gewünscht, können Sie selbst rösten)	
Chiasamen	Hanfsamen
Haselnüsse	Kürbiskerne und Kürbiskernbutter
Leinsamen	Macadamianüsse
Mandeln	Maronen
Nussbutter (nur aus Mandel oder Macadamia, die roh oder geröstet sein dürfen)	Paranüsse
Pekannüsse	Pilinüsse
Pinienkerne	Sesamsamen (auch Tahini)
Sonnenblumenkerne und Sonnenblumenkernbutter	Walnüsse

Hinweis: Sie sollten jeweils nur eine kleine Handvoll Nüsse und Samen essen und diese gut kauen.

Öle (nur kaltgepresst)	
Avocadoöl (kann zum Kochen verwendet werden)	Hanfsamenöl (nicht zum Kochen verwenden)
Kokosnussöl (kann zum Kochen verwendet werden)	Leinsamenöl (nicht zum Kochen verwenden)

Öle (nur kaltgepresst)	
Mandelöl (kann zum Kochen verwendet werden)	Olivenöl (kann zum Kochen verwendet werden)
Pistazienöl (nicht zum Kochen verwenden; erst nach 90 Tagen)	rotes Palmfruchtöl (kann zum Kochen verwendet werden, nur gering erhitzen)
Sesamöl (kann zum Kochen verwendet werden)	Sonnenblumenöl (kann zum Kochen verwendet werden)
Traubenkernöl (kann zum Kochen verwendet werden)	Walnussöl (nicht zum Kochen verwenden)

Milchprodukte (nur ohne Antibiotika und Hormone)	
Butter (kleine Mengen, ungesalzen, am besten bio, von Weidekühen)	geklärte Butter (Ghee, bio, von Weidekühen)
Schafskäse (roh; kleine Mengen nach 90 Tagen)*	Ziegenkäse (roh; kleine Mengen nach 90 Tagen)*

* Schwangere und stillende Frauen sollten keine rohen Milchprodukte essen.

Obst (bio, kein Trockenobst, kein Saft)*	
Äpfel (die ersten 90 Tage nur grüne Äpfel)	Avocado**
Brombeeren (nicht verzehren, wenn Schimmel sichtbar ist)	Cranberrys (frisch, ungesüßt)
Erdbeeren (nicht verzehren, wenn Schimmel sichtbar ist)	Grapefruit
Himbeeren (nicht verzehren, wenn Schimmel sichtbar ist)	Kokosnussfleisch und/oder ungesüßte Milch (kein Kokosnusssaft oder Kokosnusswasser)
Oliven (ohne Essig oder nur eingelegte)	Zitronen, Limetten

* Nur eine Portion Obst am Tag essen, ungefähr so viel wie ein mittelgroßer Apfel oder eine Handvoll Beeren.

** Eine Portion Avocado, Zitrone oder Limette darf zu der restlichen täglichen Obstportion zusätzlich verzehrt werden.

Würzmittel und weitere Zutaten	
Apfelweinessig (roh, nicht pasteurisiert – kalt stellen)	Bragg Liquid Aminos (unfermentierte Sojasoße; das einzig erlaubte Sojaprodukt)
Coconut Aminos (sojafreie Würzsauce)	Dill Relish (nur der von Bubbies, ohne Essig, erst nach 90 Tagen)
frische Kräuter (Basilikum, Petersilie etc.)	gesunde Mayonnaise (Rezept S. 1767)

Würzmittel und weitere Zutaten	
Gewürze (ohne Zucker, nicht genmanipuliert und ohne Additive; am besten Ingwer und Kurkuma, beide sind entzündungshemmend)	Himalayasalz
Meersalz	Pfeffer
Seetangflocken	Senfpulver (oder kleine Mengen Senf, der mit Apfelweinessig hergestellt ist)

Getränke	
»Bragg Apple Cider Vinegar«-Getränke (nur: Ginger Spice, Limeade und Sweet Stevia)	Kräutertee (Rotklee, Pfefferminz, Kamille etc.)
Suja Lemon Love (Getränk auf Basis von Zitronensaft)	ungesüßte Mandel-, Paranuss-, Kokosnuss- oder Hanfmilch
ungesüßtes Mineralwasser	Wasser (nur gefiltert, gereinigt oder destilliert)
weißer Biotee (mit Koffein)	

Süßungsmittel	
Chicoréewurzel (wie Zucker einsetzen)	Luo Han Guo (Extrakt in Pulverform)
Stevia (flüssig)	Xylit in kleinen Mengen

Sonstiges	
Gewürzgurken (nur ohne Essig, zum Beispiel Dill Pickles von Bubbies, nach 90 Tagen)	Johannisbrot (ungesüßt; kleine Mengen nach zwei Monaten, weil es Entzündungen fördern kann)
Kakaopulver (roh, ungesüßt; kleine Mengen nach zwei Monaten)	Kaugummi/Minzbonbons (gesüßt mit Luo Han Guo, Stevia oder Xylit)
Kokosnussbutter (bio)	Salsa (ohne Zucker oder Essig, außer Apfelweinessig)
Sauerkraut (nur ohne Essig, zum Beispiel von Bubbies; nach 90 Tagen)	

Nicht erlaubte Nahrungsmittel

Während der Anti-Candida-Diät sollten Sie die Lebensmittel, die Sie auf der folgenden Liste finden, meiden. Nach 90 Tagen (es sei denn, es ist eine andere Zeit angegeben) können Sie die Nahrungsmittel, die mit einem Sternchen (*) gekennzeichnet sind, wieder essen. Erweitern Sie Ihren Speiseplan alle drei Tage immer nur um ein neues Lebensmittel und beobachten Sie, wie Ihr Körper darauf reagiert. Wenn er Symptome wie eine zu schnelle Herzfrequenz, Juckreiz, Völlegefühl und Blähungen, Verstopfung, Müdigkeit oder eine Verschlechterung Ihrer vorhandenen Symptome zeigt, lassen Sie das entsprechende Nahrungsmittel für weitere drei Monate weg und versuchen Sie es danach erneut, wenn Sie mögen.

Tierische Proteine	
abgepacktes Fleisch/verarbeitete Fleischprodukte	Schinken/Speck
Schweinefleisch	Thunfisch (alle Sorten inklusive Dosenvarianten)
Wurst	Würstchen

Getreide	
Brot (außer solchem ohne Gluten, Milch, Hefe und Zucker und ohne die Getreide dieser Liste)	Cracker (außer solcher ohne Gluten, Milch, Hefe und Zucker; nicht mit Maisprodukten, Kartoffeln und/oder Weißmehl zusammen verzehren)
Dinkel	Farro
Gebäck/Kuchen/Teilchen	Gerste
Hafer/Haferflocken* (nach zwei Monaten ist glutenfreier Hafer erlaubt)	Kamut
Mais (auch Tortillas, Polenta, Popcorn, Maischips etc.)	Müsli/Frühstücksflocken (außer solchen ohne Gluten, Milch und Zucker)
Nudeln (außer solchen aus Naturreis, Buchweizen oder Quinoa)	Roggen
Triticale	weißer Reis
Weißmehl	Weizen (raffiniert)
Weizenvollkorn	

Gemüse	
Erbsen*	Kartoffeln
Mais	Pilze

Bohnen und Hülsenfrüchte
Sie können ein- bis zweimal pro Woche kleine Mengen aus dieser Gruppe essen oder sie während der ersten zwei Monate des Programms ganz weglassen, weil sie Entzündungen verursachen können und einen hohen Stärkeanteil haben, der den Blutzuckerspiegel erhöht. Wenn Sie sie weglassen und dann später wieder zu sich nehmen, konsumieren Sie nur kleine Mengen ein- oder zweimal wöchentlich, doch lassen Sie Soja (Tofu, Sojabohnen, Tamari, Ponzu-Soße) und fermentierte Sojaprodukte (Miso, Tempeh und Ähnliches) weiterhin komplett weg.

Nüsse und Samen	
Cashew*	Erdnüsse, Erdnussbutter
Pistazien*	

Öle	
aufbereitete Öle und hydrierte beziehungsweise teilhydrierte Öle	Baumwollsamenöl
Erdnussöl	Maisöl
Pistazienöl*	Rapsöl

Milchprodukte	
Buttermilch	Joghurt
Käse (alle Sorten inklusive Hütten- und Frischkäse)	Kuhmilch
Margarine	Sauerrahm
Schafskäse (roh nach 90 Tagen in Ordnung, kleine Mengen)*	Speiseeis
Ziegenmilch und -käse (roh nach 90 Tagen in Ordnung, kleine Mengen)*	

Hinweis: Schwangere und stillende Frauen sollten keine rohen Milchprodukte essen.

Obst	
Ananas*	Aprikosen*
Bananen*	Birnen*
Cranberrys (gesüßt)	Granatapfel*

Obst	
Guave	Kaki*
Kirschen*	Kiwis*
Mandarinen*	Mangos*
Melonen*	Nektarinen*
Orangen*	Papayas*
Pfirsiche*	Pflaumen*
Säfte (sämtliche, gesüßt oder ungesüßt)	Trauben*
Trockenfrüchte (sämtliche inkl. Aprikosen, Datteln, Feigen, Rosinen, Canberrys, Pflaumen etc.)	

Getränke	
Alkohol	Energydrinks (wie Red Bull oder mit Vitaminen versetztes Wasser)
Kaffee (mit Koffein und entkoffeiniert)	Kefir
Kombucha	limonadehaltige Getränke (light oder normal)
Obstsäfte	Reismilch/Sojamilch
Tee mit Koffein (außer weißer Tee)	

Würzmittel und weitere Zutaten	
Bratensoße	eingelegtes Gemüse
Essig (alle Sorten außer rohem, nicht pasteurisiertem Apfelweinessig und ungesüßtem Reisessig – kühl lagern)	Gewürze, die Hefe, Zucker oder Zusatzstoffe enthalten
Ketchup	Marmelade/Konfitüre und Gelee
Relish	Salatdressing (außer solchem, das zuckerfrei und mit Apfelweinessig hergestellt ist)
Senf (außer solchem, der mit Apfelweinessig hergestellt ist; in kleinen Mengen)	Sojasoße, Ponzu-Soße und Tamari
Soßen mit Essig und Zucker	Worcestershiresoße

Süßungsmittel	
Agavendicksaft	Ahornsirup
brauner Reissirup	brauner Zucker
Erythrit	Fruchtzucker, Produkte, die mit Fruchtzucker oder Fruchtsaft gesüßt sind

Süßungsmittel	
Gerstenmalz	Honig (unverarbeiteter und mit Zusätzen, unverarbeiteter darf zu medizinischen Zwecken eingesetzt werden)
Kokosnusszucker/-sirup	künstliche Süßstoffe wie Aspartam, Acesulfam, Saccharin und Sucralose
Maissirup	Maltit
Maltodextrin	Mannit
Melasse	Sorbitol
Vollrohrzucker (gekochter, getrockneter und gemahlener Zuckerrohrsaft)	Weißzucker
Yacon-Sirup	

Sonstiges	
Bonbons	Donuts/Teilchen
Fast Food und frittierte Speisen	fermentierte Speisen (Kimchi, Kombucha, Sauerkraut, Tempeh, Joghurt, Nährhefe, eingelegtes Gemüse etc.)
Fertiggerichte	Gebäck
Gelatine	geräucherte, getrocknete, eingelegte und gepökelte Nahrungsmittel
Johannisbrot (ungesüßt; kleine Mengen nach zwei Monaten, weil es Entzündungen hervorrufen kann)*	Kakao/Schokolade (außer mit Stevia oder Xylit gesüßt; kleine Mengen nach zwei Monaten)*
Kaugummi (außer mit Stevia oder Xylit gesüßt)	Kekse
Lutschtabletten/Minzbonbons (außer mit Luo Han Guo, Stevia oder Xylit gesüßt)	Muffins
Obstriegel	Pizza
Trockenfleisch wie Beef Jerky/Turkey Jerky	

Menüvorschläge

Die Menüvorschläge für zwei Wochen, die Sie im Folgenden finden, verschaffen Ihnen einen guten Eindruck davon, welch unterschiedliche Gerichte Sie während der Anti-Candida-Diät kreieren können. Die Rezepte finden Sie im nächsten Kapitel, dort sind weitere Rezepte enthalten, die in den folgenden Vorschlägen keine Verwendungen finden. Beachten Sie bitte, dass einige der Gerichte Lebensmittel enthalten, die Sie erst nach zwei oder drei Monaten während der Diät essen dürfen, machen Sie sich daher bitte mit den Listen der erlaubten und unerlaubten Nahrungsmittel bestmöglich vertraut.

Woche 1

Tag 1	
Nach dem Aufstehen	1 Tasse Rotkleetee
Frühstück	pochiertes Ei mit gedünstetem Gemüse (Zwiebeln und Grünkohl) und zwei Scheiben Avocado
Zwischenmahlzeit	Apfel (grün) mit einer kleinen Handvoll roher Mandeln
Mittagessen	Hirse-Taboulé (Rezept S. 167)
Zwischenmahlzeit	Alkalisierender Gemüsesaft (S. 194)
Abendessen	Backofenlachs mit Blattgemüse (Rezept S. 147)

Tag 2	
Nach dem Aufstehen	1 Tasse Rotkleetee
Frühstück	Gemüsequiche (Rezept S. 132)
Zwischenmahlzeit	Heidelbeeren mit Kokosbutter
Mittagessen	Rucola-Salat mit roter Bete und Walnüssen (Rezept S. 170)
Zwischenmahlzeit	Yambohne in Scheiben mit Tahini-Dressing (Dressing-Rezept S. 177)
Abendessen	Toskanisches Hühnchen (Rezept S. 153) und Artischocken mit Mayonnaise-Dip (Rezept S. 160) mit gedünsteter gelber Zucchini, Olivenöl und Kräutern

Tag 3	
Nach dem Aufstehen	1 Tasse Rotkleetee
Frühstück	Granola (Rezept S. 137) mit Beeren, ungesüßt
Zwischenmahlzeit	rohes Gemüse in Streifen (Brokkoli, Möhren, Yambohne, Spargel) mit Ranch-Dressing (Rezept S. 176)
Mittagessen	Pute afrikanische Art (Rezept S. 157), Salat aus Spinat, roter Zwiebel und Sprossen mit italienischer Vinaigrette (Rezept S. 175)
Zwischenmahlzeit	1 Handvoll gewürzte Mandeln, Walnüsse oder Pecannüsse (Rezept S. 189), 1 Tasse Rotkleetee
Abendessen	Seetangnudeln mit Knoblauch, Pinienkernen, Basilikum und gedünstetem Gemüse

Tag 4	
Nach dem Aufstehen	1 Tasse Rotkleetee
Frühstück	cremiges Buchweizen-Porridge mit Vanille und Heidelbeeren (Rezept S. 135)
Zwischenmahlzeit	Alkalisierender Gemüsesaft (Rezept S. 194)
Mittagessen	Hühnchenpfanne (Rezept S. 149)
Zwischenmahlzeit	Oliven-Tapenade (Rezept S. 179) mit Leinsamen- oder Mandelcrackern, 1 Tasse Rotkleetee
Abendessen	Thailändische Linsensuppe (Rezept S. 146)

Tag 5	
Nach dem Aufstehen	1 Tasse Rotkleetee
Frühstück	Eier-Sandwich (Spiegelei auf Kopfsalat oder auf Kokos-Wrap mit gesunder Mayonnaise (Rezept S. 177), Sprossen, Avocado und Sesamsamen)
Zwischenmahlzeit	Selleriestreifen mit Sonnenblumenbutter, 1 Tasse Rotkleetee
Mittagessen	Taco-Salat (Rezept S. 172)
Zwischenmahlzeit	alkalisierender Gemüsesaft (Rezept S. 194)
Abendessen	Kabeljau mit cremiger Macadamia-Soße (Soßenrezept S. 183) und geröstetem Rosenkohl (Rezept S. 162)

Tag 6	
Nach dem Aufstehen	2 Tassen Rotkleetee
Frühstück	Heidelbeer-Pfannkuchen (Rezept S. 136)
Zwischenmahlzeit	Zitronen-Mohn-Shake (Rezept S. 194)
Mittagessen	Quinoa-Pfanne (Rezept S. 166) mit Gurkensalat (Rezept S. 173)
Zwischenmahlzeit	Grünkohlchips (Rezept S. 190)
Abendessen	Lammburger (Rezept S. 141) (mit Senf, Avocado und gedünsteter Zwiebel) in ein Salatblatt gewickelt mit Brokkoliröschen und Salatgurkenscheiben an Tahini-Dressing (Rezept S. 177)

Tag 7	
Nach dem Aufstehen	2 Tassen Rotkleetee
Frühstück	gemischtes Gemüse aus gewürfeltem Kürbis, Blumenkohl, Ruten-Kohl, Schnittlauch und gekochte Quinoa
Zwischenmahlzeit	Guacamole (Rezept S. 181) mit kleingeschnittenem Gemüse
Mittagessen	Kopfsalat mit Ei und Paranuss-»Käse« (Rezept S. 180)
Zwischenmahlzeit	Grünkohl-Ingwer-Saft zur Reinigung (Rezept S. 193)
Abendessen	Buchweizen-Pizza (Rezept S. 155), gemischter grüner Salat mit italienischer Vinaigrette (Rezept S. 175)
Nachspeise	Möhrenmuffin (Rezept S. 184), Kamillentee

Woche 2

Tag 1	
Nach dem Aufstehen	2 Tassen Rotkleetee
Frühstück	Protein-Smoothie (Rezept S. 195)
Zwischenmahlzeit	½ Grapefruit
Mittagessen	gebackene Forelle mit Knoblauch-Koriander-Marinade (Marinade-Rezept S. 180), gegrillter Spargel mit gerösteten Sesamsamen, Zitruswasser (Rezept S. 192)
Zwischenmahlzeit	½ Avocado mit einer Prise Meersalz, 1 Tasse Rotkleetee
Abendessen	nussiger Veggieburger (Rezept S. 140) mit asiatischem Krautsalat (Rezept S. 174)

Tag 2	
Nach dem Aufstehen	2 Tassen Rotkleetee
Frühstück	Paläo-Pfannkuchen (Rezept S. 137)
Zwischenmahlzeit	alkalisierender Gemüsesaft (Rezept S. 194)
Mittagessen	Hühnersuppe (Rezept S. 145)
Zwischenmahlzeit	Sellerie- und Möhrenstreifen mit Ranch-Dressing (Rezept S. 176), 2 Tassen Rotkleetee
Abendessen	Fischcurry (Rezept S. 148) mit nussigem Naturreis (Rezept S. 167) und mariniertem Palmkohl-Salat (Rezept S. 171)

Tag 3	
Nach dem Aufstehen	2 Tassen Rotkleetee
Frühstück	Rucola-Salat mit gegrillten Zwiebeln, Putenschinken und pochiertem Ei, angemacht mit Olivenöl, Meersalz und Pfeffer
Zwischenmahlzeit	Gurkenscheiben und Sprossen mit Apfel, Apfelweinessig, Meersalz und Pfeffer
Mittagessen	Risotto nach indischer Art (Rezept S. 153)
Zwischenmahlzeit	1 kleine Handvoll Kürbiskerne, 2 Tassen Rotkleetee
Abendessen	würziger Hackbraten (Rezept S. 141) mit Blumenkohlpüree (Rezept S. 159) und Spinatsalat (Rezept S. 174)

Tag 4	
Nach dem Aufstehen	2 Tassen Rotkleetee
Frühstück	Granola (Rezept S. 137) mit ungesüßter Kokos-, Hanf- oder Mandelmilch
Zwischenmahlzeit	Leinsamen-Cracker mit Kürbiskernbutter
Mittagessen	Spaghettikürbis mit Petersilienpesto (Rezept S. 178)
Zwischenmahlzeit	grüner Apfel und 1 kleine Handvoll Walnüsse, 2 Tassen Rotkleetee
Abendessen	Entenbraten (Rezept S. 154) mit Lauch-Kohlgemüse (Rezept S. 165) und Süßkartoffelstampf (Rezept S. 159)

Tag 5	
Nach dem Aufstehen	2 Tassen Rotkleetee
Frühstück	Schinken-Ei-Muffins (Rezept S. 133)
Zwischenmahlzeit	Paläo-Brot mit Knoblauch und Rosmarin (Rezept S. 168) mit Ghee
Mittagessen	Avocadosalat (Rezept S. 173)
Zwischenmahlzeit	Kokosnusscreme-Parfait (Rezept S. 138), 2 Tassen Rotkleetee
Abendessen	Heilbutt mit Oliven-Tapenade (Tapenade-Rezept S. 179) und gebratenem grünen Spargel (Rezept S. 160)

Tag 6	
Nach dem Aufstehen	2 Tassen Rotkleetee
Frühstück	Waffeln mit gemischten Beeren (Rezept S. 139)
Zwischenmahlzeit	rohes Gemüse in Streifen mit Kräuter-»Sauerrahm« (Rezept S. 143)
Mittagessen	Salat mit Schinken (kleingeschnittener Romana-Salat, gewürfelte Avocado, Tomaten in Scheiben, Putenkochschinken, gewürfelte Yambohne) und Ranch-Dressing (Rezept S. 176)
Zwischenmahlzeit	Heidelbeer-Mohn-Shake (Rezept S. 195), 2 Tassen Rotkleetee
Abendessen	vegane oder Hack-Lasagne (Rezept S. 151), gemischter grüner Salat mit Kümmel-Vinaigrette (Rezept S. 175)

Tag 7	
Nach dem Aufstehen	2 Tassen Rotkleetee
Frühstück	Hühnerhack mit Gemüse (gewürfelter Blumenkohl, Paprika, Knoblauch, Spinat)
Zwischenmahlzeit	alkalisierender Gemüsesaft (Rezept S. 194)
Mittagessen	Buchweizen-Pizza (Rezept S. 155)
Zwischenmahlzeit	grüne Gemüsepfanne (Rezept S. 164), 2 Tassen Rotkleetee
Abendessen	Eiersalat mit Salat aus Brunnenkresse, Fenchel, Avocado und grünen Apfelscheiben mit Kümmel-Vinaigrette (Rezept S. 175)
Nachspeise	Apfel-Crumble (Rezept S. 185)

Getränke

Sicher ist Ihnen aufgefallen, dass bei obigem 2-Wochen-Plan die Getränke immer direkt nach dem Aufstehen und als Zwischenmahlzeiten konsumiert werden. Ich rate davon ab, zu einer festen Mahlzeit etwas zu trinken. Wenn Sie etwas trinken, selbst Wasser, verwässern Sie die Verdauungsenzyme (HC1 und Pepsin), die die Proteine zerlegen. Zusätzliche Flüssigkeit hemmt die Enzymfunktionen und stört den Verdauungsprozess.

Eine gute Verdauung fördert die Darmgesundheit. Wenn die Nahrung von den Verdauungsenzymen nicht richtig zerlegt wird, beginnt sie, im Darm zu gären, und bietet somit Candida, Bakterien und Parasiten einen Nährboden. Ich sage nicht, dass Sie zum Essen nicht mal einen kleinen Schluck Wasser trinken dürfen – schließlich sollen Sie sich nicht an trockenem Essen verschlucken. Doch es gibt Menschen, die einen halben oder sogar einen ganzen Liter zum Essen trinken (vor allem die, die limonadehaltige Getränke konsumieren), und das ist viel zu viel.

Menüvorschläge

Die folgenden Ideen sind Anregungen für all die leckeren Gerichte, die Sie während der Anti-Candida-Diät kreieren können. Es ist wichtig, dass Sie mit vielen unterschiedlichen Lebensmitteln arbeiten, damit Sie nicht gelangweilt werden. Reduzieren Sie die Aufnahme von tierischen Proteinen auf 100 bis 200 Gramm täglich. Rezepte für einige der vorgeschlagenen Gerichte finden Sie im nächsten Kapitel.

Ideen fürs Frühstück

Eier oder Eiweiß in verschiedenen Zubereitungsarten mit gedünstetem Spinat, Kürbis, Blumenkohl oder Grünkohl als Beilage – weich oder hart gekocht, pochiert und Spiegeleier sind am besten. Rühreier oder Omelette sollten Sie wegen des oxidierten Cholesterins im Eigelb nur selten essen, alternativ können Sie diese nur mit Eiweiß zubereiten. Stattdessen aber gibt es:

- weichgekochte Eier mit Avocado
- Omelette mit Gemüse (Spargel, Spinat und Zwiebeln)

- Eier mit Rucola oder Spinat: Olivenöl in einer Pfanne erhitzen, eine große Handvoll Spinat oder Rucola hineingeben. Eier über dem Gemüse aufschlagen, mit Deckel verschließen, so lange garen, bis die Eier den gewünschten Gargrad erreicht haben
- hartgekochtes Ei mit Senf oder mit glutenfreiem, veganem Pesto
- Rührei: 2 Eiweiß verrühren, 2–3 EL gekochten Quinoa oder Wildreis, veganes Pesto (Rezepte S. 178) und eine Handvoll gewaschenen Grünkohl oder Spinat (zart gedünstet) zugeben und braten
- Naturreis-Tortillas mit warmem Ghee, Nussbutter, Kokosbutter oder Tahini
- Eier-Sandwich oder -Burrito: pochiertes Ei oder Spiegelei, gesunde Mayonnaise (Rezept S. 177), rote Zwiebel in Scheiben, Spinatblätter auf eine erwärmte Naturreis-Tortilla oder ein Salatblatt geben
- warmes Getreide (Amaranth, Naturreis, Buchweizen oder Quinoa) mit Nüssen, Leinsamen oder Chiasamen, Beeren, etwas Mandel-, Kokos- oder Hanfmilch, einer Prise Zimt, ggf. mit Luo Han Guo, Stevia oder Xylit gesüßt
- Putenschinken oder Hühnchenwürstchen (ohne Antibiotika, Hormone und Gluten; wenn die Haut aus Schweinedarm besteht, nach dem Erhitzen abziehen) mit gedünstetem Gemüse
- Protein-Smoothie aus Eiweiß und 1 Löffel Hanf- oder Kürbiskernsamen oder Naturreis-Proteinpulver (ohne Zucker), ungesüßte Mandel-, Kokos- oder Hanfmilch, 1 Portion Obst aus der Liste der erlaubten Früchte, 1 Handvoll Spinat oder Grünkohl, 1 TL Mandelbutter oder Kokosnussöl (geschmolzen) oder rohe Nüsse/Samen aus der Liste der erlaubten Nahrungsmittel und einige Tropfen Stevia, wenn gewünscht
- Puten- oder Hühnerhack gedünstet mit gewürzter Süßkartoffel und Zwiebeln
- kaltes Müsli: Granola (Rezept S. 137) oder Chia-, Buchweizen- und Hanf-Müsli mit Mandelmilch, Pekannüssen, Beeren und Zimt; wenn gewünscht mit Luo Han Guo, Stevia oder Xylit gesüßt
- alkalisierender Gemüsesaft (Rezept S. 194) aus Biogemüse
- glutenfreie Waffeln oder Pfannkuchen, zum Beispiel Paläo-Pfannkuchen (Rezept S. 137), mit geraspelten Mandeln und Zimt
- Gemüsepfanne (Rucola, Kürbis, Zwiebeln, Brokkoli und frische Kräuter in Olivenöl gedünstet) an einem Bett von gekochter Hirse oder Quinoa

Ideen für Mittag- und Abendessen

- Salat (grün: Spinat, Rucola, junges Blattgemüse und/oder Brunnenkresse; rote Zwiebel; Sprossen; geschnittene oder geraspelte Möhren, Yambohne, Radieschen und/oder grüner Apfel; Nüsse etc.) mit italienischer Vinaigrette (Rezept S. 175)
- Palmkohl-Salat mit frischem Zitronensaft marinieren, für einige Stunden in den Kühlschrank geben, damit der Kohl weich wird und dann Pinienkerne, Meersalz und Pfeffer zugeben
- Salat mit Schinken: kleingeschnittener Romana-Salat, gewürfelte Avocado, Tomaten in Scheiben, Putenkochschinken, gewürfelte Yambohne an Ranch-Dressing (Rezept S. 176)
- gemischter Salat: Spinat, Brunnenkresse, Petersilie, Avocado, Rotkohl, Frühlingszwiebeln, Blumenkohl und/oder Salatgurke kleinschneiden, mit Sesamsamen bestreuen und mit italienischer Vinaigrette (Rezept S. 175) anmachen
- Rohkostsalat: geraspelte rote Bete, Zucchini, Yambohne und Salatgurke, Alfalfa-Sprossen darüberstreuen und Dressing dazugeben
- Chefsalat: junges Blattgemüse, Tomaten und Salatgurke mit gekochten Putenwürfeln und hartgekochtem Ei in Scheiben und Dressing
- griechischer Salat: Romana-Salat, gekochte Hühnerbrust, Oliven, Zitronen-Dill-Dressing
- Naturreis mit gekochtem oder gedünstetem Gemüse, mit Olivenöl beträufelt und mit Meersalz, Kräutern und Gewürzen abgeschmeckt
- Soba-Buchweizennudeln (kein Weizen) oder Seetangnudeln in einer Pfanne mit gedünstetem Gemüse oder Huhn braten (mit kaltgepresstem Sesamöl und Bragg Liquid Aminos)
- Putenburger mit Süßkartoffelstampf (Rezept S. 159)
- dampfgegartes Gemüse mit cremiger Macadamia-Soße (Rezept S. 183)
- gegrillter, pochierter oder gedünsteter Fisch (Lachs, Kabeljau, Heilbutt, Seezunge, Forelle etc.) mit gedünstetem Gemüse
- Hühnchensalat mit einer halben Avocado
- Eintöpfe aus dem Schongarer (Crock-Pot)
- gebackenes Gemüse: Rotkohl, Grünkohl, Zwiebel, rote Paprika und Rosenkohl (vor dem Backen in Olivenöl mit Kräutern wenden), mit gekochter Hirse servieren

- glutenfreie Suppen ohne Milchprodukte (Gemüse-, Hühner-Gemüse-, Puten-, Lauch-Brokkoli-, Blumenkohl-Sellerie-, Möhren-Sellerie-Ingwer-, Pastinake-Butternusskürbis-Suppe etc.)
- Naturreis- oder Quinoa-Nudeln mit frischen Tomaten, Pinienkernen, Olivenöl, Knoblauch und wenn gewünscht anderem Gemüse
- Schinken-Wrap: Putenkochschinken geschnitten, Salat, Tomate und Avocado mit etwas gesunder Mayonnaise (Rezept S. 177) in einer Naturreis-Tortilla oder einem Salatblatt
- Putenchili (kleine Portion wegen der Bohnen) mit gemischtem grünen Salat als Beilage
- gefüllte Zucchini oder Paprika (Hühner- oder Putenhack, Zwiebelwürfel und Gewürze) mit Marinara-Soße
- Hühnchen- oder Puten-Tacos in Naturreis-Tortilla oder Salatblatt mit Guacamole (Rezept S. 181), Salsa und kleingeschnittenem Salat
- Hühnchen (gegrillt, geröstet, gebacken, pochiert) mit gedünstetem Grünkohl, Blumenkohl und Rosenkohl
- Lammburger (Rezept S. 141) oder Rindersteak mit gedünsteten Zwiebeln, dazu gedünsteter Spargel
- Hühner- oder Putenwürstchen aufgeschnitten und in Senf gedippt mit Beilagensalat
- Gemüsepfanne mit oder ohne Hühnchen oder Fisch in kaltgepresstem Sesamöl braten, mit Coconut Aminos (sojafreie Würzsauce) würzen
- Hühnerbraten mit frischen Kräutern (Thymian, Rosmarin) mit geröstetem Gemüse (Rotkohl, Möhren, Paprika, Zwiebel, Grünkohl – Gemüse vor dem Braten mit gewürztem Olivenöl mischen)
- Putenwürstchen (ohne Nitrate, Zucker, Milch) mit Rüben- oder Pastinaken-Pommes aus dem Ofen (vor dem Backen in Traubenkernöl wenden)
- Puten- oder Hühnchen-Sandwich auf Brot (gluten-, hefe- und zuckerfrei, ohne Milch) oder Salatblatt als Wrap, mit Avocado, Spinat und Senf
- Eiersalat auf Paläo-Brot mit Knoblauch und Rosmarin (Rezept S. 168) oder Salatblatt als Wrap, mit gesunder Mayonnaise (Rezept S. 177)
- Salatwraps gefüllt mit gewürfeltem Hühnersalat, Wildreis und Mandelsplittern
- Seetang-Wraps (Bionoriblätter) gefüllt mit Wildreis, gemischtem gewürfelten Gemüse und frisch gemahlenem Ingwer

Ideen für Beilagen

- Kohlsalat: geraspelter Rotkohl, Weißkohl, Möhren und Apfel mit Apfelweinessig und Gewürzen
- Blattkohl oder Palmkohl in Olivenöl gedünstet mit etwas Apfelweinessig
- Gurkenscheiben mit Apfelweinessig und Meersalz
- Wildreis-Pilau mit Biohühnerbrühe ohne Zucker gekocht
- Süßkartoffelstampf (Rezept S. 159) oder Blumenkohlstampf mit Mandelmilch und Olivenöl zubereitet
- Artischocken mit Mayonnaise-Dip (Rezept S. 160) oder mit geschmolzener Butter oder mit gesunder Mayonnaise (Rezept S. 177)
- Mangold kleingeschnitten und in Olivenöl gedünstet mit Pinienkernen, frischen Kräutern und Meersalz
- gedünstete Zwiebeln, Paprika und Kürbis
- kalter Naturreis-Salat mit Apfelweinessig, Gemüse und Gewürzen
- Pastinaken mit Butter (im Mixer pürieren)
- grüner Spargel in geröstetem Sesamöl gedünstet und mit Sesamsamen bestreut
- gebackener Butternusskürbis mit etwas Butter und Stevia
- Quinoa mit Würzsoßen und Gewürzen oder mit veganem Pesto (Rezepte S. 178)
- gebackener Rosenkohl und Blumenkohl mit Knoblauch, Meersalz und Olivenöl
- Hirse mit Kräutern und Olivenöl oder Petersilienpesto (Rezept S. 178)
- gedämpfter Brokkoli und Blumenkohl mit geschmolzener Butter oder Ghee
- Amaranth mit Butter und Gewürzen
- gedünstete Zwiebeln in Olivenöl, frischem Thymian, Meersalz und Pfeffer
- Rübenpommes aus dem Ofen (vor dem Backen in Traubenkernöl wenden)
- Basmati-Naturreis in Olivenöl mit Kreuzkümmel gedünstet, mit Pinienkernen oder Mandelsplittern bestreut
- frische Sprossen (Brokkoli, Radi, Sonnenblumen) mit frischem Zitronensaft oder Apfelweinessig
- Salat aus Radieschen und Fenchel mit frischem Dill und Apfelweinessig
- im Ofen gebratenes Gemüse (Kürbis, Zwiebeln, Möhren, Rotkohl) mit Olivenöl, Thymian und Rosmarin

Ideen für Nachspeise und Snacks

- glutenfreie Crêpes (Rezept S. 186) mit Mandel- oder Kokosbutter oder Tahini, einem Tropfen Stevia und etwas Zimt
- hartgekochtes Ei mit Senf
- Grünkohlchips (Rezept S. 190)
- Mandel- oder Leinsamencracker mit Nuss- oder Kokosbutter, alternativ Mandel-, Macadamia-, Sonnenblumen- oder Kürbiskernbutter
- Steve's Original Paleo Stix (von Tieren aus Weidehaltung; online aus Amerika bestellbar)
- kleingeschnittenes Gemüse (Möhrenstreifen, Brokkoli, Yambohne, Sellerie) in Tahini-Dressing (Rezept S. 177), Ranch-Dressing (Rezept S. 176) oder Guacamole (Rezept S. 181) dippen
- Sellerie mit Mandel-, Macadamia-, Sesam- oder Kürbiskernbutter
- Obst von der Liste der erlaubten Früchte, eine Frucht oder eine Handvoll Beeren
- Kabocha-Wedges (Rezept S. 163)
- Bratapfel mit Zimt und Nüssen
- Kekse und Gebäck ohne Gluten, Milchprodukte und Zucker, mit glutenfreiem Mehl (Mandelmehl, Kokosmehl), Butter, Ghee oder Kokosnussöl, Nussbutter und Süßstoffen wie Luo Han Guo, Stevia, Chicoréewurzel oder Xylit backen
- Smoothie mit Eiweiß oder Kürbiskern-Proteinpulver, Mandelmilch, Heidelbeeren und Nussbutter (oder geschmolzenem Kokosnussöl oder Kokosnussbutter), s. Heidelbeer-Mohn-Shake (Rezept S. 195)
- Schokoriegel ohne Gluten, Zucker, Milch, Mais und Soja

Ideen für Soßen und Gewürze

- Salsa (Rezept S. 181) (ohne Zucker oder Essig außer Apfelweinessig)
- Guacamole (Rezept S. 181) (Avocados, Tomaten, Zwiebeln und Gewürze)
- Sesam-Ingwer-Knoblauch-Soße aus kaltgepresstem Sesamöl, Ingwer und Knoblauch
- Zitronen-Knoblauch-Soße aus Olivenöl, Knoblauch und Zitronensaft (lecker über glutenfreier Pasta)
- frisch gepresster Zitronen- oder Limettensaft

- Bragg Liquid Aminos (unfermentierte Sojasoße; der salzige Geschmack eignet sich gut für Pfannengerichte)
- italienische Vinaigrette (Rezept S. 175)
- ungesüßter Orangen- oder Ananassaft als Marinade für Fisch oder Huhn (diese Früchte sind nur als Marinade erlaubt)
- gesunde Mayonnaise (Rezept S. 177)
- Seetang-Flocken
- Curry (Kokosmilch, Kurkuma, Kreuzkümmel, Ingwer und Knoblauchpaste)
- Coconut Aminos (sojafreie Würzsauce)
- Cremige Macadamia-Soße (Rezept S. 183)
- Gewürze – Cayennepfeffer, Kurkuma, Ingwer, Kreuzkümmel, Estragon, Koriander, Curry, Zimt, Lorbeerblätter, Basilikum etc.

Auswärts essen

Wenn Sie sich die Listen mit den erlaubten und verbotenen Nahrungsmitteln ansehen, machen Sie sich sicher Gedanken darüber, ob Sie noch im Restaurant oder bei Freunden essen dürfen. Das geht, denn es gibt immer eine Lösung. Machen Sie einfach das Beste aus jeder Situation. Wenn Sie im Restaurant essen und das einzige Protein auf der Karte ein Barbecue-Huhn ist, kratzen Sie einfach die Soße herunter und essen Sie das Huhn. Wenn Sie auf einer Party sind und es dort nur Pizza und Salat mit Balsamico-Dressing gibt, essen Sie den Salat mit dem Balsamico-Dressing. Wenn nur Sandwiches serviert werden, lassen Sie beide Brotscheiben weg und essen das, was dazwischen ist.

Es geht bei dieser Ernährungsumstellung nicht um Entbehrungen – sondern darum, die Lebensmittel zu konsumieren, die das Hefewachstum nicht begünstigen und sich positiv auf Ihre Gesundheit auswirken. Wenn Sie mal einen Ausrutscher haben und etwas essen, das nicht auf der Liste steht, sollten Sie sich nicht schuldig fühlen. Negative Gefühle sind nicht nur schlecht für Ihre mentale und psychische Gesundheit, sondern können Sie auch davon abhalten, positive Entscheidungen zu treffen, die Ihre Langzeitziele fördern.

Als ich dieses Buch fertigstellte, war gerade Weihnachtszeit, und ich habe mit einigen Patienten darüber gesprochen, wie sie sich beim Familienessen oder auf einer Party verhalten. Viele verfolgten die Strategie, selbst ein Gericht mitzubringen, damit sie wussten, dass etwas da sein würde, das sie essen konnten. Andere aßen vorher etwas und knabberten dann auf der Party etwas, das in ihren Ernährungsplan passte. Und manche baten ihre Familie oder ihre Freunde darum, ein Gericht zu kochen, das sie essen durften.

Es wird immer wieder einmal Gelegenheiten geben, bei denen Sie schwach werden, und das ist absolut in Ordnung. Am häufigsten passiert das bei Alkohol, Süßigkeiten, kohlenhydrathaltigen Snacks, Brot und Milchprodukten. Ob Sie es glauben oder nicht: Nicht alle diese Produkte sind gleich schlimm. Alkoholische Getränke, vor allem Wein, Bier und Sekt richten den meisten Schaden an. Dabei ist Alkohol doppelt gefährlich: Er ist flüssig und liefert dem Körper schnell Zucker, und er ist gegoren oder enthält Hefe, was für Wein, Bier, Sake und Sekt gilt. Wenn Sie etwas Alkohol trinken möchten, empfehle ich Wodka mit Sodawasser und frischer Zitrone oder Limette, weil dieser gebrannt ist und keinen Zucker enthält. Die zweitschlimmste Gefahr versteckt sich in raffiniertem Zucker – also in Kuchen, Keksen, Teilchen, Eis und Ähnlichem. Die dritte ist Gluten, das üblicherweise in Weißmehlprodukten wie Crackern, Pasta, Brot und Pizza enthalten ist. Und das vierte Nahrungsmittel, bei dem viele rückfällig werden, ist Milch. Wenn Sie sich dies bewusst machen, können Sie gute Entscheidungen fällen, was Ihren Heißhunger angeht. Es ist besser, ein leckeres Stück Käse zu essen, als ein Glas Wein zu trinken, dazu Nudelsalat zu essen und hinterher noch etwas Kuchen.

Wenn Sie Alkohol oder Zucker oder ein anderes unerlaubtes Nahrungsmittel zu sich genommen haben, empfehle ich, drei oder vier Tassen Rotkleetee zu trinken, der Sie dabei unterstützt, die Gifte aus Ihrem Blut zu schwemmen. Sollten Sie sich öfter gehen lassen, werden Sie nicht die gewünschten Ergebnisse erzielen.

Ganz wichtig: Geben Sie nicht auf!

Sich von Candida zu befreien, erfordert Geduld und Disziplin. Wenn Sie sich zu 80 bis 100 Prozent der Zeit an das Ernährungs- und Ergänzungsmittelprogramm halten, stellen Sie sicher, dass Sie erfolgreich sein werden. Wenn Sie unter 80 Prozent fallen, bedeutet das nicht, dass Sie sich nicht besser fühlen werden, aber Ihre Fortschritte werden langsamer eintreten.

Machen Sie es sich selbst leichter, indem Sie in Bioläden, Hofläden oder Reformhäusern oder zum Beispiel bei vitacost.com, iherb.com und ähnlichen Onlineshops für gesunde Produkte einkaufen. Sie werden dort nicht nur eine viel größere Auswahl an gesunden Lebensmitteln finden, sondern auch gesundheitsspendendes und nahrhafteres Essen erhalten. Egal wo Sie einkaufen, lesen Sie die Zutatenliste immer sorgfältig, denn auch »gesunde Lebensmittel« können Zucker und andere Inhaltsstoffe enthalten, die Sie während der Anti-Candida-Diät meiden sollten.

Es ist wichtig, dass Sie sich selbst gewissenhaft kontrollieren. Wenn Sie einen schlechten Tag hatten und etwas gegessen haben, das nicht auf der Liste steht, machen Sie sich nicht verrückt; kehren Sie einfach danach wieder zu Ihrer gesunden Lebensweise zurück und halten Sie daran fest. Halten Sie durch, dann werden Sie mit guten Ergebnissen belohnt. Sie werden bereits nach zwei bis vier Wochen erste gesundheitliche Verbesserungen feststellen und nach zwei bis drei Monaten noch viel größere wunderbare Veränderungen.

Am besten ist es, wenn Sie das Programm zur Candida-Bekämpfung nicht als Übergangslösung in Ihr Leben integrieren, sondern wenn Sie Ihre Ernährung dauerhaft umstellen. Wenn Sie sich erst einmal besser fühlen, reagieren Sie empfindlicher darauf, wie sich Nahrungsmittel auf Ihren Körper und Ihren Geist auswirken, denn Sie sind sich dessen viel bewusster als vorher und wollen gar nicht mehr zu den ungesunden Lebensmitteln greifen. Meine Patientin Janet drückte es so aus: »Ich habe Zucker komplett aus meinem Leben gestrichen – jeglichen Zucker, Obst, Milchprodukte, Getreide und Hülsenfrüchte. Es geht mir so viel besser, und ich fühle mich viel zu gut, um zu meinen alten Essensgewohnheiten zurückzukehren.«

Der fünf-Wochen-Plan für einen langsamen Start

Wenn Sie es bevorzugen, etwas langsamer in das Candida-Programm einzusteigen, können Sie diesem angepassten Plan folgen, der die schädlichen Nahrungsmittel Woche für Woche über einen Zeitraum von fünf Wochen vom Speiseplan streicht. Wenn Sie erfolgreich alle Nahrungsmittel der folgenden Listen weglassen, können Sie mit dem 90-Tage-Programm zur Bekämpfung von Candida und der Entgiftung des Körpers, wie in den Kapitel 6 und 7 beschrieben, beginnen.

Manche der Lebensmittel von diesen Listen dürfen nach zwei bis drei Monaten im Programm wieder aufgenommen werden, mehr dazu finden Sie in der Liste der nicht erlaubten Nahrungsmittel auf Seite 108.

Woche 1

Streichen Sie Milchprodukte von Ihrem Speiseplan (weniger Milch führt zu weniger Schleim und weniger Entzündungen).

Verzichten Sie auf Zigaretten und Freizeitdrogen.

Woche 2

Lassen Sie raffinierte Kohlenhydrate und Gluten weg (weniger raffinierte Kohlenhydrate sorgen für geringere Schmerzen und einen Rückgang von Entzündungen und begünstigen Gewichtsverlust).

Woche 3

Verzichten Sie auf Zucker (damit bewirken Sie geringere Schmerzen, weniger Entzündungen und nehmen ab). Der Verzicht auf Zucker beinhaltet: raffinierten Zucker, künstliche Süßungsmittel und natürlichen Zucker wie Rohrzucker, Agavendicksaft, Kokosnussnektar/-zucker, Melasse, Ahornsirup und Honig.

Woche 4

Streichen Sie nun Alkohol, Koffein und entkoffeinierten schwarzen Tee und Kaffee und zusätzlich die folgenden Lebensmittel von Ihrem Speiseplan:

- Nüsse: Cashew, Pistazien, Erdnüsse
- Würzzutaten: Ketchup, Relishes, eingelegtes Gemüse etc.
- Gemüse: Pilze, Kartoffeln (Pilze können allergische Reaktionen hervorrufen, Kartoffeln werden schnell in Zucker umgewandelt)
- Bohnen und Hülsenfürchte: Erbsen und Soja
- sämtliche fermentierte Lebensmittel (Kombucha, Kefir, Miso, Tempeh, Sojasoße etc.)
- alle Fertiggerichte/Fast Food
- jegliche geräucherte, gepökelte, getrocknete und eingelegte Lebensmittel (Speck, Fleischwurst, geräucherten Lachs etc.)

Woche 5

Vermeiden Sie Obstsorten, die nicht auf der Liste der erlaubten Nahrungsmittel stehen (weniger Zucker bewirkt geringe Entzündungen und mehr Energie):

- alle Früchte (außer Zitronen, Limetten, Grapefruit, Granny-Smith-Äpfel und Kokosnüsse)
- jegliches Trockenobst (Cranberrys, Datteln, Feigen, Rosinen, Pflaumen etc.)
- Fruchtsäfte (gesüßt und ungesüßt)

Meghans Erfahrungen

Es war schwer für mich, auf Bananen zu verzichten, weil ich so an sie gewöhnt war, doch Ann hat mich dazu ermutigt, neue Obst- und Gemüsesorten zu probieren, von denen ich vorher noch nie etwas gehört hatte. Wenn man die Listen durchgeht, merkt man, dass es wirklich machbar ist. Ich habe jetzt viel mehr Energie. Ich schlafe besser. Ich habe endlich ein normales Gewicht. Und ich bekomme Komplimente dafür, wie gut ich aussehe – ich bin einfach gesünder und glücklicher und nicht mehr so aufgebläht.

7.

Köstliche Rezepte, die Candida besiegen – Ihr 90-Tage-Programm

Sie wissen jetzt, welche Nahrungsmittel Sie essen und welche Sie meiden müssen, also lassen Sie uns kochen.

Sie finden in diesem Kapitel eine Reihe köstlicher Rezepte, ganz nach den Anforderungen Ihrer Anti-Candida-Diät. Am Anfang kochen Sie sie vielleicht exakt nach, aber wenn Sie sich erst einmal an die Diät gewöhnt haben, können Sie die Rezepte auch als Basis für eigene Kreationen verwenden.

Bei meiner Patientin Irina lief es so: »Wenn ich eine Speise, die ich vorher nicht besonders attraktiv fand, erst einmal esse, und beginne, dieses Nahrungsmittel in meine eigenen Rezepte zu integrieren, bin ich überrascht davon, wie sich mein Geschmack entwickelt. Die größte Veränderung für mich war festzustellen, dass eine heiße Brühe morgens genauso ein guter Wach- und Muntermacher ist wie Kaffee.«

Denken Sie bitte daran, auf die Qualität Ihres Essens zu achten. Seien Sie achtsam bei Ihren Proteinquellen, wenn möglich kaufen Sie Eier und Rindfleisch, Hühner- und Putenfleisch nur von freilaufenden Tieren, die weder Antibiotika noch Hormone bekommen haben. Wildfang beim Fisch ist besser als Fisch aus Aquakultur. Bei Gemüse und Obst sollten Sie ausschließlich Bioware kaufen. Wenn nicht anders angegeben, können Sie getrost davon ausgehen, dass abgepackte Lebensmittel beziehungsweise die Zutaten, mit denen sie hergestellt wurden, genmanipuliert sind. Senf sollte mit Apfelweinessig statt mit anderem Essig produziert worden sein. Zum Kochen verwenden Sie bitte gefiltertes Wasser. Wenn in einem Rezept die Zutat Olivenöl steht, nehmen Sie bitte kaltgepresstes Bioolivenöl extra vergine. Und beachten Sie bitte, dass Sie keinerlei Süßungsmittel einsetzen dürfen, diese kommen erst wieder zum Einsatz, wenn Sie den Plan für zwei bis drei Monate streng eingehalten haben. Xylitpulver, Chicoréewurzel und Luo Han Guo können Sie, wenn gewünscht, als Steviaersatz verwenden.

Sie können nicht kochen? Kein Problem!

Sie müssen nicht kochen, um von meinem Programm zu profitieren. Viele meiner Patienten haben Jobs, bei denen sie auswärts essen oder ständig auf Reisen sind. Und manche kochen einfach nicht gerne. Wenn Sie im Restaurant essen, halten Sie Ausschau nach einfach zubereiteten Gerichten, die tierische Proteine und Gemüse enthalten. Es ist heutzutage viel leichter als früher, gesunde Speisen in Restaurants zu bekommen, und die Küche ist meist gerne bereit, Änderungen für Sie vorzunehmen. Wenn Sie zu Hause sind, können Sie ohne zu kochen köstliche Speisen zaubern, indem Sie einfach ein paar Soßen vorbereiten und im Kühlschrank aufbewahren. Fügen Sie diese einfach Ihrem Gemüse, Salat und Vollkorngetreide hinzu oder sprenkeln Sie sie über Proteine wie Hühnchen oder Fisch.

Frühstück

Rucola-Frittata mit roten Zwiebeln und Avocado

6 PORTIONEN

6–7 Eier	40 g rote Zwiebeln, gehackt
2 TL gefiltertes Wasser	20 g Rucola
½ TL Meersalz	½ Avocado, in kleine Würfel geschnitten
1 EL Olivenöl oder Biobutter	1 Prise schwarzer Pfeffer

Die Grillstufe des Backofens vorheizen. Eier, Wasser und ¼ TL Salz in einer mittelgroßen Schüssel verrühren und beiseitestellen.

Olivenöl oder Butter in eine 28 cm große gusseiserne Pfanne geben und darin die roten Zwiebeln mit dem restlichen ¼ TL Salz bei mittlerer Hitze für einige Minuten anbraten. Rucola und Avocado hinzugeben und verrühren. Die Eiermischung in die Pfanne gießen und einmal umrühren. 4–5 Minuten garen, bis die Eiermischung am Boden zu stocken beginnt.

Die Pfanne mithilfe eines Topflappens vom Herd nehmen und in den Ofen stellen, dort 4–5 Minuten unter dem Grill lassen, bis die Frittata leicht gebräunt ist. Aus dem Ofen nehmen und einige Minuten auskühlen lassen, dann servieren.

Gemüsequiche

6 PORTIONEN

Für den Teig:
Olivenöl-Spray
150 g Mandelmehl
55 g Reismehl
½ TL Meersalz
1 Prise schwarzer Pfeffer
2 EL Wasser
70 ml Olivenöl

Für die Füllung:
7–8 Bioeier
2 EL gefiltertes Wasser oder Pflanzenmilch
½ TL Meersalz
2 EL Olivenöl
4 Knoblauchzehen, gehackt
40 g rote Zwiebeln, in kleine Würfel geschnitten
50 g Butternusskürbis, in kleine Würfel geschnitten
45 g Brokkoli, kleingeschnitten
1 Prise schwarzer Pfeffer

Zubereitung des Teigs:
Backofen auf 200 °C vorheizen. Backblech auf der mittleren Schiene des Ofens einschieben. Eine Quicheform großzügig mit Olivenöl-Spray fetten und beiseitestellen. Mandelmehl, Reismehl, Meersalz und Pfeffer in einer mittelgroßen Schüssel mit einem Schneebesen verrühren.

Wasser und Öl in einer kleinen Schüssel mischen, dann über die trockenen Zutaten geben und verrühren. Die Form mit dem Teig auskleiden, dabei auch den Rand hochziehen, der Teig sollte 0,5 bis 1 cm dick sein. Den Teig mit einer Gabel einstechen, um Blasenbildung beim Backen zu vermeiden.

In den Ofen stellen und backen, bis der Teig hellgolden ist, ca. 12–15 Minuten. Herausnehmen und ca. 5-10 Minuten abkühlen lassen, bevor die Füllung daraufgegeben wird.

Zubereitung der Füllung:
Ofen auf 180 °C herunterdrehen. Eier mit Wasser oder Pflanzenmilch und ¼ TL Meersalz in einer mittelgroßen Schüssel verrühren. Zur Seite stellen.

Olivenöl in einer Pfanne bei mittlerer Hitze erwärmen und Knoblauch und Zwiebeln sowie 1/8 TL Meersalz hineingeben. Für einige Minuten braten, bis die Zwiebeln glasig sind. Den Kürbis und Brokkoli und den restlichen 1/8 TL Salz hinzugeben, umrühren. Die Mischung auf den vorgebackenen Teig gießen und im Ofen für 30–35 Minuten backen, oder bis die Quiche in der Mitte fest ist. Aus dem Ofen nehmen und ca. 10 Minuten bis zum Servieren abkühlen lassen.

Schinken-Ei-Muffins

ERGIBT 12 MUFFINS

6 Scheiben Putenbacon
2 EL Olivenöl
80 g gelbe Zwiebeln, in kleine Würfel geschnitten
85 g rote Paprikaschote, in kleine Würfel geschnitten
½ TL Meersalz
1 Prise schwarzer Pfeffer
8 Eier
2 EL Pflanzenmilch
1 Frühlingszwiebel, nur der grüne Teil, gehackt
2 EL Koriander, gehackt

Backofen auf 180 °C vorheizen. Ein Backblech mit Backpapier auslegen und den Putenbacon darauf so ausbreiten, dass er nicht überlappt. Für 10–15 Minuten backen, bis er knusprig ist. In eine 12er-Muffinform mit Silikon-Muffinförmchen stellen und großzügig mit Ölspray einfetten.

Olivenöl in einer Pfanne bei mittlerer Hitze erwärmen, Zwiebeln, Paprika ¼ TL Salz und Pfeffer hineingeben und für ca. 2–3 Minuten braten. In eine Schüssel geben. Eier mit der Pflanzenmilch und ¼ TL Meersalz verrühren, das gebratene Gemüse, die Frühlingszwiebel und den Koriander hinzugeben.

Den abgekühlten Bacon in kleine Stücke schneiden und zur Eiermischung geben. Die Mischung auf 12 Muffinförmchen verteilen und für 20–25 Minuten backen, Backprobe durchführen.

Spiegeleier mit gedünstetem Grünkohl

1 PORTION

- 2 EL Biobutter
- 2 Eier, Raumtemperatur
- ¼ TL Meersalz
- 1 Prise schwarzer Pfeffer
- 140 g Grünkohl, kleingeschnitten
- 1 TL Apfelweinessig
- ½ Avocado, in Scheiben geschnitten

In einer beschichteten Pfanne auf mittlerer Hitze 1 EL Butter schmelzen, dann die Eier in die Pfanne schlagen. Mit ⅛ TL Meersalz bestreuen. Wenn das Eiweiß nicht mehr durchsichtig ist, mit einem Spaten wenden und noch 1 Minute weiter braten. Herausnehmen und mit Pfeffer würzen.

In derselben Pfanne auf mittlerer Hitze den restlichen 1 EL Butter schmelzen und Grünkohl, Apfelweinessig und ⅛ TL Meersalz hineingeben, dünsten, bis der Kohl etwas erschlafft ist. Auf einen Teller geben, das Ei und die Avocado darauflegen.

Quinoa-Porridge mit Himbeeren

2 PORTIONEN

- 170 g weiße Quinoa, ungekocht
- 750 ml Kokosmilch
- 1 TL Vanilleextrakt
- ¼ TL Meersalz
- 1 EL Xylit
- 5 Tropfen Stevia
- 65 g frische Himbeeren
- 2 EL Leinsamen

Quinoa, Kokosmilch, Vanille, Meersalz, Xylit und Stevia in einen kleinen Kochtopf geben und zum Kochen bringen. Die Hitze reduzieren, Topf mit einem passenden Deckel verschließen und für ca. 20 Minuten köcheln lassen. Die Quinoa ist zu diesem Zeitpunkt gar. Für cremigeres Porridge mehr Kokosmilch verwenden. Himbeeren und Leinsamen hinzugeben und servieren.

Cremiges Buchweizen-Porridge mit Vanille und Heidelbeeren

2 PORTIONEN

170 g Buchweizengrütze, ungeröstet, am besten 4–6 Stunden in gefiltertem Wasser eingeweicht
750 ml ungesüßte Vanille-Kokosmilch
35 g Heidelbeeren
1 TL Vanilleextrakt
3 EL Xylit (je nach gewünschter Süße)
1–5 Tropfen Stevia
1 Prise Meersalz

Den Buchweizen in einem feinmaschigen Sieb so lange spülen, bis das Wasser klar wird. Eingeweichten Buchweizen ein zweites Mal spülen. Mit der Kokosmilch, den Heidelbeeren, Vanilleextrakt, Xylit, Stevia und dem Salz in einen großen Topf geben. Zum Kochen bringen, Hitze auf kleine Flamme reduzieren und den Topf mit einem Deckel verschließen. Für 20–25 Minuten köcheln lassen, dabei ab und zu umrühren. Wenn nötig, mehr Kokosmilch zugeben.

Heidelbeer-Pfannkuchen

4 PORTIONEN

Für den Heidelbeer-Kokosnuss-»Sirup«:
Abrieb und Saft von 1 Zitrone
75 g Kokosnusscreme
1/8 TL Meersalz
6 Tropfen Stevia, flüssig

Für den Pfannkuchen:
160 g Reismehl, braun
40 g Tapiokamehl plus 3 EL Tapiokamehl
2 EL Xylit
1 ½ TL Backpulver
½ TL Natron
½ TL Meersalz
½ TL Xanthan-Gummi
2 Eier
1 TL Vanilleextrakt
315 ml ungesüßte Mandelmilch
3 EL Traubenkernöl
50 g Heidelbeeren
Kokosnussöl-Spray

Zubereitung des Heidelbeer-Kokosnuss-»Sirups«:
Alle Zutaten in einen Mixer oder die Küchenmaschine geben und so lange verrühren, bis sie gut verbunden sind.

Zubereitung des Pfannkuchens:
Reismehl, Tapiokamehl, Xylit, Backpulver, Natron, Meersalz und Xanthan-Gummi in einer mittelgroßen Schüssel vermischen. In einer separaten Schüssel die Eier, Vanilleextrakt, Mandelmilch und Traubenkernöl verrühren und dann die trockenen Zutaten zufügen. So lange verrühren, bis alles gut verbunden ist und keine Klumpen vorhanden sind. Die Heidelbeeren vorsichtig unterheben.

Eine Pfanne oder ein Crêpe-Eisen auf mittlerer Stufe erhitzen, großzügig mit Kokosnussöl-Spray einsprühen und ca. 60 ml Teig hineingeben. Jede Seite für 1–2 Minuten goldgelb braten. Mit dem Heidelbeer-Kokosnuss-»Sirup« servieren.

Paläo-Pfannkuchen

ERGIBT CA. 16 PFANNKUCHEN ODER 4 PORTIONEN

100 g Mandelmehl (keine Kleie)	1 TL Vanilleextrakt
90 g Tapiokastärke	125 ml ungesüßte Apfelsoße
30 g Kokosmehl	250 ml Mandelmilch
2 TL Backpulver	100 g Beeren nach Wahl plus weitere zum Anrichten
2 EL Xylit oder 10 Tropfen Stevia	4 EL Biobutter
4 Eier	3 EL Mandelbutter
2 EL Traubenkernöl	

Mandelmehl, Tapiokastärke, Kokosmehl, Backpulver und Xylit (falls verwendet) in einer großen Schüssel mischen. In einer Extraschüssel Stevia (falls verwendet), Eier, Traubenkernöl, Vanilleextrakt, Apfelsoße und Mandelmilch verrühren. Dies über die trockenen Zutaten gießen und so lange verrühren, bis keine Klumpen mehr vorhanden sind. Die Beeren vorsichtig unterheben.

Eine Pfanne oder ein Crêpe-Eisen auf mittlerer Stufe erhitzen und mit Butter einfetten. Sobald die Pfanne heiß ist, ca. 60 ml Teig hineingeben und ca. 2 Minuten braten. Pfannkuchen wenden und 1 weitere Minute braten. Mit Mandelbutter und zusätzlichen Beeren servieren.

Granola

4–6 PORTIONEN

65 g ungesüßte Kokosraspel	2 EL Chiasamen
160 g Mandelstifte	3 EL Xylit
160 g Pecannüsse	1 TL Zimt
120 g Walnüsse	60 ml Kokosnussöl
2 EL Leinsamen	1 TL Vanilleextrakt

Den Backofen auf 150 °C vorheizen, mit Backrost auf der mittleren Schiene. Backblech mit Backpapier auslegen und leicht einfetten. Kokosraspel, Mandelstifte, Pecannüsse, Walnüsse, Leinsamen, Chiasamen, Xylit und Zimt in einer großen Schüssel mischen.

Das Kokosnussöl mit dem Vanilleextrakt in einer Pfanne bei geringer Hitze erwärmen, bis das Öl wieder flüssig ist. Bei Verwendung von flüssigem Kokosnussöl dieses mit dem Vanilleextrakt in einer Schüssel verrühren, ohne die Erwärmung in der Pfanne. Die flüssigen und trockenen Zutaten gründlich miteinander verrühren. Die Granola gleichmäßig auf dem Backblech verteilen und für ca. 12 Minuten backen oder bis sie goldbraun ist und duftet. Vollständig auskühlen lassen. Kann in einem luftdicht verschlossenen Behälter im Kühlschrank eine Woche lang aufbewahrt werden. Auch als Snack geeignet.

Kokosnusscreme-Parfait

3 PORTIONEN

1 Dose à 400 ml Kokosnusscreme vollfett, nicht flüssig
¼ TL Vanilleextrakt
3 EL Chiasamen
10 Tropfen Stevia oder 1 EL Xylit
1 Prise Meersalz
25 g frische Heidelbeeren
50 g frische Erdbeeren, geschnitten
2 EL Mandelstifte
2 EL Kokosraspel, ungesüßt

Kokosnusscreme, Vanilleextrakt, Chiasamen, Stevia oder Xylit und Meersalz in der Küchenmaschine so lange verrühren, bis alles gut verbunden ist. In einen verschlossenen Behälter geben und im Kühlschrank für 30–60 Minuten erstarren lassen. In einem Glas oder einer Schüssel eine Lage Kokosnusscreme und darauf eine Lage Beeren schichten, mit Mandeln und Kokosraspeln bestreuen, dies einmal wiederholen. Sofort servieren.

Waffeln mit gemischten Beeren

4–5 PORTIONEN

- 120 g Reismehl, braun
- 25 g Mandelmehl
- 30 g Tapiokamehl plus 2 EL Tapiokamehl
- 1 TL Backpulver
- 1/8 TL Meersalz
- 2 EL Xylit oder 10-12 Tropfen Stevia
- 175 ml Kokosmilch, ungesüßt
- 2 EL Traubenkernöl
- 2 Eier
- 75 g Heidelbeeren, einige zum Garnieren zur Seite legen
- 90 g Himbeeren, einige zum Garnieren zur Seite legen
- Kokosnussöl-Spray für das Waffeleisen
- Heidelbeer-Kokosnuss-»Sirup« (Rezept S. 136)

Das Waffeleisen vorheizen. Reismehl, Mandelmehl, Tapiokamehl, Backpulver, Meersalz und Xylit (wenn verwendet) gut verrühren, bis keine Klumpen mehr vorhanden sind. Falls Stevia verwendet wird, wird dies später zugefügt.

Kokosmilch, Traubenkernöl, Eier und Stevia (falls verwendet) in einer weiteren Schüssel verrühren. Dies zu den trockenen Zutaten geben und so lange verrühren, bis alles gut verbunden ist. Die Heidelbeeren und Himbeeren vorsichtig unterheben.

Das heiße Waffeleisen für jede Waffel mit Kokosnussöl-Spray einfetten. Pro Waffel ca. 75 ml Teig auf das Waffeleisen geben und nach Bedienungsanleitung des Geräts backen. Die Waffeln vorsichtig aus dem Waffeleisen nehmen. Mit den zurückbehaltenen Beeren und dem Heidelbeer-Kokosnuss-»Sirup« servieren.

Hauptgerichte

Nussiger Veggieburger

8-10 PATTIES JE NACH GRÖSSE

Kokosnussöl-Spray zum Einfetten
140 g Sonnenblumenkerne, roh, nach Belieben eingeweicht
120 g Walnüsse, roh, nach Belieben eingeweicht
30 g getrocknete Tomaten in Öl
50 g Möhren, geraspelt
½ TL Meersalz
2 EL frische Petersilie, gehackt
2 EL Frühlingszwiebeln, gehackt
1 TL getrocknete italienische Kräuter
½ TL Knoblauchpulver
3 EL Olivenöl

Zum Anrichten:

3 Salatblätter
1 Avocado, geschnitten
1 Fleischtomate, geschnitten
rote Zwiebelscheiben

Den Backofen auf 180 °C vorheizen. Ein Backblech mit Backpapier auslegen und mit Kokosnussöl-Spray einsprühen. Sonnenblumenkerne und Walnüsse unter fließendem Wasser abspülen, dann mit den weiteren Zutaten in die Küchenmaschine geben und so lange mixen, bis sich ein geschmeidiger Teig bildet. Eventuell ab und zu Reste von der Seite der Schüssel schaben. Abschmecken.

Aus dem Teig Patties formen und diese auf das vorbereitete Backblech legen. Für ca. 10–15 Minuten backen, bis sie goldbraun sind. Vom Backblech nehmen und auf einem Kuchengitter auskühlen lassen. Die Burger jeweils auf ein Salatblatt legen und darauf Avocado-, Tomaten- und Zwiebelscheiben geben.

Lammburger

ERGIBT 4 PATTIES À 250 G ODER 8 KLEINERE

250 g Lammhack
40 g rote Zwiebeln, gehackt
3 Knoblauchzehen, gehackt
10 g Basilikum, gehackt
2 EL Olivenöl
½ TL Meersalz
⅛ TL schwarzer Pfeffer

Den Backofen auf 190 °C vorheizen. Ein Backblech mit Backpapier auslegen und mit Öl einsprühen. Alle Zutaten in einer großen Schüssel mit den Händen vermischen. 4 große oder 8 kleine Patties formen und auf das Backblech legen. Je nach Größe der Patties für ca. 20 Minuten oder länger backen, bis die Kerntemperatur 72 °C beträgt. In einem Salatblatt oder mit gedünstetem Gemüse servieren.

Würziger Hackbraten

4 PORTIONEN

250 g Putenhack, Rinderhack oder Bisonhack, jeweils bio
1 Ei, aufgeschlagen
40 g rote Zwiebeln, gehackt
3 Knoblauchzehen, gehackt
1 EL Olivenöl
2 EL Leinsamenmehl
1 TL Thymian, gehackt
1 TL Rosmarin, gehackt
¼ TL schwarzer Pfeffer
¾ TL Meersalz

Für die Kruste:
2 EL pure Tomatensoße
5 Tropfen Stevia
1 TL Coconut Aminos
1 TL Apfelweinessig
⅛ TL Meersalz
1 Prise schwarzer Pfeffer

Den Backofen auf 190 °C vorheizen. Eine Kastenform, Größe ca. 26 x 11 cm, einfetten. Hack, Ei, Zwiebeln, Knoblauch, Olivenöl, Leinsamenmehl, Thymian, Rosmarin, Pfeffer und Meersalz in einer großen Schüssel mit den Händen vermischen, bis alles gut verbunden ist. In die vorbereitete Kastenform geben.

Für die Kruste alle Zutaten in einer Schüssel verrühren und gleichmäßig über den Hackbraten verteilen.

Den Braten für ca. 1 Stunde backen oder so lange, bis er durchgegart ist. Aus dem Ofen nehmen und etwas abkühlen lassen, dann aus der Form nehmen. In Scheiben schneiden und servieren.

Spaghettikürbis mit Petersilienpesto

2 PORTIONEN

- 1 mittelgroßer Spaghettikürbis
- 2 EL Olivenöl
- ½ TL Meersalz
- 1 Prise schwarzer Pfeffer
- Petersilienpesto (Rezept S. 178)
- 80 g rote Zwiebeln in Halbmonde geschnitten
- 3 Knoblauchzehen, gehackt
- 60 g frischer Spinat

Den Backofen auf 190 °C vorheizen. Ein Backblech mit Backpapier auslegen. Den Spaghettikürbis abspülen und halbieren. Die Kerne entfernen. Mit 1 EL Olivenöl, ¼ TL Meersalz und schwarzem Pfeffer würzen. Mit der geschnittenen Seite nach unten auf das Backblech legen und für ca. 40 Minuten backen; das Fleisch muss weich sein und bei Druck leicht nachgeben. Während der Kürbis gart, das Petersilienpesto zubereiten.

Das restliche Olivenöl in einer Pfanne bei mittlerer Hitze erwärmen. Rote Zwiebeln, Knoblauch und ¼ TL Meersalz darin für ca. 5 Minuten braten, bis die Zwiebeln glasig sind. Spinat hinzugeben, Temperatur auf niedrig stellen und abdecken, bis der Spinat zusammenfällt. In eine große Rührschüssel geben.

Den gegarten Kürbis für 10 Minuten abkühlen lassen. Mit einer Gabel das Fruchtfleisch vorsichtig herauskratzen, sodass sich dieses in Kürbisspaghetti fasert. Die Spaghetti in die Schüssel mit der Zwiebel-Spinat-Mischung geben, Pesto zufügen und vermischen. Auf zwei Teller geben und sofort servieren.

Bison-Chili mit Kräuter-»Sauerrahm«

ERGIBT 1 GROSSEN TOPF

Für den Kräuter-»Sauerrahm«:

140 g Sonnenblumenkerne (nicht geröstet oder gesalzen), am besten eingeweicht
60 ml kaltes Wasser
¼ TL Meersalz
1 EL Frühlingszwiebeln, gehackt
1 EL frischer Koriander, gehackt
1 EL Apfelweinessig
Saft von 2 Zitronen

Für das Chili:

2 EL Olivenöl
1 Zwiebel, fein gehackt
4–5 Knoblauchzehen, gehackt
¾ TL Meersalz
1 TL Kreuzkümmel
½ TL Koriander
1 TL Paprikagewürz
2 Selleriestangen, gewürfelt
2 Möhren, gehackt
2 rote Paprikaschoten, gehackt
4 Frühlingszwiebeln, gehackt, etwas zur Garnitur zur Seite legen
1 Dose Pintobohnen, abgegossen und abgespült
1 Dose Tomatenwürfel
1 Liter Gemüsebrühe
250 g Bison-Hack
¼ TL schwarzer Pfeffer
200–280 g Grünkohl ohne Strunk, gehackt
1 Avocado, geschnitten, als Garnitur

Zubereitung des Kräuter-»Sauerrahms«:

Sonnenblumenkerne mit Wasser bedecken und für 3 Stunden oder über Nacht einweichen. Das Wasser vollständig abgießen, Sonnenblumenkerne in den Standmixer geben. 60 ml kaltes Wasser, Meersalz, Frühlingszwiebeln, Koriander, Apfelweinessig und den Zitronensaft hinzugeben und für 3–4 Minuten pürieren, es sollte eine cremige Konsistenz bekommen. Kann für jedes Rezept verwendet werden, in dem Sauerrahm gefragt ist. Im Kühlschrank im geschlossenen Behälter bis zu einer Woche haltbar.

Zubereitung des Chilis:

1 EL Olivenöl in einem großen Suppentopf erhitzen, Zwiebel, Knoblauch und ¼ TL Meersalz hineingeben. Ca. 2–3 Minuten braten, bis die Zwiebeln glasig sind. Alle

trockenen Zutaten zufügen und für wenige Minuten mitdünsten. Sellerie, Möhren, Paprika, Frühlingszwiebeln, Pintobohnen, Tomatenwürfel, Gemüsebrühe und ¼ TL Meersalz beigeben und zum Kochen bringen. Hitze reduzieren, mit Deckel verschließen und so lange kochen, bis das Gemüse weich ist, ca. 15 Minuten.

In der Zwischenzeit eine Pfanne mit 1 EL Olivenöl erhitzen und das Bison-Hack mit ¼ TL Meersalz und Pfeffer darin anbraten. Dabei das Fleisch vorsichtig auseinanderpflücken, damit es krümelig wird. So lange braten, bis das Hack fast vollständig durchgegart ist. Gemeinsam mit dem Grünkohl in die Suppe geben und umrühren. Die Hitze der Suppe wird den Grünkohl zusammenfallen lassen.

Suppe auf Teller verteilen und mit einem Klecks »Sauerrahm« anrichten. Mit den Avocadoscheiben und Frühlingszwiebelringen dekorieren.

Eiersalat

1 PORTION

- 2 hartgekochte Eier, gewürfelt
- 1 EL gesunde Mayonnaise (Rezept S. 177)
- 40 g Zwiebeln, fein gehackt
- ½ TL frischer Dill, gehackt (wenn gewünscht)
- ¼ TL Meersalz
- 1/8 TL schwarzer Pfeffer

Alle Zutaten in eine Schüssel geben, mit einer Gabel die Eier auseinanderziehen und alles verrühren.

Hühnchensalat

2 PORTIONEN

2 Hühnerbrüste ohne Knochen, ohne Haut, gegart, gewürfelt
25 g Sellerie, fein gehackt
40 g rote Zwiebeln, fein gehackt
25 g Pecannüsse, gehackt
1 TL frische Petersilie, gehackt
60 ml gesunde Mayonnaise (Rezept S. 177)
2 EL frischer Zitronensaft
½ TL Meersalz
½ TL schwarzer Pfeffer

Alle Zutaten in einer Schüssel mit einer Gabel verrühren. Abschmecken. Auf einem gemischten grünen Salat, in einem Salatblatt als Wrap, auf Avocadohälften oder in einer Naturreis- oder Mandeltortilla servieren.

Hühnersuppe

4 PORTIONEN

2 EL Olivenöl
3 Knoblauchzehen, gehackt
1 große gelbe Zwiebeln, gehackt
50 g Möhren, gewürfelt
100 g Sellerie, gewürfelt (Blätter für den Geschmack mit hinzugeben)
70 g Grünkohl ohne Strunk, kleingeschnitten
½ TL frischer Thymian, gehackt
½ TL Meersalz
¼ TL schwarzer Pfeffer
2 große Hühnerbrüste mit Knochen und Haut
1,5 l Gemüsebrühe

1 EL Olivenöl in einem großen Suppentopf bei mittlerer Temperatur erhitzen, Knoblauch, Zwiebeln, Möhre, Sellerie, Grünkohl, Thymian, ¼ TL Meersalz und Pfeffer in den Topf geben. Für 4–5 Minuten anbraten, bis das Gemüse beginnt, weich zu werden, und duftet.

Hühnerbrüste und ¼ TL Meersalz dazugeben und mit der Brühe auffüllen. Zum Kochen bringen, mit Deckel verschließen, Hitze auf niedrige Stufe reduzieren und 15–20 Minuten köcheln lassen. Gelegentlich umrühren.

Hühnerbrüste vorsichtig aus der Suppe nehmen und in einer Schüssel etwas abkühlen lassen. Die Knochen entfernen und das Fleisch in kleine Stücke schneiden. Das Hühnerfleisch zusammen mit dem Grünkohl in die Suppe geben und für weitere 5–10 Minuten köcheln lassen, sodass sich die Aromen verbinden. In Suppenteller oder -tassen füllen und servieren.

Thailändische Linsensuppe

4 PORTIONEN

- 1 EL Kokosnussöl
- 1 große gelbe Zwiebel, gewürfelt
- 4 Knoblauchzehen, gehackt
- 2,5 cm frischer Ingwer, gehackt
- 2,5 cm frische Kurkuma-Wurzel, gehackt
- ½ TL Meersalz
- ¼ TL Zimt
- ½ TL schwarzer Pfeffer
- 1 TL Kreuzkümmel
- 100 g Sellerie, fein gewürfelt
- 50 g Möhren, fein gewürfelt
- 300 g rote Linsen, gewaschen und belesen
- 2 TL rote Currypaste
- 1 Dose à 400 ml Kokosmilch
- 1 l gefiltertes Wasser
- 140 g Grünkohlblätter, gehackt
- frischer Koriander zum Garnieren

Kokosnussöl bei mittlerer Hitze in einem großen Suppentopf erwärmen, darin Zwiebel, Knoblauch, Ingwer, Kurkuma, ¼ TL Meersalz, Zimt, schwarzen Pfeffer und Kreuzkümmel für 3–4 Minuten rösten. Sellerie und Möhren hinzugeben und für weitere 3 Minuten dünsten.

Linsen, Currypaste, Kokosmilch, Wasser und ¼ TL Meersalz hinzufügen und zum Kochen bringen. Abdecken, Hitze auf kleine Stufe reduzieren und 10–12 Minuten köcheln lassen oder so lange, bis die Linsen weich sind. Gehackten Grünkohl in die Suppe geben, umrühren und 1 Minute kochen lassen. Mit Koriander bestreut servieren.

Backofenlachs mit Blattgemüse

2–3 PORTIONEN

Olivenöl oder Olivenöl-Spray
250 g Lachs, frisch oder gefroren, halbiert
2 EL ungesalzene Biobutter
Abrieb von 1 Zitrone
2 EL Frühlingszwiebeln, klein gehackt
⅛ TL Meersalz
1 Prise schwarzer Pfeffer

Für das Dressing:
3 EL Olivenöl
1 TL Apfelweinessig
Saft von 1 Zitrone
1 Prise Meersalz

Für den Salat:
120 g gemischter junger Salat

Den Backofen auf 240 °C vorheizen. Wenn der Lachs gefroren ist, mit der versiegelten Packung in kaltes Wasser legen, bis er aufgetaut ist (dauert 20–30 Minuten).

Ein Backblech mit Backpapier belegen und mit Olivenöl oder Spray einfetten. Den Lachs mit der Hautseite nach unten darauflegen und 2 EL Butter, Zitronenabrieb, 1 EL Frühlingszwiebeln, Meersalz und Pfeffer darübergeben. Backen, bis der Lachs gar ist, je nach Dicke des Fischs ca. 10–15 Minuten.

In der Zwischenzeit das Salatdressing zubereiten und auf jeden Teller 60 g Salat geben. Wenn der Fisch gegart ist, auf den Salat legen, mit den restlichen Frühlingszwiebeln bestreuen und das Dressing darübergeben.

Fischcurry

2 PORTIONEN

- 1 gelbe Zwiebel, gehackt
- 2,5 cm frischer Ingwer, gehackt
- 1 Dose à 400 ml Kokosmilch, ungesüßt
- 2 EL frischer Limettensaft
- 2 EL rote oder grüne Currypaste
- 1 TL Coconut Aminos
- 4 Tropfen Stevia
- 1 Stängel Zitronengras, geviertelt
- ¼ TL Meersalz
- 250 g frischer weißer Fisch nach Wahl, in Stücke geschnitten
- 350 g Brokkoli, klein geschnitten
- 2 EL Koriander, gehackt
- 200 g gekochte Quinoa oder Wildreis als Beilage (optional)

Zwiebel, Ingwer, Kokosmilch, Limettensaft, Currypaste, Coconut Aminos, Stevia, Zitronengras und Meersalz in eine große Pfanne geben. Zum Kochen bringen, dann Hitze herunterdrehen, mit Deckel verschließen. Bei geringer Hitze für 5 Minuten köcheln lassen.

Fisch hinzufügen, umrühren und wieder verschließen. Für 3 Minuten köcheln lassen. Brokkoli hinzugeben und weitere 2 Minuten köcheln lassen. Das Zitronengras sorgfältig vollständig entfernen, Koriander einrühren und auf einem Quinoa- oder Reisbett servieren.

Hühnchenpfanne

1 PORTION

1 EL Kokosnussöl
80 g gelbe Zwiebeln, in dünne Scheiben geschnitten
¼ TL Meersalz
30 g Möhren, in dünne Scheiben geschnitten
85 g Brokkoliröschen, in mundgerechte Stücken geschnitten
40 g Pak Choi, gehackt
30 g Wasserkastanien, roh
250 g zartes Hühnchenfleisch ohne Knochen und Haut, gekocht, in Würfel geschnitten
1 EL Coconut Aminos
Saft von 1 Zitrone
2 EL Frühlingszwiebeln, weiß und grün, fein gehackt
2 EL Koriander, fein gehackt
1 EL Sesam, roh, in einer Pfanne für 2–3 Minuten goldgelb geröstet

Pfanne oder Wok auf mittlerer Stufe erwärmen, Kokosnussöl hineingeben. Sobald das Öl warm ist, Zwiebeln und ⅛ TL Meersalz hineingeben und für 1–2 Minuten anbraten. Möhren, Brokkoli und einen weiteren ⅛ TL Meersalz zufügen und für 2 Minuten andünsten. Pak Choi, Wasserkastanien, Hühnchen und Coconut Aminos dazugeben und für 2–3 Minuten, oder bis das Gemüse die gewünschte Konsistenz hat, mitdünsten. Vom Herd nehmen, Zitronensaft, Frühlingszwiebeln, Koriander und Sesamsamen unterrühren und servieren.

Braune Reisnudeln mit Geflügelwürstchen und Gemüse

2 PORTIONEN

- 250 g braune Reisnudeln (nach Packungsanweisung gekocht)
- 2 EL Olivenöl
- 2 Geflügelgrillwürstchen (Schweinepelle nach dem Kochen entfernen)
- ½ rote Paprikaschote, gewürfelt
- 40 g rote Zwiebeln, gewürfelt
- 2 Knoblauchzehen, gehackt
- 1 TL Thymian
- ½ TL Meersalz
- 175 Brokkoli, kleingeschnitten
- 3 Romatomaten, gewürfelt (optional)
- 25 g Rucola, gewaschen und kleingehackt

Braune Reisnudeln in kochendem Salzwasser nach Packungsanweisung kochen. Abspülen und mit 1 EL Olivenöl in einer Schüssel verrühren. Zur Seite stellen.

Würstchen grillen, bis sie durchgegart sind. Nach dem Abkühlen die Pelle abziehen. In Scheiben schneiden und beiseitestellen. 1 EL Olivenöl in einer großen Pfanne erhitzen, Paprika, Zwiebeln, Knoblauch, Thymian und ¼ TL Meersalz darin für 3 Minuten anbraten. Brokkoli und wenn gewünscht Tomaten hinzugeben und für 5 Minuten dünsten. Rucola und ¼ TL Meersalz hinzufügen und so lange kochen, bis der Rucola zusammenfällt. Vom Herd nehmen, Wurst und Nudeln unterheben und servieren.

Vegane oder Hack-Lasagne

4–6 PORTIONEN

3 EL Olivenöl
2 große Süßkartoffeln
½ TL Meersalz
¼ TL Pfeffer
250 g Rinder- oder Bison-Hack (optional)
1 Dose à 250 g Tomatensoße ohne Zuckerzusatz
2 mittelgroße gelbe Kürbisse oder Zucchini oder jeweils 1
1 rote Zwiebel, fein gehackt
6 Knoblauchzehen, gehackt
7 g frischer Basilikum, gehackt
60 g junger Spinat

Für den Sonnenblumen-»Käse«:
140 g Sonnenblumenkerne
2 EL Tahini, roh
3 EL Agar-Agar-Flocken oder Tapiokastärke
60 ml Zitronensaft
1 EL Apfelweinessig
1 TL Meersalz
3–4 Knoblauchzehen

Zubereitung des Sonnenblumen-»Käses«:
Alle Zutaten im Mixer so lange verrühren, bis eine gut verbundene, cremige Masse entsteht, dabei ggf. nach und nach 60 ml Wasser zufügen, bis der »Käse« dünn genug ist, um zusammenzuhalten, aber dick genug, um ihn zum Bestreuen zu verwenden.

Zubereitung der Lasagne:
Den Backofen auf 180 °C vorheizen. Ein Backblech mit Backpapier auslegen. Eine ca. 20 x 20 cm große Backform einfetten. Süßkartoffeln waschen und längs in dünne Scheiben schneiden. Auf das Backblech legen und 2 TL Olivenöl, ⅛ TL Meersalz und Pfeffer daraufgeben, mit den Händen gut verteilen, sodass alle Scheiben bedeckt sind. So lange backen, bis sie weich sind, ca. 20 Minuten.

Wenn gewünscht das Hackfleisch mit ⅛ TL Salz in einer Pfanne ca. 5 Minuten anbraten, dabei permanent umrühren und krümelig braten. Tomatensoße in die Pfanne geben (wenn verwendet zu dem Fleisch, ansonsten direkt) und für 2 Minuten köcheln lassen. In eine Schüssel geben und zur Seite stellen.

Während die Süßkartoffel backt, gelben Kürbis bzw. Zucchini vorbereiten und längs in schmale Scheiben schneiden, dies werden die »Nudeln«. In einer Pfanne mit 1 EL Olivenöl und 1 Prise Meersalz, Zwiebel und Knoblauch für 3–5 Minuten dünsten, bis sie weich sind. In eine Glasschüssel geben und beiseitestellen.

Wenn die Süßkartoffeln gar sind, mit dem Schichten beginnen: Den Boden der Backform mit Tomatensoße bedecken (am besten welche ohne Fleisch), eine Schicht Süßkartoffeln darauf geben, dann eine Schicht Kürbis bzw. Zucchini und darüber etwas Zwiebel-Knoblauch-Mischung, mit Basilikum bestreuen. Darauf eine Schicht des Sonnenblumen-»Käses« streuen, darauf eine Schicht Spinat und mit Tomatensoße bedecken. Diese Schritte beginnend mit der Süßkartoffel wiederholen und mit dem Spinat und der Tomatensoße abschließen. Falls etwas »Käse« übrig sein sollte, diesen über die oberste Schicht streuen. Meersalz und Pfeffer darübergeben.

Die Lasagne auf einem Backblech in den Ofen schieben (damit eventuelle Tropfen auf das Blech und nicht auf den Boden fallen), nicht abdecken und für 45 Minuten bis 1 Stunde backen. Aus dem Ofen nehmen und ca. 30 Minuten, oder bis der »Käse« fest geworden ist, abkühlen lassen. Auf einem Bett von frischem Spinat anrichten.

Risotto nach indischer Art

2 PORTIONEN

2 EL Ghee (geklärte Butter)
80 g gelbe Zwiebeln, gehackt
1 EL Jalapeño-Chilis, gehackt
1 TL Kreuzkümmelsamen
½ TL gem. Kurkuma
½ TL Meersalz
200 g Mungbohnen, ungekocht
180 g brauner Basmatireis, dreimal mit frischem Wasser ausgespült
100 g Blumenkohl, in Stücke geschnitten
1,25 l gefiltertes Wasser

Ghee in einem Topf erhitzen und die Zwiebeln, Chilis, Kreuzkümmelsamen, Kurkuma und ¼ TL Salz darin so lange braten, bis die die Kreuzkümmelsamen dunkel zu werden beginnen. Mungbohnen, braunen Reis, Blumenkohl und ¼ TL Meersalz hinzugeben und umrühren. Das Wasser zugießen und zum Kochen bringen. Topf mit einem Deckel verschließen, auf geringe Hitze reduzieren und 40–45 Minuten köcheln lassen, bis die Flüssigkeit vollständig aufgesogen ist. Abschmecken und servieren.

Toskanisches Hühnchen

3–5 PORTIONEN, JE NACH GRÖSSE DES HUHNS

1 Brathähnchen, 1,5 kg oder mehr, aufgetaut
Lorbeerblätter (4 frische oder 2 getrocknete)
½ Zitrone (mit Schale)
Meersalz und schwarzer Pfeffer aus der Mühle
5 Knoblauchzehen, halbiert

Den Backofen auf 200 °C vorheizen. Huhn abspülen und trockentupfen. Die Bauchhöhle mit Salz und Pfeffer einreiben und Lorbeer, Zitrone und einige Knoblauchhälften hineingeben. Das Huhn von außen von allen Seiten salzen und pfeffern. Die restlichen Knoblauchhälften unter die Schenkel und Flügel klemmen. Huhn auf das Rost auf einem Bratblech geben, das zu ca. 2,5 cm mit Wasser gefüllt sein sollte, damit das heruntertropfende Fett nicht verbrennt. Temperatur auf 180 °C reduzieren und für 1,5–2 Stunden, oder bis die Schenkel sich leicht bewegen lassen und der Saft klar ist, backen.

Optional: Aus dem Bratensud eine Soße zubereiten und über ein glutenfreies Getreide Ihrer Wahl gießen.

Entenbraten

4 PORTIONEN

Für das Spezialsalz:
130 g Meersalz
½ TL Paprikapulver
½ TL schwarzer Pfeffer
1 TL weißer Pfeffer
1 TL Selleriesalz
1 TL Knoblauchsalz (kein Knoblauchpulver)

Für den Braten:
4 EL Butter
Ente ca. 1 kg, komplett aufgetaut
Spezialsalz
1 Pastinake oder Möhre, kleingeschnitten
2 Stangen Sellerie, gehackt
1 gelbe Zwiebel, gehackt
2 Knoblauchzehen, in dünnen Scheiben
4 schwarze Pfefferkörner
1 Lorbeerblatt
½ TL Majoran

Alle Zutaten für das Spezialsalz mischen. Den Backofen auf 150 °C vorheizen. Den Boden eines Bräters mit 4 EL Butter bestreichen. Hals und Innereien aus der Bauchhöhle der Ente nehmen und entsorgen. Ente unter kaltem Wasser abspülen und innen wie außen mit dem Spezialsalz einreiben. Ente auf die Butter im Bräter geben, Brust nach unten. Gemüse und Knoblauch neben und in der Ente verteilen. Den Bräter mit ca. 5 cm Wasser auffüllen. Pfefferkörner und Lorbeerblatt zugeben, Majoran über die Ente und in das Wasser streuen. Deckel auf den Bräter setzen und für 2 Stunden garen. Ente vorsichtig herausnehmen und auf einer Platte auskühlen lassen (wenn man sie nicht auskühlen lässt, erreicht sie nicht den richtigen Gargrad). Längs vom Hals an mit einem scharfen Messer über die ganze Länge aufschneiden. Wenn gewünscht vierteln. Rest für Suppe verwenden.

Buchweizen-Pizza

4 PORTIONEN

90 g plus 2 EL Buchweizenmehl
60 g Tapiokamehl
½ TL Meersalz
¼ TL Natron
½ TL Knoblauchpulver
90 ml warmes Wasser
2 EL Olivenöl
1 großes Ei
1 TL Apfelweinessig

Für den Belag:
60 g karamellisierte rote Zwiebeln
3 EL Knoblauch, gehackt
1 Prise Meersalz
110 g Spinat, gekocht
1 Portion Petersilienpesto (Rezept S. 178)
2 EL getrocknete Tomaten

Buchweizenmehl, Tapiokamehl, Meersalz, Natron und Knoblauchpulver in einer mittelgroßen Schüssel verrühren. In einer separaten Schüssel das warme Wasser, 1 EL Olivenöl, Ei und Apfelessig verrühren, dann zu den trockenen Zutaten geben und gut verrühren. Einen Plastikdeckel leicht darauflegen und für 30 Minuten in den Kühlschrank stellen.

In der Zwischenzeit 1 EL Olivenöl bei mittlerer Stufe in einer Pfanne erhitzen, rote Zwiebeln, Knoblauch und eine Prise Meersalz darin für 2 Minuten dünsten. Spinat hinzugeben und für 1 Minute weiter dünsten. Mit einem Deckel verschließen, den Herd ausstellen und den Spinat mit der Resthitze zusammenfallen lassen. Zur Seite stellen.

Den Backofen auf 190 °C vorheizen und einen Pizzastein großzügig einfetten. Die Hälfte des Teigs auf einer bemehlten Arbeitsfläche kneten und mit geölten Fingern auf dem Pizzastein ausbreiten, gut ½ cm hoch. Auf der unteren Schiene für 10 Minuten backen. Vorsichtig aus dem Ofen nehmen und mit dem Pesto, dem Zwiebel-Spinat-Mix und den getrockneten Tomaten belegen. Weitere 10–12 Minuten backen, bis die Kruste goldbraun wird.

Putensuppe mit Wintergemüse

4 PORTIONEN

2 große Putenschenkel
2 Lorbeerblätter
1 TL getr. Petersilie
1 TL getr. Thymian
1 TL getr. Rosmarin
1 gelbe Zwiebel, gehackt
1 mittelgroße Möhre, gehackt
3 Stangen Sellerie, gehackt
130 g Pastinaken, gehackt
150 g Süßkartoffeln, gehackt
¼ TL Meersalz
⅛ TL schwarzer Pfeffer
1,5 l gefiltertes Wasser

Alle Zutaten in einen großen Schongarer geben, mit Wasser bedecken und auf niedriger Stufe für 8–10 Stunden kochen. Die Putenschenkel vorsichtig herausnehmen, das Fleisch von den Knochen entfernen und zerkleinern. Fleisch wieder in die Suppe geben. Die Suppe ist nun fertig, kann aber noch für 1 Stunde weiter gekocht werden, damit sich die Aromen besser verbinden. Abschmecken und servieren.

Puten-Salat-Wrap

4 PORTIONEN

2 EL Sesamöl
½ rote Zwiebel, fein gehackt
85 g rote Paprikaschote, gehackt
2,5 cm Ingwer, kleingeschnitten
¼ TL Meersalz
1 TL getr. Dill
250 g Putenhackfleisch
⅛ TL schwarzer Pfeffer
1 TL Apfelweinessig
1 EL Limettensaft
2 Tropfen Stevia (optional)
2 EL Schnittlauch, geschnitten
2 EL Koriander, gehackt
2 EL Sonnenblumenkerne
4 große Blätter Romana-Salat oder Kopfsalat als Wraps

In einer beschichteten Pfanne 1 EL Sesamöl bei mittlerer Temperatur erhitzen, die rote Zwiebel, Paprika, Ingwer, ⅛ TL Meersalz und Dill zugeben und 2–3 Minuten anbraten, dabei häufig umrühren. In eine große Schüssel geben. In derselben Pfanne erneut 1 EL Sesamöl bei mittlerer Temperatur erhitzen, das Putenhack und

⅛ TL Meersalz sowie schwarzen Pfeffer hineingeben. Ca. 5-10 Minuten anbraten, bis das Fleisch durchgegart ist, dabei zerkrümeln.

Das Hackfleisch zu der Zwiebelmischung geben und beides verrühren. Den Apfelweinessig, Limettensaft, Stevia (wenn gewünscht), Schnittlauch, Koriander und Sonnenblumenkerne untermischen und abschmecken. In ein Salatblatt einwickeln und den Wrap genießen.

Pute afrikanische Art

4 PORTIONEN

- 2 EL Olivenöl
- 80 g gelbe Zwiebeln, fein gehackt
- 4 Knoblauchzehen, kleingeschnitten
- 1 EL frischer Ingwer, geraspelt oder fein gehackt
- 1 EL frischer Kurkuma, geraspelt oder fein gehackt
- ½ TL Meersalz
- 250 g Putenhackfleisch
- ½ TL rote Paprikaflocken, zerstoßen
- ½ TL Zimt
- 125 ml Hühner- oder Gemüsebrühe
- 1 EL frischer Zitronensaft
- ¼ TL schwarzer Pfeffer
- 2 EL frische Minze, gehackt

Eine mittelgroße Pfanne bei mittlerer Temperatur erwärmen, Olivenöl hineingeben. Zwiebeln, Ingwer, Kurkuma und ¼ TL Meersalz in der Pfanne für 2–3 Minuten anbraten, dabei permanent umrühren, damit nichts anbrennt. Putenhack, Paprikaflocken, Zimt und den restlichen ¼ TL Meersalz hinzugeben und weitere 2–3 Minuten unter ständigem Rühren braten, dabei das Fleisch zerkrümeln. Brühe zugeben und zum Kochen bringen. Herd auf niedrige Stufe stellen, Topf abdecken und ca. 5–8 Minuten köcheln lassen, bis das Hackfleisch durchgegart ist. Mit Zitronensaft, schwarzem Pfeffer und Minze abschmecken und an einem glutenfreien Getreide Ihrer Wahl anrichten.

Marinierter Tri-Tip-Braten

4 PORTIONEN

400–500 g Rindfleisch, Tri-Tip (auch: Bürgermeisterstück; untere Lende)
½ TL Meersalz
½ TL schwarze Pfefferkörner, zerstoßen
1 EL Knoblauchzehen, gehackt
1 EL frischer Ingwer, gerieben
1 EL Coconut Aminos
½ EL weißer Pfeffer
2 EL Xylit

Das Fleisch in einen großen verschließbaren Gefrierbeutel legen. Alle weiteren Zutaten in einer Schüssel mischen und dann in die Tüte über das Fleisch geben. Tüte verschließen und für mindestens 1 Stunde, besser über Nacht, in den Kühlschrank geben. Fleisch in einen Bräter legen und die Marinade aus der Tüte darübergießen. Für 30–35 Minuten bei 220 °C braten. Wenn das Fleisch den gewünschten Gargrad erreicht hat, entlang der Maserung in Scheiben schneiden.

Beilagen

Blumenkohlpüree

4 PORTIONEN

1 großer Kopf Blumenkohl	½ TL Meersalz
175 ml ungesalzene Hühnerbrühe	1 EL ungesalzene Butter
2 Knoblauchzehen, gehackt	2 EL frischer Schnittlauch, geschnitten
1 EL Rosmarin, fein gehackt	1 Prise schwarzer Pfeffer

Blumenkohl waschen und zerkleinern. Mit der Brühe, Knoblauch, Rosmarin und ¼ TL Meersalz in einen 2-Liter-Topf geben, zum Kochen bringen und dann die Hitze reduzieren. Abgedeckt ca. 20 Minuten köcheln lassen, bis der Blumenkohl gar ist. Vom Herd nehmen, aber nicht die Flüssigkeit abgießen. Butter hinzugeben und schmelzen lassen. Die Mischung pürieren, Schnittlauch, restlichen ¼ TL Meersalz und schwarzen Pfeffer unterrühren, abschmecken. Alles gut verrühren und servieren.

Süßkartoffelstampf

2 PORTIONEN

300 g Biosüßkartoffeln, ungeschält, in Stücke geschnitten	¼ TL Meersalz
125 ml gefiltertes Wasser	1 EL Butter
125 ml Kokosmilch	½ TL Zimt

Süßkartoffelstücke mit dem Wasser, Kokosmilch und Meersalz in einen Topf geben. Zum Kochen bringen, abdecken und auf mittlere Hitze reduzieren. 10–12 Minuten köcheln lassen, bis sich die Süßkartoffeln leicht mit einer Gabel einstechen lassen. Die Kochzeit richtet sich nach der Größe der Kartoffelstücke. Wenn die Kartoffeln weich sind, vom Herd nehmen. Butter und Zimt zugeben und mit einer Gabel oder einem Kartoffelstampfer stampfen. Abschmecken und ggf. mehr Salz zugeben.

Artischocken mit Mayonnaise-Dip

1 PORTION

1 Artischocke	⅛ TL Meersalz
1 Lorbeerblatt	gesunde Mayonnaise als Dip (Rezept S. 177)

Artischocke waschen. Stiel und Stielansatz abschneiden. Artischocke aufrecht in einen großen Topf stellen, mit Wasser bis auf ca. 7 cm auffüllen. Lorbeerblatt und Meersalz in das Wasser geben, Topf abdecken und bei mittlerer Hitze ca. 45 Minuten köcheln, bis der Ansatz zart ist, ggf. mehr Wasser hinzufügen. Mit gesunder Mayonnaise als Dip servieren.

Gebratener grüner Spargel

2 PORTIONEN

1 EL Olivenöl	6 Knoblauchzehen, gehackt
10–12 Stangen grüner Spargel	2 EL Mandelstifte
½ TL Meersalz	1 kleine Prise rote Paprikaflocken

Olivenöl in einer Pfanne oder Wok bei mittlerer Temperatur erhitzen. Nach 1 Minute Spargel und Meersalz hineingeben und die Temperatur hoch drehen. Für ca. 5 Minuten, bzw. bis der Spargel leicht gebräunt ist, braten. Knoblauch, Mandelstifte und Paprikaflocken dazugeben, weitere 2 Minuten braten. Heiß servieren.

Gedünsteter Spinat

1-2 PORTIONEN

2 TL Olivenöl
3 Knoblauchzehen, gehackt
½ TL Meersalz
60 g Spinat, gewaschen
1 Prise schwarzer Pfeffer

Olivenöl in einer mittelgroßen Pfanne bei mittlerer Hitze erwärmen. Knoblauch und ⅛ TL Meersalz darin für 1–2 Minuten anbraten. Spinat mit 1/8 TL Meersalz und Pfeffer zufügen und verrühren. Mit einem Deckel verschließen und 2–3 Minuten dünsten, bis der Spinat zusammenfällt. Sofort servieren.

Brokkoli mit Sesamsamen

2 PORTIONEN

1 großer Brokkoli, in kleine Röschen zerteilt
2 EL rohe Sesamsamen
2 EL Olivenöl
1 EL Zitronenabrieb
⅛ TL Meersalz
1 EL frischer Zitronensaft

Brokkoli für 7 Minuten dünsten. Sesamsamen in einer Pfanne 2–3 Minuten unter ständigem Rühren anrösten. In eine Schüssel geben und beiseitestellen. Olivenöl in die Pfanne geben, Brokkoli, Zitronenabrieb und Meersalz zufügen und für 2–3 Minuten braten. Dann in die Schüssel mit den Sesamsamen geben. Zitronensaft darübergeben und verrühren.

Gerösteter Rosenkohl

3–4 PORTIONEN

400 g Rosenkohl, gewaschen
4 EL Olivenöl
½ TL Meersalz
1 EL Apfelweinessig
80 g gelbe Zwiebeln, klein gehackt
2 EL Ingwer, gehackt
1 Prise schwarzer Pfeffer
Saft und Abrieb von 1 Zitrone
60 g Walnüsse, grob gehackt (optional)

Den Backofen auf 180 °C vorheizen. Den Rosenkohl verlesen und alle gelben oder braunen Blätter entfernen, die Enden abschneiden und dann halbieren. Auf ein Backblech geben, 3 EL Olivenöl darübergeben und mit ¼ TL Meersalz bestreuen. Mit den Händen vermischen, sodass alle Röschen gewürzt sind, und auf dem Blech verteilen. Im Ofen für ca. 15 Minuten backen, herausnehmen und den Apfelessig darübergeben. Weitere 5 Minuten backen, bis die Röschen so weich sind, dass sie sich mit einer Gabel leicht einstechen lassen.

In der Zwischenzeit restlichen 1 EL Olivenöl in einer beschichteten Pfanne bei mittlerer Temperatur erhitzen. Zwiebeln, Knoblauch, Ingwer und restlichen ¼ TL Meersalz sowie Pfeffer hineingeben und für 3–4 Minuten dünsten, bis die Zwiebeln glasig werden. In eine große Schüssel geben. Wenn der Rosenkohl gar ist, zu den anderen Zutaten in die Schüssel geben, Zitronensaft und -abrieb hinzugeben und verrühren. Wenn gewünscht, Walnüsse unterheben. Warm servieren.

Kabocha-Wedges

4 PORTIONEN

Kokosnuss- oder Olivenöl-Spray
1 Kabocha-Kürbis, Kerne entfernt, in ca. 0,5 cm breite Spalten geschnitten
125 ml Olivenöl oder Traubenkernöl
1 TL Meersalz
1 TL Rosmarin, gehackt
1 TL Thymian, gehackt
⅛ TL schwarzer Pfeffer

Den Backofen auf 200 °C vorheizen. Ein Backblech großzügig mit Ölspray fetten. Die Kürbisspalten in eine mittlere Schüssel geben. In einer kleinen Schüssel Oliven- oder Traubenkernöl, Meersalz, Rosmarin, Thymian und schwarzen Pfeffer verrühren, dann über den Kürbis geben. Mit den Händen den Kürbis mit der Würzmischung einreiben. Kürbisspalten auf dem Backblech ausbreiten und 10 Minuten backen. Aus dem Ofen nehmen und die Wedges mit einem Pfannenwender umdrehen. Weitere 5 Minuten backen oder so lange, bis die gewünschte Knusprigkeit erreicht ist. Kürbis vom Blech nehmen und auf einem Kuchengitter vor dem Servieren etwas auskühlen lassen.

Süßer Butternusskürbis

4 PORTIONEN

800 g Butternusskürbis, Kerne entfernt, in 1,5–2,5 cm große Würfel geschnitten
2 EL Olivenöl
¼ TL Meersalz
½ TL Zimt
⅛ TL Muskatnuss
4 Tropfen Stevia

Den Backofen auf 190 °C vorheizen und ein Backblech mit Backpapier auslegen. Die Kürbiswürfel auf das Blech geben. In einer kleinen Schüssel die restlichen Zutaten verrühren, über den Kürbis geben und mit den Händen gut verteilen. 20 Minuten backen, aus dem Ofen nehmen, Kürbis wenden. Weitere 15–20 Minuten backen bzw. so lange, bis der Kürbis sich leicht durchstechen lässt. Aus dem Ofen nehmen und als warme Beilage servieren.

Cremige Möhrensuppe

3–4 PORTIONEN

200 g Möhren, gewaschen und klein geschnitten
1 gelbe Zwiebel, gewürfelt
3 Knoblauchzehen
1 TL Kreuzkümmel
1 Dose à 400 ml Kokosmilch
250 ml gefiltertes Wasser
¼ TL Meersalz
½ TL gem. Muskatnuss

Alle Zutaten in einen Topf geben und zum Kochen bringen. Herd auf kleine Stufe stellen, Deckel auf den Topf setzen und so lange köcheln, bis das Gemüse weich ist, ca. 15 Minuten. In einen Mixer geben und so lange mixen, bis die Suppe glatt und cremig ist. Abschmecken und servieren.

Grüne Gemüsepfanne

2 PORTIONEN

1 EL Olivenöl
40 g gelbe Zwiebeln, klein gehackt
1 TL Knoblauch, gehackt
⅛ TL Meersalz
75 g gemischter Blattkohl, Mangold und Ruten-Kohl, gewaschen, Strünke entfernt, gehackt
1 EL Apfelweinessig

Eine Pfanne erhitzen und Olivenöl hineingeben. Zwiebeln, Knoblauch, 1 Prise Meersalz zufügen und für 1–2 Minuten anbraten. Gemüse und Apfelweinessig und restliches Salz zufügen. Pfanne mit einem Deckel verschließen und bei geringer Hitze weich dünsten. Warm servieren.

Lauch-Kohlgemüse

1 GROSSE ODER 2 KLEINE PORTIONEN

115 g Lauch, der weiße und zartgrüne Teil
1 EL Sesamöl
⅜ TL Meersalz
200 g Weißkohl, geraspelt
2 TL Apfelweinessig
2 EL frischer Zitronensaft
1 EL Sesamsamen

Den Lauch putzen, längs halbieren, gut waschen und trocknen. Über Kreuz in kleine Stücke schneiden. Sesamöl in einer Pfanne bei mittlerer Temperatur erhitzen. Lauch und ⅛ TL Meersalz hineingeben und 2–3 Minuten anbraten. Kohl, ¼ TL Meersalz und Apfelweinessig zugeben, kurz umrühren. Abdecken und 3–4 Minuten dünsten. Hitze reduzieren und Zitronensaft und Sesamsamen unterrühren. Warm servieren.

Sesamhirse

3–4 PORTIONEN

200 g Hirse, ungekocht
1,5 l Gemüsebrühe
½ TL Meersalz
75 g Sesam, roh, geschält
2 EL Sesamöl
25 g Frühlings- oder Winterzwiebeln, kleingeschnitten

Hirse waschen und abtropfen lassen, dann in einen Topf geben. Gemüsebrühe und ¼ TL Meersalz hinzugeben. Zum Kochen bringen, abdecken, Temperatur reduzieren und 25–30 Minuten köcheln, bis die Flüssigkeit aufgesogen ist. Für 5–10 Minuten ruhen lassen, dann wird sie flockiger.

Während die Hirse ruht, Sesam in einer Pfanne 5 Minuten rösten, bis er goldbraun wird, dabei permanent rühren. Wenn er gebräunt ist, Hirse und Sesamöl, Zwiebeln und restliches Salz hinzufügen. Umrühren und weitere 5 Minuten kochen. Warm als Beilage servieren.

Quinoa-Pfanne

2 PORTIONEN

170 g Quinoa, ungekocht
300 ml gefiltertes Wasser
1 EL Olivenöl
45 g rote Paprikaschote, fein gewürfelt
25 g Möhren, fein gewürfelt
¼ TL Meersalz
2 Frühlingszwiebeln, gehackt
3 EL Petersilie, gehackt
50 g geröstete Pecannüsse, fein gehackt
60 ml (oder Menge nach Belieben) italienische Vinaigrette (Rezept S. 175)

Zubereitung der Quinoa:
Rohe Quinoa 15 Minuten lang einweichen, um die auf der Schale enthaltenen Saponine zu entfernen, die einen bitteren Geschmack geben können. Quinoa gründlich abspülen. Wasser und Quinoa mit 1 Prise Meersalz in einem Topf zum Kochen bringen. Abdecken und 20 Minuten köcheln lassen. Vom Herd nehmen und 5 Minuten ruhen lassen. Mit einer Gabel auflockern.

Zubereitung des Gemüses:
1 EL Olivenöl in einer Pfanne erhitzen. Paprika, Möhre mit ¼ TL Meersalz darin 3–4 Minuten anbraten. Zur gekochten Quinoa geben. Frühlingszwiebeln, Petersilie und Pecannüsse unterheben und vorsichtig mit dem Dressing abschmecken.

Nussiger Naturreis

4 PORTIONEN

200 g brauner Basmatireis, gut abgespült und für 20 Minuten in Wasser eingeweicht
3 TL Kreuzkümmel
¼ TL gem. Muskatnuss
½ TL Meersalz
500 ml gefiltertes Wasser
60 g Walnüsse
55 g Pecannüsse
2 EL Sesamöl
1 EL Coconut Aminos
1 EL frische Petersilie, gehackt

Basmatireis mit Kreuzkümmel, Muskatnuss und Meersalz in einem Topf ca. 5 Minuten unter ständigem Rühren leicht rösten. 500 ml Wasser zugießen, zum Kochen bringen. Hitze reduzieren, abdecken und 40 Minuten köcheln lassen. In einem weiteren Topf Walnüsse und Pecannüsse auf kleiner Flamme rösten, bis sie leicht gebräunt sind, dabei ständig rühren. Wenn der Reis gekocht ist, den Herd ausstellen und 5 Minuten warten, dann den Deckel öffnen (so löst sich der Reis besser vom Boden). Den Reis in eine große Servierschüssel geben, Sesamöl, Coconut Aminos, geröstete Nüsse und Petersilie hinzugeben.

Hirse-Taboulé

2 PORTIONEN

100 g Hirse, ungekocht
300 ml gefiltertes Wasser
¼ TL Meersalz
20 g frische Petersilie, gehackt
30 g Frühlingszwiebeln, gehackt
2 EL frische Minze, gehackt
2 EL frischer Zitronensaft
2 EL Olivenöl
2 Knoblauchzehen, gehackt

Hirse in einem feinen Sieb gut abspülen und mit 300 ml gefiltertem Wasser und ⅛ TL Meersalz in einen kleinen Topf geben. Zum Kochen bringen, dann Hitze reduzieren, abdecken und 20 Minuten köcheln lassen. Herd ausstellen und 5 Minuten ruhen lassen. Die restlichen Zutaten in einer Schüssel verrühren, gekochte Hirse und restlichen ⅛ TL Meersalz hinzugeben und leicht miteinander verrühren.

Süßkartoffel- oder Pastinakenpommes

2 PORTIONEN

- 300 g Süßkartoffeln oder Pastinaken, wie Pommes geschnitten
- 60 ml Traubenkernöl
- 1 TL Meersalz
- ½ TL Knoblauchpulver (optional)

Den Backofen auf 200 °C vorheizen und ein Backblech mit Backpapier auslegen. Geschnittene Süßkartoffeln oder Pastinaken in eine Schüssel geben. Traubenkernöl und ½ TL Meersalz darübergeben und gut vermischen, sodass alles mit Öl bedeckt ist. Pommes auf dem Backblech verteilen und mit dem restlichen ½ TL Meersalz (und ggf. Knoblauchpulver) bestreuen. Bei 200 °C 20–30 Minuten backen, je nach Dicke der Pommes. Backblech vorsichtig aus dem Ofen nehmen und Pommes wenden. Weitere 15–20 Minuten oder länger backen, bis die Pommes goldbraun sind. Sofort servieren.

Paläo-Brot mit Knoblauch und Rosmarin

ERGIBT 1 LAIB BROT

- 100 g Mandelmehl
- 55 g Kokosmehl
- 80 g gem. Leinsamen oder Chiasamen
- 1 TL Meersalz
- ½ TL Natron
- 1 EL frischer Rosmarin, gehackt
- 6–8 Knoblauchzehen, gehackt
- 5 Eier
- 125 ml Olivenöl
- 1 EL Apfelweinessig

Den Backofen auf 190 °C vorheizen. Eine Kastenform, Größe ca. 26 x 11 cm, einfetten. Mandelmehl, Kokosmehl, Leinsamen oder Chia, Meersalz, Natron, Rosmarin und Knoblauch in einer Schüssel vermischen. In einer zweiten Schüssel Eier, Olivenöl und Apfelweinessig verrühren. Die feuchten Zutaten zu den trockenen geben und so lange kneten, bis alles gut verbunden ist. Teig in die Form füllen, auf der mittleren Schiene des Backofens 40–50 Minuten backen, bis das Brot sich fest anfühlt und eine goldbraune Kruste hat.

Für 5–10 Minuten abkühlen lassen, dann aus der Form nehmen. Auf einem Kuchengitter vollständig auskühlen lassen, erst dann schneiden.

Hinweis: Dieses Brot kann in einem luftdichten Behälter 5–7 Tage im Kühlschrank aufbewahrt werden oder in Scheiben tiefgekühlt ca. einen Monat.

Salate

Rucola-Salat mit roter Bete und Walnüssen

2 PORTIONEN

100 g Rucola, gut gewaschen, ohne Stiele
40 g rote Zwiebeln, dünn geschnitten
90 g grüner Apfel, dünn geschnitten
40 g rote Bete, geraspelt
30 g Walnüsse (im Ofen bei 180 °C 10 Minuten rösten)
italienische Vinaigrette (Rezept S. 175)
Paranuss-»Käse« (Rezept S. 180)

Alle Zutaten auf einer großen Platte anrichten. Mit 2 EL der Vinaigrette beträufeln und den »Käse« darüberstreuen.

Kopfsalat mit Ei und Paranuss-»Käse«

2 PORTIONEN

2 große Eier
1 TL Olivenöl
40 g rote Zwiebeln, dünn geschnitten
120 g Kopfsalatblätter
1 kleine Möhre, geraspelt
35 g Paranuss-»Käse« (Rezept S. 180)

Für das Dressing:
2 EL Olivenöl extra vergine
1 EL Apfelweinessig
1 EL Schnittlauch, gehackt
⅛ TL Meersalz
1 Prise schwarzer Pfeffer

Die Eier in einen kleinen Topf geben, mit kaltem Wasser auffüllen, bis die Eier komplett bedeckt sind. Auf heißer Flamme kurz zum Kochen bringen, vom Herd nehmen und mit Deckel verschließen. Eier 12 Minuten lang (bzw. 9 Minuten für mittelgroße und 15 Minuten für sehr große Eier) im heißen Wasser stehen lassen. Danach Wasser abgießen und Eier in kaltem Wasser abschrecken oder in eine Schüssel mit Eiswasser legen. Eier vorsichtig schälen und in Spalten schneiden. Zur Seite stellen.

Auf mittlerer Temperatur 1 TL Olivenöl in einer kleinen Pfanne erhitzen und die Zwiebeln hineingeben. Für 4–5 Minuten anbraten, bis die Zwiebeln weich sind. Beiseitestellen. Für den Salat diesen waschen, trocknen und auf zwei Teller verteilen.

Die roten Zwiebeln sowie Möhre, Eierspalten und etwas »Käse« daraufgeben. Zum Schluss etwas Dressing darüberträufeln.

Marinierter Palmkohl-Salat

2 PORTIONEN

- 280 g Palmkohl, Strunk entfernt, Blätter gehackt
- 3 EL Olivenöl oder Avocadoöl
- Abrieb und Saft von 1 Zitrone
- 1 EL Apfelweinessig
- ½ TL Meersalz
- 100 g Tomaten, gewürfelt
- 1 Möhre, geraspelt
- 40 g rote Zwiebeln, gehackt
- ½ Avocado gewürfelt
- italienische Vinaigrette (optional) (Rezept S. 175)

Kohl in eine große Schüssel geben. In einer weiteren Schüssel Öl, Zitronensaft und -abrieb, Apfelweinessig und Meersalz verrühren. Über den Kohl geben und in die Blätter einmassieren, bis diese weich sind. Tomaten, Möhre, Zwiebeln und Avocado hinzugeben und vermischen. Nach Wunsch mit italienischer Vinaigrette abschmecken und servieren.

Taco-Salat

2 PORTIONEN

Für die Taco-Würze:

2 TL Chilipulver
1 ½ TL Paprikapulver
1 TL Zwiebelpulver
½ TL Meersalz
½ TL Knoblauchpulver
½ TL Kreuzkümmel
½ TL Oregano
½ TL schwarzer Pfeffer
1 Prise Cayennepfeffer
1 Prise rote Paprikaflocken

Für den Salat:

1 EL Olivenöl
80 g rote Zwiebeln, in schmalen Scheiben
4 Knoblauchzehen, gehackt
1 Prise Meersalz
1 Dose schwarze Bohnen, abgetropft und abgespült
2 EL Taco-Würze
100 g Cherrytomaten, gehackt
25 g Möhren, geraspelt
2 EL frischer Koriander, gehackt
120 g gemischter Salat
½ Avocado in Scheiben
Saft von 1 Limette

Die Zutaten für die Taco-Würze in einer kleinen Schüssel vermischen. 1 EL Olivenöl bei mittlerer Temperatur in einer Pfanne erhitzen, rote Zwiebeln und Knoblauch mit 1 Prise Meersalz 1–2 Minuten braten. Bohnen und Taco-Würze hinzugeben und weitere 2–3 Minuten dünsten. Tomaten, Möhren und Koriander hinzugeben und alles in eine große Schüssel geben. Beiseitestellen.

Zum Anrichten den Salat auf zwei Teller verteilen und jeweils die Hälfte des Bohnengemüses sowie die Hälfte der Avocado daraufgeben. Den Saft von ½ Limette über jedem Teller verteilen.

Gurkensalat

2 PORTIONEN

- 300 g Salatgurke, gewürfelt
- 100 g Cherrytomaten, gehackt
- 1 EL rote Zwiebeln, gehackt
- 1 EL Basilikum, gehackt
- 1 EL Olivenöl
- 1 EL Zitronensaft
- 1 EL Zitronenabrieb
- 1 TL Apfelweinessig
- 1 Prise Meersalz

Gurken, Tomaten und rote Zwiebeln in einer Schüssel vermischen. Die Zutaten für das Dressing in einer kleinen Schüssel verrühren. Über den Salat geben, umrühren und servieren.

Avocadosalat

2 PORTIONEN

- 150 g Avocado, in Würfeln
- 75 g Salatgurke, gewürfelt
- 8–10 schwarze Oliven (ohne Essig), gehackt
- 1 TL rote Zwiebeln, gehackt
- 1 TL Koriander, gehackt
- 2 TL Knoblauch, gehackt
- 1 EL Limettensaft
- 1 Prise Meersalz
- 1 Prise Pfeffer

Avocado, Gurke, Oliven und Zwiebeln in einer Schüssel mischen. In einer kleinen Schüssel die weiteren Zutaten verrühren. Über das Gemüse geben und servieren.

Spinatsalat

2 PORTIONEN

30 g Spinat, gewaschen
35 g Salatgurke, gewürfelt
1 EL Möhren, geraspelt
1 EL Olivenöl
1 Prise Meersalz
1 Prise schwarzer Pfeffer
Paranuss-»Käse« (optional) (Rezept S. 180)

Den Spinat mit Gurke und Möhre auf einem Teller anrichten. Mit der Mischung aus Olivenöl, Meersalz und Pfeffer beträufeln. Nach Belieben mit Paranuss-»Käse« bestreuen.

Asiatischer Krautsalat

3–4 PORTIONEN

300 g Weißkohl, gehackt
1 Möhre, geraspelt
35 g japanischer Rettich
2 EL Frühlings- oder Winterzwiebeln, fein gehackt
½ TL Meerssalz
1 grüner Apfel, klein geschnitten
2 EL Sesam
1 Prise schwarzer Pfeffer
1 Prise rote Paprikaflocken (optional)

Für das Dressing:
2 EL Sesamöl
1 EL Apfelweinessig
1 EL frischer Limettensaft
2 Tropfen Stevia
1 Prise Meersalz

Kohl, Möhre, Rettich und Frühlingszwiebeln in einer großen Schüssel mit dem Meersalz bestreuen. Das Salz mit den Händen in das Gemüse massieren, bis es weich wird. Apfel, Sesamsamen, schwarzen Pfeffer und nach Wunsch Paprikaflocken hinzugeben. In einer kleinen Schüssel die Zutaten für das Dressing verrühren und über den Krautsalat geben. Gut verrühren.

Soßen, Dressings und Dips

Italienische Vinaigrette

ERGIBT CA. 250 ML

175 ml Olivenöl
60 ml Apfelweinessig
1 Rosmarinzweig, gehackt
25 g frischer Basilikum, gehackt
3 Knoblauchzehen, geschält und gepresst
1 TL Senfpulver (optional)
5 Tropfen Stevia

Alle Zutaten in einen verschlossenen Shaker oder in ein Marmeladenglas geben und kräftig schütteln. Im Kühlschrank in gut verschlossenem Glas bis zu 2 Wochen haltbar.

Kümmel-Vinaigrette

ERGIBT CA. 175 ML

125 ml Olivenöl
1 TL Senf, Eden Foods Biobraunsenf oder gelber Senf
2 EL frischer Zitronensaft
½ TL gem. Kreuzkümmel
½ TL Knoblauch, gehackt
2 EL Apfelweinessig
¼ TL Meersalz

Alle Zutaten in einen verschlossenen Shaker oder in ein Marmeladenglas geben und kräftig schütteln. Im Kühlschrank in gut verschlossenem Glas bis zu 2 Wochen haltbar.

Ranch-Dressing

ERGIBT 500 ML

150 g Hanfsamen, roh
125 ml Olivenöl
60 ml frischer Zitronensaft
60 ml gefiltertes Wasser, ggf. mehr
2 EL Coconut Aminos
3 Knoblauchzehen
1–2 EL Jalapeño-Chilis, ohne Kerne, gehackt (optional)
½ TL Meersalz
⅛ TL schwarzer Pfeffer
2 EL frischer Dill, gehackt
2 EL Schnittlauch, gehackt

Alle Zutaten bis auf Dill und Schnittlauch in einen Standmixer geben und bei geringer Geschwindigkeit mixen, dann auf höherer Geschwindigkeit weiter mixen, wenn nötig die Masse vom Rand abstreifen. So lange mixen, bis eine geschmeidige, cremige Textur entsteht, ggf. nach und nach mehr Wasser hinzufügen. Kräuter hinzufügen und Mixer kurz anstellen, bis diese verrührt sind. Zu kräftiges Mixen führt dazu, dass das Dressing grün wird.

Mit geschnittenem Gemüse, glutenfreien Crackern oder als Salatdressing genießen.

Im Kühlschrank in gut verschlossenem Glas bis zu 2 Wochen haltbar.

Ingwer-Wasabi-Dressing

ERGIBT CA. 250 ML

125 ml Olivenöl
2 EL Ingwer, frisch gerieben
1 EL frische Meerrettichwurzel, gerieben
2 EL Apfelweinessig
1 TL Meersalz

Alle Zutaten in einen Standmixer geben und 2–3 Minuten mixen.

Verwenden Sie dieses Dressing für Salat oder Fisch.

Im Kühlschrank in gut verschlossenem Glas bis zu 2 Wochen haltbar.

Tahini-Dressing

ERGIBT CA. 125 ML

55 g Tahini-Butter, ungesalzen (Artisana)
1 EL Apfelweinessig
2 EL gefiltertes Wasser
2 EL frischer Zitronensaft
4 Tropfen Stevia
¼ TL Meersalz
1 Prise schwarzer Pfeffer

Alle Zutaten in eine Rührschüssel geben und mit einer Gabel oder einem Schneebesen gut verrühren.

Dieses Dressing passt gut zu rohen Gemüsespalten oder als Dip zu glutenfreien Crackern.

Im Kühlschrank in gut verschlossenem Glas bis zu 1 Woche haltbar.

Gesunde Mayonnaise

ERGIBT CA. 250 ML

1 Ei
1 TL Senf, Eden Foods Biobraunsenf oder gelber Senf
1 EL Apfelweinessig oder frischer Zitronensaft
¼ TL Meersalz
175 ml Traubenkernöl oder Sonnenblumenöl

Ei, Senf, Essig oder Zitronensaft und Meersalz in einen Mixer oder eine Küchenmaschine geben. So lange mixen, bis eine glatte Creme entsteht. Langsam das Öl zugeben, dabei auf niedriger Stufe weitermixen, bis die Mayonnaise glatt und cremig ist.

Im Kühlschrank in gut verschlossenem Glas bis zu 2 Wochen haltbar.

Petersilienpesto

ERGIBT 250 BIS 350 ML

120 g frische Petersilie
70 g Macadamianüsse oder Pinienkerne
60 ml Olivenöl
2 Knoblauchzehen, gehackt
1 EL Zitronensaft
½ TL Meersalz
1 Prise schwarzer Pfeffer

Petersilienblätter von den Stielen befreien, fein hacken und in einen Mixer oder die Küchenmaschine geben und diese einige Male kurz einschalten. Nüsse oder Pinienkerne in einer Pfanne bei mittlerer Hitze 2–3 Minuten rösten, bis ein Nussaroma zu riechen ist und sie leicht gebräunt sind. Aus der Pfanne nehmen und abkühlen lassen. Nüsse/Pinienkerne, Olivenöl, Knoblauch, Zitronensaft, Meersalz und Pfeffer in den Mixer oder die Küchenmaschine geben und so lange mixen, bis alles gut verbunden ist. Eventuell einige Male stoppen und die Mixtur vom Rand schaben. Abschmecken.

Als Dip zu rohem oder gegrilltem Gemüse oder über glutenfreier Pasta oder zu Eiern servieren.

Im Kühlschrank in gut verschlossenem Glas bis zu 1 Woche haltbar.

Pesto ohne Käse

ERGIBT CA. 250 ML

75 g frischer Basilikum
175 ml Olivenöl
1 TL Meersalz
4 Knoblauchzehen, geschält
70 g geröstete Pinienkerne
2 TL frischer Zitronensaft

Alle Zutaten in einem Standmixer gut verrühren.

Das Pesto passt gut zu Gemüse oder Vollkornnudeln.

Im Kühlschrank in gut verschlossenem Glas bis zu 1 Woche haltbar.

Kräuter-»Sauerrahm

ERGIBT CA. 250 ML

- 140 g Sonnenblumenkerne, nicht geröstet oder gesalzen
- 60 ml Wasser
- ¼ TL Meersalz
- 1 EL Frühlingszwiebeln, gehackt
- 1 EL Koriander, gehackt
- 1 EL Apfelweinessig
- Saft von 2 Zitronen

Die Sonnenblumenkerne mit Wasser bedecken und für einige Stunden oder über Nacht einweichen. Wasser vollständig abgießen und Kerne in den Standmixer geben. 60 ml kaltes Wasser, Meersalz, Frühlingszwiebeln, Koriander, Apfelweinessig und Zitronensaft dazugeben. Ca. 3–4 Minuten lang pürieren, bis eine glatte, cremige Konsistenz entsteht.

Bei allen Rezepten, die Sauerrahm/Schmand verlangen, verwenden.

Im Kühlschrank in einer gut verschlossenen Dose bis zu 1 Woche haltbar.

Oliven-Tapenade

ERGIBT CA. 125 ML

- 80 g schwarze Oliven, entsteint, gehackt
- 2 EL frischer Zitronensaft
- 1 TL Apfelweinessig
- 1 EL Olivenöl
- ⅛ TL Meersalz
- 1 EL Petersilie, gehackt
- 1 EL Frühlingszwiebeln, gehackt
- 35 g geröstete Pinienkerne, fein gehackt

Alle Zutaten mit dem Handmixer verrühren.

Zu glutenfreien Crackern servieren oder als Soße für Fischgerichte nutzen.

Im Kühlschrank in gut verschlossenem Glas bis zu 1 Woche haltbar.

Knoblauch-Koriander-Marinade

ERGIBT CA. 125 ML

- 60 ml Limettensaft
- 4 kleine Knoblauchzehen, gehackt
- 2 EL Koriander, gehackt
- 1 TL Apfelweinessig
- 1 TL Coconut Aminos
- 6 Tropfen Stevia
- 60 ml Olivenöl
- ⅛ TL Meersalz
- 1 Prise rote Paprikaflocken (optional)

Alle Zutaten in eine Rührschüssel geben und mit einer Gabel vermischen.

Die Marinade kann für Hühnchen- und Fischgerichte ebenso wie für Pfannengerichte verwendet werden.

Im Kühlschrank in gut verschlossenem Glas bis zu 2 Wochen haltbar.

Paranuss-»Käse«

ERGIBT 250 ML

- 130 g Paranüsse (nicht einweichen)
- 4–6 Knoblauchzehen
- 1 EL Olivenöl
- 1 TL Meersalz

Die Paranüsse in einem Sieb abspülen und zur Seite stellen. Knoblauch in einen Standmixer geben und kurz pürieren. Paranüsse, Olivenöl und Meersalz hinzugeben und so lange pürieren, bis die Nüsse zerbröseln und eine klebrige Masse entsteht. In einem gut verschlossenen Behälter im Kühlschrank aufbewahren.

Wenn Sie keinen rohen Knoblauch vertragen, können Sie diesen vor der Verarbeitung blanchieren (Knoblauchzehen für 5 Minuten in kochendes Wasser geben). Das verändert den Geschmack des »Käses« etwas.

Im Kühlschrank in gut verschlossenem Glas bis zu 2 Wochen haltbar, kann auch bis zu einem Monat eingefroren werden.

Guacamole

ERGIBT CA. 250 ML

1 mittelgroße reife Avocado, geschält und ohne Kern
Saft von 1 Limette
1 TL Zwiebeln, fein gehackt
⅛ TL Meersalz
1 Prise schwarzer Pfeffer
frischer Koriander, gehackt (optional)

Die Avocado in einer Schüssel zerdrücken und dann die restlichen Zutaten gut unterrühren. Abschmecken und ggf. nachwürzen.

Eignet sich gut als Dip zu rohem Gemüse, zu glutenfreien Crackern oder auf einem Burger.

Im Kühlschrank in gut verschlossenem Glas bis zu 2 Tagen haltbar.

Salsa

ERGIBT CA. 500 ML

200 g Tomaten, gewürfelt
2 EL rote Zwiebeln, fein gehackt
1 EL Olivenöl
1 EL frischer Zitronensaft
1 EL Jalapeño-Chilis, gehackt
⅛ TL Meersalz
1 Prise schwarzer Pfeffer

Alle Zutaten in einer kleinen Schüssel miteinander verrühren.

Schmeckt sehr gut im Puten-Salat-Wrap oder zu glutenfreien Crackern.

Im Kühlschrank in gut verschlossenem Glas bis zu 3 Tagen haltbar.

Selbstgemachter Ketchup

ERGIBT CA. 125 ML

- 60 ml Tomatenmark
- 2 EL gefiltertes Wasser
- 1 EL Apfelweinessig
- 1 EL Coconut Aminos
- 4 Tropfen Stevia
- ¼ TL Meersalz
- ¼ TL schwarzer Pfeffer
- 3–4 Spritzer Chilisoße (optional), geeignete Marken finden Sie weiter hinten in diesem Kapitel auf S. 202 im Abschnitt »Empfohlene Produkte« unter »Salsa«

Alle Zutaten in eine Schüssel geben und mit einer Gabel gut verrühren.

Im Kühlschrank in gut verschlossenem Glas bis zu 2 Wochen haltbar.

Mandelbutter-Dip

ERGIBT CA. 350 ML

- 225 g Mandelbutter aus gerösteten Mandeln, ungesalzen
- 60 ml gefiltertes Wasser
- 1 EL frischer Zitronensaft
- 1 TL Apfelweinessig
- 3 Tropfen Stevia
- ⅛ TL Meersalz

Alle Zutaten in eine Rührschüssel geben und mit einer Gabel so lange vermischen, bis die gewünschte Konsistenz erreicht ist.

Im Kühlschrank in gut verschlossenem Glas bis zu 2 Wochen haltbar.

Cremige Macadamia-Soße

ERGIBT CA. 250 ML

15 rohe Macadamianüsse, nach Wunsch einweichen (4–8 Stunden)
⅛ TL Meersalz
1 EL frischer Zitronensaft
1 Tropfen Stevia
1 Knoblauchzehe (optional)

Alle Zutaten in einem Standmixer gut miteinander verrühren. Falls die gewünschte Konsistenz noch nicht erreicht ist, weiteren Zitronensaft hinzufügen.

Im Kühlschrank in gut verschlossenem Glas bis zu 2 Wochen haltbar.

Nachspeisen und Snacks

Bratapfel mit Zimt

2 PORTIONEN

2 mittelgroße Äpfel, Granny Smith oder Cox Orange
2 EL ungesalzene Butter, weich
½ TL Zimt
1 Prise Meersalz
1 Prise Muskatnuss (optional)

Kerngehäuse aus den Äpfeln bis ca. 1 cm über dem Boden ausstechen. Die Öffnung sollte 2–2,5 cm breit sein. Butter, Zimt, Meersalz und wenn gewünscht Muskatnuss miteinander vermischen und in die Öffnung der Äpfel geben. Äpfel in eine mit Butter gefettete Auflaufform stellen, in der ca. ½ cm Wasser steht. Mit Alufolie abdecken und 15 Minuten bei 180 °C backen. Alufolie entfernen und weitere 5 Minuten backen oder so lange, bis die Äpfel weich sind. Aus dem Ofen nehmen und etwas abkühlen lassen. Warm servieren.

Möhrenmuffins

ERGIBT 12 MUFFINS

Silikonmuffinform oder Muffinform und Papierförmchen
Kokosnussöl- oder Olivenöl-Spray
1 EL Chiasamen
175 ml warmes Wasser
2 TL Apfelweinessig
2 EL Traubenkernöl
1 TL Vanilleextrakt
1 EL frischer Zitronensaft
75 g Mandelmehl
125 g Sorghummehl
50 g Xylit
1 TL Natron
1 TL Backpulver
1 TL Zimt
¼ TL Meersalz
75 g Möhren, geraspelt
60 g Walnüsse, gehackt

Backofen auch 180 °C vorheizen. Eine Silkonmuffinform mit dem Ölspray einsprühen oder Papiermuffinförmchen in eine Muffinbackform geben. Chiasamen, Wasser, Apfelweinessig, Traubenkernöl, Vanilleextrakt und Zitronensaft in einen Standmixer geben und 5 Minuten ruhen lassen, damit die Chiasamen quellen können.

Mandelmehl, Sorghummehl, Xylit, Natron, Backpulver, Zimt und Meersalz in einer großen Schüssel gut mischen. Nach 5 Minuten Wartezeit den Standmixer einschalten und die Mischung für 1–2 Minuten pürieren. In die Schüssel mit den trockenen Zutaten gießen und gut verrühren. Die geraspelten Möhren und gehackten Walnüsse unterheben. Mit einem Löffel oder Eisportionierer den Teig in die Muffinförmchen geben und diese zu jeweils ¾ füllen. Die Muffinform sanft auf die Arbeitsplatte klopfen, damit alle Luftblasen entweichen können. Ca. 25 Minuten backen (15–20 Minuten bei Verwendung von Mini-Muffinförmchen). Aus dem Ofen nehmen und die Muffinform auf ein Kuchengitter stellen. Muffins für 5 Minuten in der Backform belassen, danach entnehmen und auf dem Gitter weiter abkühlen lassen. Übrig gebliebene Muffins in einem luftdicht verschlossenen Behälter im Kühlschrank für maximal 1 Woche aufbewahren.

Apfel-Crumble

6–8 PORTIONEN

3–4 grüne Äpfel, in ca. ½ cm große Stücke geschnitten
2 EL Xylit
10 Tropfen Stevia
1 geh. EL Pfeilwurz
1 TL Zimt
¼ TL gem. Muskatnuss
60 ml gefiltertes Wasser
Saft von 1 Zitrone
1 EL Vanilleextrakt
1 Prise Meersalz

Für den Crumble:
100 g Feinblatt-Haferflocken, glutenfrei
70 g Sonnenblumenkerne oder Mandelstifte
55 g Kokosmehl
50 g Mandelmehl
50 g Xylit
½ TL Backpulver
¼ TL Natron
¼ TL Meersalz
115 g Butter, geschmolzen

Den Backofen auf 180 °C vorheizen. Die Äpfel in eine Pie-/Quiche-Form geben. Xylit, Stevia, Pfeilwurz, Zimt, Muskatnuss, Wasser, Zitronensaft, Vanilleextrakt und Meersalz in einer Schüssel vermischen und über die Äpfel geben.

Haferflocken, Sonnenblumenkerne, Mandel- und Kokosmehl, Xylit, Backpulver, Natron und Meersalz in einer weiteren Schüssel verrühren. Butter in einer kleinen Pfanne schmelzen lassen und zu den trockenen Zutaten geben. Mit der Hand daraus Streusel machen und diese über die Äpfel verteilen.

Mit Alufolie abdecken und 30–35 Minuten backen oder so lange, bis die Äpfel weich sind. Die Alufolie für die letzten 5–10 entfernen, damit die Streusel sich bräunen. Warm servieren.

Glutenfreie Crêpes

ERGIBT 3–4 CRÊPES

30 g Pfeilwurz- oder Tapiokamehl	2 Eier
1 EL Kokosmehl	1 EL Traubenkernöl
¼ TL Natron	1 TL Apfelweinessig
¼ TL Backpulver	½ TL Vanilleextrakt
½ TL Zimt	3 Tropfen Stevia
⅛ TL Meersalz	Kokosnussöl- oder Olivenöl-Spray

Pfeilwurz- oder Tapiokamehl mit Kokosmehl, Natron, Backpulver, Zimt und Meersalz in einer kleinen Schüssel mischen. In einer weiteren Schüssel die Eier, Traubenkernöl, Apfelweinessig, Vanilleextrakt und Stevia verrühren.

Alle Zutaten miteinander vermischen und so gut verrühren, dass keine Klumpen entstehen. Eine beschichtete Pfanne bei mittlerer Temperatur erhitzen und gut mit Ölspray einfetten. Wenn die Pfanne heiß ist, ca. 60 ml Teig einfüllen und die Pfanne schwenken, damit der Boden vollständig von Teig bedeckt ist. Für ca. 1 Minute ausbacken, dann mit Pfannenwender wenden und die zweite Seite für ca. 30 Sekunden backen. Crêpe aus der Pfanne nehmen und mit Nussbutter oder der gewünschten Füllung warm servieren.

Gebackene Beeren

4 PORTIONEN

450 g gefrorene Beeren
3 EL gefiltertes Wasser, Raumtemperatur
1 EL Tapioka- oder Pfeilwurzmehl
1 TL Vanilleeextrakt
3 Tropfen Stevia

Backofen auf 180 °C vorheizen. Die Beeren in eine Backform mit ca. 20 cm Durchmesser geben. Wasser, Mehl, Vanilleextrakt, Meersalz und Stevia in einer kleinen Schüssel verrühren und über den Beeren verteilen. Mit Alufolie abdecken und 20–25 Minuten backen bzw. so lange, bis die Beeren gegart sind und die Flüssigkeit eingedickt ist.

Ingwerkekse

ERGIBT 9 GROSSE ODER 12 KLEINE KEKSE

Kokosnussöl-Spray
125 g Mandelbutter
50 g Kokosraspeln
50 g Xylit
1 TL Ingwerpulver
1 TL Zimt
1 Ei
¼ TL Meersalz

Backofen auf 180 °C vorheizen. Ein Backblech mit Backpapier auslegen und mit Kokosnussöl-Spray einsprühen. Die restlichen Zutaten in der Küchenmaschine zu einem homogenen Teig verrühren. Jeweils Kleckse von 1–2 EL Teig auf das Backblech geben, je nach gewünschter Größe der Kekse. Teig mit einer Gabel flachdrücken. Für 15–18 Minuten backen, bis die Kekse goldbraun sind. Auf einem Kuchengitter auskühlen lassen.

Die Kekse sind in einem luftdicht verschlossenen Behälter im Kühlschrank bis zu 2 Wochen haltbar.

Paläo-Kakaoraspel-Kekse

ERGIBT 12 KEKSE

Kokosnussöl-Spray	½ TL Natron
100 g Mandelmehl	⅛ TL Meersalz
30 g Tapiokamehl	2 EL Kokosnussöl
50 g Xylit	1 Ei
1 EL ungesüßte Kokosraspel	½ TL Vanilleextrakt
½ TL Zimt	40 g Kakaoraspeln

Den Backofen auf 180 °C vorheizen. Ein Backblech mit Backpapier auslegen und mit Kokosnussöl-Spray einsprühen. Mandelmehl, Tapiokamehl, Xylit, Kokosraspel, Zimt, Natron und Meersalz in einer Rührschüssel so mischen, dass keine Klumpen mehr vorhanden sind. Kokosnussöl, Ei und Vanilleextrakt in einer weiteren Schüssel verrühren. Dies zu den trockenen Zutaten geben, gut verrühren und dann die Kakaoraspeln unterheben.

Mit einem kleinen Eisportionierer den Teig auf das Backblech geben, jeweils ca. 1 EL. Zwischen den Keksen ausreichend Platz lassen, gut 2,5 cm. Jeden Teigklecks sanft mit der Handfläche flachdrücken. 8–10 Minuten backen, bis die Kekse beginnen, braun zu werden. Backblech aus dem Ofen nehmen und die Kekse auf einem Kuchengitter auskühlen lassen.

Die Kekse sind in einem luftdicht verschlossenen Behälter im Kühlschrank bis zu 2 Wochen haltbar.

Schoko-Avocado-Pudding

2 PORTIONEN

1 große reife Avocado, ca. 150 g
30 g ungesüßtes Kakaopulver
2 EL Xylit
5 Tropfen Stevia
1 TL Vanilleextrakt
1 Prise Meersalz
ggf. 1–2 EL Pflanzenmilch, falls erforderlich, um eine cremige Konsistenz zu erlangen
einige Kokosraspeln zum Garnieren

Alle Zutaten bis auf die Kokosraspeln in die Küchenmaschine geben und so lange rühren, bis der Pudding eine glatte, cremige Konsistenz hat, dabei die Zutaten ab und zu vom Rand schaben. Wenn der Pudding noch zu dick ist, esslöffelweise Pflanzenmilch hinzugeben, bis die gewünschte Konsistenz erreicht ist. Mit ungesüßten Kokosraspeln bestreut servieren.

Gewürzte Mandeln, Walnüsse oder Pecannüsse

4–6 PORTIONEN

200 g rohe Mandeln, Walnüsse oder Pecannüsse
1 EL ungesalzene Biobutter, geschmolzen
2 Prisen Cayennepfeffer
4 Tropfen Stevia
¼ TL Meersalz

Den Backofen auf 150 °C vorheizen. Ein Backblech mit Backpapier auslegen. Die Nüsse in eine Rührschüssel geben, in einer weiteren Schüssel die Butter mit dem Cayennepfeffer, Stevia und Salz verrühren. Dies zu den Nüssen geben und gut vermischen. Die Mixtur auf das Backblech geben und 10 Minuten backen; die Nüsse sollten goldbraun sein und duften.

Grünkohlchips

2 PORTIONEN

1 Bund Grünkohl ohne Stiele
1 EL Olivenöl
¼ TL Meersalz
1 Prise schwarzer Pfeffer
andere Gewürze nach Geschmack

Den Backofen auf 150 °C vorheizen. Ein Backblech mit Backpapier auslegen. Den Grünkohl von den Stielen trennen, die Blätter waschen, trocknen und in Stücke schneiden. Mit dem Olivenöl, Meersalz, Pfeffer und ggf. weiteren Gewürzen in eine Schüssel geben. Die Würzung mit den Händen sanft in den Grünkohl massieren, dann auf dem Backblech ausbreiten. So lange backen, bis der Rand der Grünkohlblätter leicht gebräunt ist, ca. 10–15 Minuten. Vor dem Servieren abkühlen lassen.

Hirse-Popcorn

1 PORTION

50 g Sorghumhirse, z. B. Tru-Pop Popping Sorghum
1 EL Olivenöl
⅛ TL Meersalz

Einige Hirsekörner in eine Pfanne mit hohem Rand geben und bei mittlerer Temperatur erhitzen. Wenn die ersten Körner aufpoppen, die restlichen Körner hinzugeben und mit einem hölzernen Löffel ganz vorsichtig rühren. Sobald sie beginnen aufzupoppen, die Pfanne mit einem Deckel verschließen und die Temperatur etwas reduzieren. Die Pfanne ab und zu rütteln, damit die Körner gut verteilt werden. Wenn die Poppgeräusche abnehmen, die Pfanne vom Herd nehmen. Das Popcorn mit Olivenöl beträufeln und mit Salz oder anderer Würzung nach Wahl bestreuen.

Ca. 60 bis 70 Prozent der Körner werden aufpoppen, der Rest ist ebenfalls essbar.

Getränke

Himbeerlimonade

2 PORTIONEN

30 g frische Himbeeren
60 ml frisch gepresster Zitronensaft
500 ml gefiltertes Wasser
4 Tropfen Stevia
1 EL Xylit

Alle Zutaten in einen Standmixer geben und einmal kurz einschalten, damit alles verbunden ist, dann in einen kleinen Topf gießen und 2–3 Minuten auf geringer Stufe erwärmen. Wenn die Limonade kalt getrunken werden soll, direkt aus dem Mixer in ein Glas geben.

Warmer oder kalter Kakao

1 PORTION

250 ml ungesüßte Mandelmilch
½ TL Vanilleextrakt (alkoholfrei)
2 EL rohes Kakaopulver
4 Tropfen Stevia
1 EL Xylit
1 Prise Salz

Alle Zutaten in einen Standmixer geben und einmal kurz einschalten, damit alles verbunden ist, dann in einen kleinen Topf gießen und 2–3 Minuten auf geringer Stufe erwärmen. Wenn der Kakao kalt getrunken werden soll, direkt aus dem Mixer in eine Tasse geben.

Hibiskus-Minz-Erfrischungsgetränk (Sonnentee)

6–8 PORTIONEN

2 l gefiltertes Wasser
25 g Hibiskusblüten
30 g frische Minze

Hibiskusblüten, Minzblätter und Wasser in eine Glaskaraffe/-kanne geben und nach draußen ins Sonnenlicht stellen, um Sonnentee herzustellen. Nach 1 oder 2 Stunden wieder hereinholen und im Kühlschrank abkühlen lassen. Mit Eiswürfeln servieren.

Mate-Latte

ERGIBT 1 GROSSE TASSE

350 ml gefiltertes Wasser
125 ml Mandel- oder Hanfmilch, ungesüßt
1 TL Kokosnussöl
1 EL Yerba-Mate-Teepulver
¼ TL Zimt
2–3 Tropfen Stevia (optional)

Das Wasser zum Kochen bringen. In der Zwischenzeit die Mandel- oder Hanfmilch, Kokosnussöl, Yerba-Mate-Teepulver und Zimt in den Standmixer geben. Das kochende Wasser dazugeben und leicht abdecken. Den Mixer auf niedrigster Stufe anstellen, dann nach und nach bis zur höchsten Stufe gehen. Für 30–45 Sekunden mixen, bis die Mischung schaumig ist. In der Lieblingstasse servieren.

Zitruswasser

1 PORTION

250 ml Mineralwasser, z. B. Gerolsteiner
1 Spalte frische Zitrone oder Limette
3–4 Tropfen Stevia

Alle Zutaten in ein Glas geben und servieren.

Ginger Ale

2 PORTIONEN

70 g frischer Ingwer, geschält und gehackt
1 l gefiltertes Wasser
2 EL Vanilleextrakt (alkoholfrei)
1 EL Zitronenextrakt (alkoholfrei)
10 oder mehr Tropfen Stevia
Mineralwasser, z. B. Gerolsteiner

Gehackten Ingwer und Wasser in einen Topf geben und bei hoher Temperatur stark zum Kochen bringen. Topf mit einem Deckel verschließen und Temperatur auf mittlere bis niedrige Stufe stellen. Für 10–15 Minuten köcheln lassen. Die Flüssigkeit durch ein Sieb gießen und den Ingwer entfernen. Vanille- und Zitronenextrakt sowie Stevia einrühren, im Kühlschrank abkühlen lassen. Beim Servieren nach Belieben mit Mineralwasser auffüllen.

Grünkohl-Ingwer-Saft zur Reinigung

1 PORTION

1 Bund Grünkohl, Stiele entfernt
2,5 cm frische Ingwerwurzel
1 kleines Bund Petersilie (4–5 Stängel), mit Stielen, oder 1 kleines Bund Brunnenkresse
½ grüner Apfel
1 Zitrone
3 oder mehr Tropfen Stevia (optional)

Die Zutaten bis auf die Steviatropfen in einen Entsafter geben und daraus den Saft bereiten. Falls gewünscht, danach mit Stevia süßen.

Alkalisierender Gemüsesaft

1 PORTION

3 Stangen Sellerie
½ kleine Möhre
½ Granny-Smith-Apfel (ohne Kerne)
1 mittelgroße Salatgurke
60 g roher Spinat, Brunnenkresse, Mangold, Kopfsalat und/oder Palmkohl*, Löwenzahnblätter, Koriander und/oder Petersilie
1 kleine Knoblauchzehe (optional)
2,5 cm Kurkuma und/oder 2,5 cm Ingwer (optional)
½ Zitrone

Die Zutaten in einen Entsafter geben und daraus den Saft bereiten. Den Saft direkt entweder 1 Stunde vor oder 2–3 Stunden nach den Mahlzeiten auf leeren Magen trinken.

***Hinweis:** Palmkohl sollte nicht öfter als zwei- bis dreimal pro Woche verzehrt werden, da er eine hemmende Wirkung auf die Schilddrüse haben kann.

Zitronen-Mohn-Shake

1 PORTION

250 ml ungesüßte Kokos-, Mandel- oder Hanfmilch
6–7 Eiswürfel
1 EL Mohnsamen
1 EL Leinsamenöl
1 EL frischer Zitronensaft
1 Löffel Hühnerei-Proteinpulver (meist ist ein Messlöffel in der Pulverdose)
2 EL Nussbutter (Mandel oder Macadamia)

Alle Zutaten in einen Standmixer geben und so lange mixen, bis alles gut verbunden ist.

Heidelbeer-Mohn-Shake

1 PORTION

- 250 ml ungesüßte Kokos-, Mandel- oder Hanfmilch (vollfett)
- 50 g Heidelbeeren, frisch oder TK
- 1 EL Leinsamenöl
- 1 Löffel Mohnsamen-Proteinpulver ohne Zusatzgeschmack (z. B. Pure Goodness)
- ½ TL Zimt
- 5–10 Tropfen Stevia

Alle Zutaten in einen Standmixer geben und so lange mixen, bis alles gut verbunden und cremig ist.

Protein-Smoothie

1 PORTION

- 500 ml ungesüßte Kokosmilch
- 1 Löffel Hühnerei-Proteinpulver
- 200 g frische Erdbeeren, gewaschen und verlesen
- 30 g roher Spinat
- 40 g Avocado, gehackt
- 2 EL Chiasamen
- 1 EL Xylit oder 5–6 Tropfen Stevia

Alle Zutaten in einen Standmixer geben und so lange mixen, bis alles gut verbunden und cremig ist.

Mandelmilch

ERGIBT CA. 6 TASSEN

140 g geschälte Mandeln, in gefiltertem Wasser für 4–6 Stunden oder über Nacht eingeweicht
1,5 l gefiltertes Wasser
⅛ TL Meersalz
1 TL Vanilleextrakt (alkoholfrei)
5–6 Tropfen Stevia

Die eingeweichten Mandeln über einem feinen Sieb abgießen und gründlich abspülen. Alle Zutaten in einen Standmixer geben und 2–3 Minuten mixen. Durch ein sehr feines Sieb (oder durch ein Seihtuch) in einen großen verschließbaren Krug streichen. Abschmecken.

Hält sich im Kühlschrank für ca. 4–5 Tage.

Kräutertees

Bei den Kräutertees haben Sie sehr große Auswahl und können zwischen ganz verschiedenen Sorten wählen – zum Beispiel Lavendel, Minze, Rooibos, Kamille, Hibiskus und Löwenzahnwurzel. Während des 90-Tage-Programms ist es ideal, wenn Sie kein Koffein zu sich nehmen, eine Ausnahme macht weißer Tee, der zwar kleine Mengen an Koffein enthält, aber das endokrine System nicht stört und ein ausgezeichneter Blutreiniger ist, weil er Gifte aus dem Körper schwemmt. Wenn Sie Koffein vertragen, dürfen Sie täglich eine oder zwei Tassen weißen Tee trinken. Wenn gewünscht können Sie ihn mit Stevia, Luo Han Guo oder Xylit süßen.

Empfohlene Produkte

Für viele der Rezepte aus diesem Kapitel benötigen Sie Zutaten, die Sie im lokalen Bio- oder Naturkostladen, im Reformhaus oder online finden. Wenn Sie einige dieser Produkte auf Vorrat einkaufen, sind Sie so gut ausgestattet, dass Ihnen die tägliche Zubereitung der neuen Gerichte nicht schwerfallen wird. Falls das Geschäft, in dem Sie einkaufen, die Produkte nicht führt, können Sie dort darum bitten, sie für Sie zu bestellen. Natürlich können Sie sie auch online bestellen, gängige Lieferanten sind zum Beispiel vitacost.com, iherb.com, thrivemarket.com und Amazon.

Viele der gelisteten Produkte sind Online ebenfalls in Deutschland erhältlich. Manche Produkte sind vielleicht etwas schwer zu bekommen, sodass Sie diese eventuell in einem der internationalen Shops bestellen müssen, die in der Regel aber alle auch den Versand nach Europa anbieten. Achten Sie in diesem Fall darauf, möglichst viele Produkte bei einem Anbieter zu kaufen, um die Versandkosten so niedrig wie möglich zu halten. Außerdem gibt es natürlich auch neben den hier erwähnten US-amerikanischen Anbietern für sehr viele Produkte deutsche und/oder europäische Anbieter, sodass Sie auch zu lokalen Produkten greifen können – warum sollten Sie beispielsweise die Biobutter in den USA bestellen, statt in Ihrem Bioladen zu kaufen? Haben Sie einfach ein offenes Auge bei den nächsten Einkäufen, dann werden Sie sehr viele Produkte von deutschen Marken finden. Die Hersteller der folgenden Liste dienen in erster Linie zur Empfehlung.

Brot	Marke
glutenfreie Biobrotbackmischung aus Mandelmehl (Artisan Bread Mix)	Simple Mills
Kokosnuss-Wraps original oder mit Kurkuma	Nuco
Tortillas aus braunem oder schwarzen Reis	Food for Life

Brühe	Marke
Biohühnerbrühe und Biogemüsebrühe	Imagine, Pacific

Butter	Marke
ungesalzene Biobutter	Horizon
Ziegenmilchbutter	Liberté

Müsligetreide für kalte Zubereitung	Marke
Granola	Go Raw
Qi'a Superfood – Chiasamen, Buchweizen und Hanf (ursprünglicher Geschmack)	Nature's Path
Zimtmüsli mit gemischtem Getreide (Cinnamon Sprouted Cereal)	Lydia's Organics

Müsligetreide für warme Zubereitung	Marke
Amaranth, Naturreis, Teff, Hafer (glutenfrei, nach 3 Monaten)	Bob's Red Mill
brauner Milchreis	Erewhon
Buchweizen-Porridge	Pocono
Quinoaflocken	Ancient Harvest

Würze und weitere Zutaten	Marke
Bioseetangwürze	Bragg
Flüssigwürze (unfermentierte Sojasoße und sojafreie Soßen)	Bragg, Coconut Secret
Guacamole	Trader Joe's, 365
Knoblauchwürze (verschiedene Aromen)	Majestic Garlic
Kokosnussbutter	Artisana
Meersalz	HimalaSalt, Grain & Salt Society, Real Salt
Pesto frei von Milchprodukten (mild und scharf)	Basiltops
Senf (ausschließlich mit Apfelweinessig)	Trader Joe's, 365, Eden Foods Organic Yellow/Brown Mustard

Öl	Marke
Kokosnuss-, Leinsamen-, Traubenkern-, Olivenöl (kaltgepresst oder Expeller)	Spectrum

Cracker	Marke
braune Reiscracker	Hol-Grain Crackers
braune Reiswaffeln	Lundberg
Brezeln, verschiedene Geschmacksrichtungen	Mary's Gone Crackers
Cracker mit Pfeffer und Meersalz, mediterranem oder toskanischem Geschmack, glutenfrei	Crackerz Jilz

Cracker	Marke
Cracker mit Pizzageschmack, Sonnenblumen-Leinsamen-Cracker etc.	Go Raw
diverse Cracker (Zutatenliste beachten)	Awesome Foods
Gartenkräuter-, Pesto- und Tomate-Basilikum-Cracker	Two Moms in the Raw
Jalapeñocracker, Supersamencracker	Mary's Gone Crackers
Leinsamencracker, verschiedene Sorten	Mauk Family Farms
Leinsamen- und Kräutercracker	Raw Makery
Mandelcracker (verschiedene Sorten wie Rosmarin, Basilikum, Tomate)	Simple Mills

Getränke	Marke
Apfelweinessig-Getränk, versch. Geschmacksrichtungen wie Ingwer, mit Stevia gesüßt etc.	Bragg
Mineralwasser und Sprudel	Gerolsteiner
Smartwater	Glaceau
Zitronenwasser	Suja

Vollkorngetreide und Mehl	Marke
brauner Reis	Lundberg
Buchweizen-, Hirse-, Sorghum- und Teffmehl (bio)	Arrowhead Mills
glutenfreie Mischung für Pizzateig	Simple Mills
glutenfreies Getreide, Mehl, Wildreis	Bob's Red Mill
Mischung für Pfannkuchen, Mandelmehl, Reismehl (süß, braun)	Authentic Foods
Mischung für Waffeln und Pfannkuchen, zuckerfreie Mischung für Muffins, Mehlmischung, Pizzamischung	Namaste Foods
Quinoamehl (bio)	Ancient Harvest

Fleischwaren*	Marke
Bioputenbrust, geräuchert oder mit Kräutern	Applegate Farms
geräucherter Putenschinken, versch. Sorten wie Kräuter, Pfeffer, Natur	Diestel Turkey Ranch
Putenschinken ofengeräuchert, ohne Salz; Putensalami	Whole Foods Market

*Hinweis: Enthalten viel Natrium, nur in kleinen Mengen verzehren.

Milchersatz*	Marke
Biokokosmilch, ungesüßt	Asian Creations – Thai Kitchen
Biokokosnusscreme, Biokokosmilch	Native Forest
Biomandelmilch, original und mit Vanille, ungesüßt	Pacific Natural Foods
Hanfmilch, ungesüßt	Tempt (Living Harvest)
Kokosmilch, ungesüßt	So Delicious
Mandel- & Cashewcreme, ungesüßt (nach 3 Monaten)	MimicCreme
Mandelmilch, Kokosmilch	365 (Whole Foods Market)
Mandelmilch, original und mit Vanille, ungesüßt	Blue Diamond Almond Breeze

*Hinweis: Lesen Sie bitte die Zutatenliste durch, da einige dieser Hersteller gesüßte und ungesüßte Produkte unter gleichem Namen anbieten.

Nüsse und Samen und Nuss- und Samen-Butter	Marke
Kokosbutter	Artisana
Kürbiskernbutter, bio	Jarrow Formulas
Kürbiskerne, Sonnenblumenkerne, würziger Kernemix, einfacher Kernemix	Go Raw
Mandel-, Sonnenblumenkernbutter	MaraNatha
rohe Nüsse, rohe oder geröstete Mandelbutter, Macadamiabutter	Trader Joe's
rohe Nüsse und Nussbutter	Whole Foods Market
Sesam-Tahini, bio	Arrowhead Mills
Tahini, bio	Once Again

Pasta	Marke
braune Reisnudeln	Lundberg, Trader Joe's
braune Reisnudeln, Quinoapasta	Andean Dream
Penne, Spaghetti, Fettuccine, Pipe Rigate etc.	Rizopia Organic
Tinkyada-Seetangnudeln	Sea Tangle Noodle Company

Proteinpulver	Marke
Hanf-Proteinpulver, ungesüßt	Tempt (Living Harvest)
Hühnerei-Proteinpulver	NOW Foods, MRM

Proteinpulver	Marke
Instant-Hühnerei-Proteinpulver	Gifted Earth Originals
Kürbiskernprotein, ungesüßt	Pure Goodness
Reisprotein, pur oder Vanillegeschmack	NutriBiotic
Reis-Proteinpulver, pur, Vanille oder Schoko (nach 2 Monaten)	Growing Naturals
Vanille-Chai-Pulver	Amazing Meal
Vanille-Protein-Shake	Rainbow Light

Salsa	Marke
afrikanische scharfe Soße	Brother Bru-Bru's
Habanero-Salsa	Frontera
milde oder scharfe Salsa	Green Mountain, Gringo 365
Salsa	Tacupeto

Snacks	Marke
Grünkohlchips	Brad's Raw Foods, Alive & Radiant Foods
Hirse-Popcorn »Tru-Pop Popping Sorghum«	Just Poppin
Kakao mit Xylit aus Birkenrinde »Rox Chox«	Rox Chox
Nusskekse »Nutty Nibbles«, zuckerfreie Varianten	Nut Just a Cookie
Trockenfleisch-Sticks »Steve's Original Paleo Stix«	Steve's PaleoGoods

Süßungsmittel	Marke
Chicoréewurzel	Just Like Sugar
Luo Han Guo	Jarrow Formulas
Stevia, flüssig und Pulver, verschiedene Geschmacksrichtungen	Sweet Leaf, Kal (bester Geschmack)
»SweetFiber« (Inulin, Luo Han Guo)	Purpose Foods
Xylitpulver (Ultimate Sweetener, Xyla)	Ultimate Life, Xylitol USA

Essig*	Marke
Apfelweinessig, roh, nicht pasteurisiert	Bragg, Spectrum

*Hinweis: Immer im Kühlschrank aufbewahren.

Alternativen zu Weizen

Die folgende Liste gibt Ihnen einen Überblick über die vielen Getreidesorten und Getreidesubstitute, die Sie anstelle von Weizen verwenden können. Sie sehen hier auch, in welchen Darreichungsformen diese erhältlich sind.

Alternative	erhältlich als
Amaranth	Mehl
Buchweizen	Mehl, Nudeln, Schrot
Hafer*	Flocken, Mehl, Vollkorn
Haselnuss	Mehl
Hirse	Mehl, Vollkorn
Hülsenfrüchte*	Mehl (schwarze Bohnen, Ackerbohnen/Saubohnen, Kichererbsen, Mungbohnen, Pintobohnen, rote und grüne Linsen, weiße Bohnen)
Kastanie	Mehl
Kokosnuss	Mehl
Mandeln	Mehl, Kleie, Mandelbutter
Quinoa	Frühstücksgetreide, Mehl, Vollkorn
Reis (natur)	Brot, Cracker, Tortillas, Reiswaffeln, Vollkorn
Seetang	Nudeln
Sorghum	Mehl, Vollkorn
Teff	Mehl, Vollkorn
weiße Bohnen*	Mehl
Wildreis	Mehl, Vollkorn, Reiswaffeln

*Hinweis: Während der ersten zwei Monate nicht verzehren.

Leslies Erfahrungen

Ich bin jetzt in meinem zweiten Monat der Anti-Candida-Diät. Ich fühle mich super und die ewigen Pilzinfektionen und ständigen Erkältungen, die ich schon so lange hatte, scheinen verschwunden zu sei. Ich habe bis jetzt 8 Kilo abgenommen. Bevor ich Sie und Ihr Buch entdeckt habe, wog ich um die 87 Kilo. Ich hatte keine Hoffnung mehr, war depressiv und fühlte mich elend. Mir war ständig schlecht, und keine Medizin half bei den immer wieder auftretenden Pilzinfektionen.

Ich bin so dankbar für Ihr Buch und die Arbeit, die Sie leisten. Dank Ihrer Ratschläge bin ich auf dem Weg, gesund zu werden und mich wieder wohlzufühlen. Und was noch wichtiger ist: Ich fühle mich großartig. Ich vertraue mir selbst und meinen Selbstheilungskräften, ich bin sicher und bestärkt darin, dass mein Körper dazu in der Lage ist, wieder zu seinem Idealzustand zurückzukehren.

Annes Erfahrungen

Nach den Rezepten der Anti-Candida-Diät zu kochen, hat mir völlig neue Wege der Ernährung eröffnet. Ich dachte vorher, Blumenkohl sei total langweilig, also habe ich ihn nie gegessen. Seit ich immer mehr Gemüsesorten in meinen Speiseplan aufgenommen habe, habe ich festgestellt, dass Blumenkohl ein unglaublich abwechslungsreiches Gemüse und richtig lecker ist!

8.

Wichtige Nahrungsergänzungsmittel – Gesundheit und Vitalität wiederherstellen

Die Ernährung ist die wichtigste Komponente in unserem Anti-Candida-Programm. Denn der sicherste Weg, Ihren Körper von Candida zu befreien, ist, ihn mit Nahrung zu versorgen, die ihn optimal bei der Gesundung unterstützt, während er von der Nahrung, die ihn krank gemacht hat, entgiftet wird.

Der Körper kann jedoch nicht alles, was er braucht, aus der Nahrung ziehen, vor allem dann nicht, wenn Sie an einer schweren Candidose leiden. Außerdem sind leider durch die moderne Landwirtschaft die Böden ihrer Mineralien beraubt worden, sodass wir heute fünf- bis zehnmal so viel wie unsere Großeltern essen müssen, um den gleichen Nährwert zu erhalten, der noch vor hundert Jahren in den Nahrungsmitteln steckte. An dieser Stelle setzen Nahrungsergänzungsmittel an. Wie ich in diesem Buch immer wieder erwähnt habe, erfüllen diese Ergänzungen vielfältige Zwecke. Sie ersetzen Vitamine und Mineralien in Lebensmitteln, die auf ausgelaugten Böden gewachsen sind, unterstützen die Entgiftung des Körpers und versorgen uns mit Nährstoffen, Vitaminen und Mineralien, die wir für eine dauerhafte Gesundheit und für ein gesundes Alter brauchen.

Ich biete zwar in diesem Buch Anleitungen für die Einnahme der empfohlenen Nahrungsergänzungsmittel, empfehle aber, dass Sie sich mit Ihrem Arzt oder Gesundheitsberater absprechen, bevor Sie diätetische Ergänzungen zu sich nehmen.

Bevor Sie damit beginnen, die Ergänzungsmittel einzunehmen, hier einige grundsätzliche Empfehlungen:

Wie bei jeder speziellen Diät oder Nahrungsergänzung sollten Sie Ihren Arzt oder Gesundheitsberater konsultieren, bevor Sie eines der Programme aus diesem Buch durchführen, beziehungsweise bevor Sie eine der diätetischen Ergänzungen zu sich nehmen. Er kann Ihnen mitteilen, ob eventuelle Nebenwirkungen mit anderen Mitteln oder Medikamenten, die Sie einnehmen, auftreten können, und sagt Ihnen auch, ob bei Ihrem Gesundheitszustand etwas besonders zu beachten ist.

Jeder Mensch ist anders und mein Programm habe ich zusammengestellt auf der Basis meiner Erfahrung mit Tausenden Klienten, mit denen ich im Laufe der Jahre gearbeitet habe. Es handelt sich hierbei immer um Vorschläge; eine Garantie kann ich Ihnen leider nicht geben.

Schwangere und Frauen, die in der Stillzeit sind, sollten bis nach dem Abstillen warten, bevor sie mit dem 90-Tage-Programm beginnen. Im Zweifelsfall konsultieren Sie dazu immer Ihren Arzt.

Wenn Sie nicht mindestens einmal täglich Stuhlgang haben, sollten Sie nicht mit der Einnahme eines antimykotischen Mittels beginnen. Die Verdauung muss entsprechend verbessert werden, bevor Sie dies einnehmen. Lesen Sie dazu im Abschnitt »Ergänzungsmittel für spezielle Bedürfnisse« auf Seite 226, welche Mittel bei Verstopfung helfen.

Kaufen Sie Nahrungsergänzungsmittel ausschließlich aus zuverlässigen Quellen, zum Beispiel bei Ihrem Gesundheitsberater, bei speziellen Nahrungsergänzungsfirmen, Naturkostläden oder in Onlineshops wie vitacost.com, iherb.com, naturprodukte.shop oder evitamins.com. Im Abschnitt »Bezugsquellen« (Seite 267) finden Sie Anbieter für alle hier aufgeführten Ergänzungsmittel. In einigen der Produkte sind geringe Mengen an Soja enthalten, was aber akzeptabel ist aufgrund der Menge und weil der verwendete Rohstoff in der Regel nicht genmanipuliert wird. Ergänzungsmittel, die im Supermarkt oder Drogeriemarkt verkauft werden, enthalten oft Zucker, synthetische Farbstoffe und Füllstoffe. Lesen Sie daher die Zusatzlisten durch und kaufen Sie die Produkte nur, wenn dort »ohne Farbstoffe, Füllstoffe, Zucker, Mais oder Hefe« oder Ähnliches steht.

Die Produkte der Reihe »abX products« habe ich selbst entwickelt. Ich kann sie wärmstens empfehlen, da ich sie mit guten Erfolgen jahrelang in meiner Praxis eingesetzt habe. Sie sind natürlich nur eine von verschiedenen Möglichkeiten und nicht zwingend notwendig. Wichtig ist, dass Sie die Bereiche, in denen Ihr Körper im Ungleichgewicht ist, behandeln und die dafür richtigen Vitamine/Ergänzungsmittel einnehmen, wie hier beschrieben.

Wenn Sie außerhalb der USA leben und eventuell einige der Produkte nicht bestellen können, halten Sie Ausschau nach vergleichbaren Produkten, die ähnliche Inhaltsstoffe wie die hier empfohlenen haben. Gehen Sie dazu online und schauen sich die Liste der Inhaltsstoffe der Produkte an.

Grundsätzlich empfehle ich, die Ergänzungsmittel innerhalb einer Stunde nach einer Mahlzeit einzunehmen. Wenn Sie Probleme haben, mehr als eine oder zwei Tabletten auf einmal zu schlucken, nehmen Sie die Mittel direkt vor dem ersten Bissen Ihrer Mahlzeit statt nach dem Essen, dann fühlen Sie sich noch nicht so überfüllt. Manche Tabletten nimmt man am besten auf leeren Magen ein; wenn das der Fall ist, ist der ideale Zeitpunkt 15 bis 30 Minuten vor oder 1 bis 1½ Stunden nach dem Essen.

Vergessen Sie nicht, ausreichend Wasser und Kräutertee zu trinken – täglich mindestens 30 Milliliter Wasser pro Kilogramm Körpergewicht.

Auf den ersten Blick scheint es vielleicht ziemlich aufwändig zu sein, die Ernährung umzustellen und dann auch noch all die Ergänzungsmittel einzunehmen. Für einen leichteren Start in das Programm können Sie eine Woche, bevor Sie loslegen, schon einmal die Grundnahrungsmittel einkaufen und sich Gedanken über Ihren Speiseplan machen. Dabei können Sie zum Beispiel auch überlegen, was Sie während des Programms im Restaurant essen können. Kaufen oder bestellen Sie die empfohlenen Nahrungsergänzungsmittel zur Entgiftung und Wiederherstellung Ihres Körpers (siehe »Bezugsquellen« auf Seite 267). Wenn Sie die erste Woche hinter sich gebracht haben, werden Sie sich langsam besser fühlen – Sie sind klarer, haben mehr Energie und werden spüren, dass Sie sich an den Rhythmus des 90-Tage-Programms anpassen.

Hinweis: Wenn Sie sich für den langsamen Einstieg entschieden haben, beginnen Sie Ihr 90-Tage-Programm erst, wenn Sie die Nahrungsmittel von der Liste der nicht erlaubten Lebensmittel nicht mehr zu sich nehmen.

Ein Überblick über das 90-Tage-Programm inklusive der Nahrungsergänzungsmittel

Monat 1, Tag 1–30

Ernährung

Zucker, fermentierte Produkte, Produkte mit Hefe, Milchprodukte, raffinierte Kohlenhydrate, Mais, Gluten, Transfette, Koffein (außer in weißem Tee) und Alkohol meiden.

Antimykotisches Mittel (langsam steigern)

Nehmen Sie eines der folgenden antimykotischen Mittel. Wählen Sie auf der Grundlage Ihrer Bedürfnisse entweder ein Mittel auf Kräuterbasis (empfohlen) oder eine pharmazeutische Alternative (siehe dazu den Abschnitt »Der Einsatz antimykotischer Mittel« in Kapitel 4, Seite 66):

- Candida abX von Quintessential Healing
- Candida Cleanse von Rainbow Light
- Candida Support von NOW Foods
- Nystatin
- Diflucan (nur als Starthilfe zur Vernichtung der Pilze; danach zu Nystatin wechseln)

Wie in Kapitel 4 beschrieben, sind pharmazeutische Mittel wie Diflucan und Nystatin für Menschen mit einer Autoimmunerkrankung, Krebs oder bei ernsthaften Angstzuständen und/oder Depressionen oder psychischen Krankheiten empfehlenswert. Diflucan kann als Starthilfe für Ihren Körper eingesetzt werden, um zu Beginn des Programms die Pilze zu eliminieren. Nachdem man mit dem Mittel die Pilzvernichtung auf Touren gebracht hat, kann man zu Nystatin oder einem Kräutermittel übergehen, wie im Folgenden beschrieben.

Art der Einnahme eines antimykotischen Mittels
Wenn Sie Candida abX, Candida Cleanse oder Candida Support in Tablettenform einnehmen, beginnen Sie mit einer Tablette täglich nach einer Mahlzeit und steigern Sie die Dosis langsam mit einer zusätzlichen Tablette alle drei Tage, bis Sie die

empfohlene Dosierung der Tabelle »Monat 1: Einnahmeplan für die Tage 1–30« von Seite 216 erreicht haben. Bei einer schweren Candidose empfehle ich, die Einnahme eines antimykotischen Mittels auf Kräuterbasis zu verdoppeln, also über einen Zeitraum von drei bis vier Monaten dreimal täglich zwei Tabletten nach den Mahlzeiten einzunehmen, und dies danach auf eine Tablette dreimal täglich zu reduzieren. Diese Dosierung ist ähnlich stark wie Nystatin.

Diflucan und Nystatin sind verschreibungspflichtige Medikamente. Sie müssten also einen Arzt finden, der bereit ist, Ihnen dafür ein Rezept auszustellen, und die Mittel dann nach seinen Anweisungen einnehmen. Im Folgenden finden Sie einen Einnahmeplan für pharmazeutische Antimykotika, der bei meinen Patienten gut funktioniert hat, aber befolgen Sie bitte immer den Rat Ihres Arztes.

Vorschlag für die Einnahme eines pharmazeutische Antimykotikas (Nystatin): Die Dosierung von Nystatin für einen Erwachsenen ist dreimal täglich eine Tablette (500 000 Einheiten), Einnahme ohne Nahrung eine halbe Stunde vor dem Essen. Nur mit Nahrung einnehmen, wenn es ansonsten zu Magenproblemen führt. Die Dosierung langsam erhöhen.

Vorschlag für den Schnellstart mit Diflucan für Menschen mit Krebs, einer Autoimmunerkrankung oder psychischen Erkrankung: Fragen Sie Ihren Arzt nach einem Rezept für drei 150-mg-Tabletten, nehmen Sie davon alle drei Tage eine Tablette ein.

Danach wechseln Sie zu Nystatin: Nach dem Schnellstart mit Diflucan (eine Tablette alle drei Tage) beginnen Sie langsam mit der Nystatineinnahme und erhöhen Sie die Dosierung, bis Sie dreimal täglich eine Tablette einnehmen. Beginnen Sie mit einer Tablette täglich und steigern Sie die Dosis nach drei Tagen auf zweimal täglich eine Tablette und nach weiteren drei Tagen auf dreimal täglich eine Tablette. Behalten Sie diese Dosierung für sechs bis zwölf Monate bei. Fügen Sie ab dem dritten Monat Probiotika wie 11-Strain Probiotic Powder, Flora 20-14, Ultimate Flora 30 Billion oder Garden of Life Dr. Formulated Probiotics Once Daily 30 Billion hinzu, die Sie zu einem anderen Zeitpunkt als die Nystatintablette nehmen sollten.

Sie können natürlich auch zu einem Mittel auf Kräuterbasis wechseln: Nach dem einwöchigen Schnellstart mit Diflucan wechseln Sie zu Candida abX oder einem der anderen antimykotischen Mittel auf Kräuterbasis und nehmen dieses wie bei chronischen Krankheiten angegeben für mindestens zwölf Monate ein. Um den bestmöglichen Nutzen des anderen antimykotischen Mittels zu haben, sollten Sie das Präparat alle drei Monate wechseln. Ab dem dritten Monat fügen Sie ein Probiotikum wie 11-Strain Probiotic Powder, Flora 20-14 oder Ultimate Flora 30 Billion hinzu, dass Sie nicht gleichzeitig mit dem Antimykotikum einnehmen.

Hinweise:
Wenn Sie sich dazu entschließen, Diflucan länger als eine Woche lang einzunehmen, sollten Sie von Ihrem Arzt Ihre Leberwerte überwachen lassen.

Antimykotische Mittel können dazu führen, dass Sie sich schlechter fühlen, bevor es Ihnen besser geht. Erhöhen Sie die Dosierung langsam, damit Ihr Körper sich an die Eliminierung der Gifte gewöhnen kann.

Wenn Sie im Rollstuhl sitzen oder ans Bett gefesselt sind, sollten Sie keine pharmazeutischen Antimykotika einnehmen. Nehmen Sie zunächst einen Monat lang Probiotika und fügen Sie dann Candida abX nach den obigen Anweisungen hinzu.

Zugabe von Nahrungsergänzungsmitteln

Zusätzlich zu einem antimykotischen Mittel empfehle ich die folgenden Ergänzungsmittel, um eine ordentliche Entgiftung und Wiederherstellung des Körpers zu gewährleisten.

Mittel zur Darmheilung – 1 Messlöffel auf 125–175 ml Wasser auf leeren Magen nach dem Aufstehen

Diese Kräuter- und Aminopulver enthalten Flavonoide, Phytochemikalien und Antioxydanzien, die die Wiederherstellung und Heilung der Darmschleimhaut unterstützen. Sie sind wichtig, um ein Leaky-Gut-Syndrom zu verbessern, das zu Entzündungen im Körper führt. Die Mittel helfen bei Säurereflux, Sodbrennen, Geschwüren und Benommenheit und verringern den Heißhunger nach Zucker und Kohlenhydraten. Wenn Sie Sodbrennen, Säurereflux, diverse Allergien oder schwere Magen-Darm-Symptome haben, nehmen Sie vor dem Schlafengehen einen zusätzlichen Löffel ein.

Marken
- Repairvite and K-63 von Apex Energetics
- IntestiNEW von ReNew Life

Vitamin C – 300–700 mg aus Vollwertprodukten oder 3000 mg täglich

Kaufen Sie Vitamin C aus Vollwertprodukten oder ein Präparat mit mineralischen Ascorbaten und/oder Bioflavonoiden. Reine Ascorbinsäurekristalle können den Magen und die Darmschleimhaut irritieren. Ich bevorzuge Mittel, die Quercetin und Bromelain zur Vermeidung von Entzündungen enthalten. Die Dosis sollten Sie über den Tag verteilt einnehmen, da der Körper nicht alles davon auf einmal verarbeiten kann. Die Dosierung von Vitamin C sollten Sie langsam steigern. Sollten Sie Durchfall bekommen, reduzieren Sie die Dosis wieder. Sie können Vitamin-C-Pulver mit oder ohne Nahrung einnehmen, am besten sind aber Tabletten nach einer Mahlzeit oder einem Snack.

Marken

- QBC Plex von Solaray
- Aller C von Vital Nutrients
- Dr. Schulze's Super-C Plus, Tabletten oder Pulver

Mittel für den Blutzuckerspiegel/Nebennieren – dreimal täglich 1 Tablette zu den Mahlzeiten

Diese Kräuter-Vitamin-Präparate unterstützen Sie dabei, den Blutzuckerspiegel zu normalisieren, helfen bei Hypoglykämie (niedriger Blutzucker), gleichen Hochs und Tiefs im Energielevel aus und verringern den Heißhunger auf Zucker/Kohlenhydrate. Sie können auch nach dem 90-Tage-Programm bei Bedarf eingenommen werden, zum Beispiel wenn sich ein Heißhunger auf Zucker/Kohlenhydrate einstellt oder hypoglykämische Symptome wieder auftreten. Diabetiker sollten statt dieser Mittel während des 90-Tage-Programms ein Insulinresistenzmittel wie Glysen oder Pancreas Tonic nehmen (siehe »Marken« bei den kommenden Mitteln).

Marken

- Gluco abX von Quintessential Healing
- Bio-Glycozyme Forte von Biotics Research

Mittel bei hohem Blutdruck und Insulinresistenz – dreimal täglich 1 Kapsel zu den Mahlzeiten

Diese Kräuter-Vitamin-Präparate unterstützen Sie bei erhöhten Blutzuckerwerten (Hyperglykämie) und Insulinresistenz. Sie können wenn benötigt auch als Langzeitpräparate nach dem 90-Tage-Programm eingenommen werden. Wenn Sie nach der Einnahme aufgedreht oder ängstlich sind, lassen Sie die abendliche Pille weg. Wenn die Symptome anhalten, nehmen Sie das Produkt gar nicht mehr ein und wählen Sie stattdessen ein Multivitamin-Mineral-Präparat wie Life Extension Two-Per-Day Capsules oder Designs for Health Complete Multi oder ein Präparat gegen Blutzucker, Prädiabetes/Diabetes und Insulinresistenz.

Marken

- Glysen von Apex Energetics
- Pancreas Tonic von Made in USA

Mittel für die Gallenblase – langsam bis auf dreimal täglich 1 Tablette zu den Mahlzeiten erhöhen

Diese Kräuter-Vitamin-Präparate regen die Gallensekretion an, entlasten die Gallenblase und unterstützen Ihren Körper bei der Eliminierung von Giften aus der Gallenblase und der Leber. Nur im ersten Monat einnehmen und für Monat 2 und 3 zu einem Lebermittel wechseln.

Marken

- Gallbladder abX von Quintessential Healing
- Liv-Gall Cleanse von Herbal Factors
- Lipo-Gen von Metagenics

Hinweise

- Wenn Ihre Gallenblase entfernt wurde, können Sie trotzdem eines der Mittel zur Unterstützung des Verdauungsprozesses einnehmen.
- Wenn nach Sie der Einnahme Durchfall oder Magenbeschwerden haben, setzen Sie das Mittel für drei Tage ab und beginnen Sie danach mit einer Tablette pro Tag, steigern Sie dies langsam auf dreimal täglich 1 Tablette. Falls der Durchfall wiederkommt, setzen Sie das Mittel komplett ab und wechseln zu einem Lebermittel.

Vitamin E – 400 IU (10 mcg) täglich

Achten Sie beim Kauf von Vitamin E darauf, dass es auf natürlicher Basis hergestellt ist, d-Tocopherol ist gut, dl-Tocopherol ist synthetisch hergestellt. Das Vitamin E sollte sowohl Tocopherole als auch Tocotrienole enthalten.

Marken

- E Gems Elite von Carlson
- familE von Jarrow Formulas

Hinweise

- Nehmen Sie kein Vitamin E ein, wenn Sie Blutverdünner einnehmen.
- Zwei Wochen vor einer Operation das Vitamin E absetzen, damit sich die Blutgerinnung normalisiert.
- Wenn Sie plötzlich zu blauen Flecken neigen, verringern Sie die Dosis von Vitamin E.

Verdauungsenzyme – 1 Tablette nach jeder Mahlzeit (optional)

Es ist gut, während der ersten ein oder zwei Monate zusätzlich ein Verdauungsenzym einzunehmen, das Sie beim Verdauen, der Aufnahme der Nährstoffe und der Ausscheidung unterstützt. Vor allem, wenn Sie kein Gluco abX oder Gallbladder abX, die Enzyme enthalten, einnehmen, ist dies empfehlenswert. Sollten Sie Probleme mit der Verdauung von tierischem Protein haben (Aufstoßen und Sodbrennen), kaufen Sie ein Enzym, das Pepsin und Salzsäure (HCl) enthält. Bei niedrigem Blutzucker – während des Tages schwankt Ihre Energie zwischen Hochs und Tiefs und Sie fühlen sich zittrig und mürrisch, wenn Sie eine Mahlzeit auslassen – nehmen Sie Pankreatin, ein Ergänzungsmittel, das die Bauchspeicheldrüsenenzyme Lipase, Protease und Amylase enthält. Wenn Sie Vegetarier sind oder leichte Verdauungsprobleme haben, verwenden Sie ein Verdauungsenzym auf Pflanzenbasis.

Marken

- Enzy-Gest von Priority One, ein komplettes Verdauungsenzym/Bauchspeicheldrüsenenzym mit HCl, Pepsin und Pankreatin
- Digest Gold von Enzymedica, auf Pflanzenbasis, für Vegetarier

Geschroteter Leinsamen – 1 Teelöffel in 250 ml Wasser

Ballaststoffe sind der Schlüssel zu täglichem Stuhlgang, zum Ausschwemmen von Abfallprodukten aus der Darmschleimhaut und zur Verringerung des Cholesterins. Sie können den Leinsamen statt in Wasser auch in einen Smoothie geben oder über Salat beziehungsweise Gemüse streuen. Bewahren Sie ihn nach dem Öffnen im Kühlschrank auf.

Marken

- Bob's Red Mill
- Spectrum Organic

Rotkleetee – langsam auf 4 Tassen täglich erhöhen

Dieses Kraut reinigt das Blut, die Leber und die Nieren. Mit einem gehäuften Teelöffel des losen Krauts können Sie eine Tasse Tee zubereiten. Für vier Tassen bringen Sie 1 Liter gefiltertes Wasser zum Kochen und stellen es dann aus. Vier Teelöffel des Krauts in eine Kaffeepresse (auch genannt French Press) geben, das kochende Wasser hineingießen, den Tee für 15 Minuten ziehen lassen, dann das Sieb langsam nach unten drücken. Sie können auch Eiswürfel hinzugeben, um Eistee zu erhalten, den Sie im Laufe des Tages trinken. Die hergestellte Menge sollten Sie immer am selben Tag konsumieren, der Tee schimmelt schnell, selbst wenn er im Kühlschrank aufbewahrt wird. Sie können auch Teebeutel verwenden, wenn Sie nicht so viel Tee auf einmal aufsetzen möchten (Celebration oder Alvita sind gute Marken).

Hinweise

- Trinken Sie keinen Rotkleetee, wenn Sie unter einer Gräserpollenallergie, Geschwüren oder Säurereflux leiden oder wenn Sie blutverdünnende Medikamente einnehmen. Trinken Sie in diesem Fall stattdessen eine Tasse weißen Tee (bio) mit wenig Koffein oder eine Tasse Löwenzahnwurzeltee täglich.
- Kaufen Sie ausschließlich Biorotkleetee, entweder die losen Blätter oder Teebeutel. Eine gute Marke für losen Biotee ist Mountain Rose Herbs (siehe »Bezugsquellen« auf Seite 268).
- Manche Menschen berichten, dass das abendliche Trinken von Rotkleetee sie wach hält. Das ist ein Resultat der Blutreinigung. Wenn es Ihnen so geht, sollten Sie nach 17 Uhr keinen Rotkleetee mehr trinken.

Molybdän – täglich 150 mcg (optional)

Dieses Spurenelement unterstützt beim Abbau von Acetaldehyd, einem wichtigen Nebenprodukt der Candida. Es kann dabei helfen, die Entgiftungssymptome wie Benommenheit, Unaufmerksamkeit, Kopfschmerzen und Schwindel zu lindern. Einnehmen in der Form, wie Sie es brauchen, bis die Symptome abklingen.

Marke

- Country Life

Monat 1: Einnahmeplan für die Tage 1–30

Mittel	Nach dem Aufstehen	Frühstück	Mittagessen
antimykotisches Mittel (Dosierung abhängig vom Produkt) +,#	X		X (½ Stunde vor dem Essen)
RepairVite §	1 Messlöffel		
Vitamin C	Dosierung abhängig vom Produkt		
Gluco abX oder Glysen		1	1
Gallbladder abX #		1	1
Vitamin E (400 IU)		1	
Verdauungsenzyme		1	1
geschroteter Leinsamen	1 TL irgendwann im Laufe des Tages		
Rotklee-Tee #	4 Tassen täglich		
Molybdän, 150 mcg (optional)	1		

* Ergänzungsmittel, die nach dem Essen eingenommen werden, sind besser verdaulich und geben Ihnen kein aufgeblähtes Gefühl, wenn Sie sie direkt vor dem ersten Bissen statt nach dem letzten Bissen einnehmen.

+ Antimykotisch/antimikrobiell: Candida abX, Candida Cleanse, Pau-d'Arco-Tabletten oder Nystatin (3x täglich 1 Tablette) oder Pau-d'Arco-Tinktur. Nach dem Schnellstart mit Diflucan (eine 150-mg-Tablette alle drei Tage) zu einem antimykotischen Mittel auf Kräuterbasis oder zu Nystatin wechseln. Nystatin kann bei einer Autoimmunerkrankung bis zu zwei Jahre lang eingenommen werden. Bei den antimykotischen Mitteln die Dosis langsam an die maximale anpassen. Falls eines der Mittel Magenbeschwerden verursacht, besser zum Essen als ½ Stunde davor einnehmen.

Dieses Mittel langsam steigern – die ersten 3 Tage 1 Tablette oder 1 Tasse, dann die nächsten 3 Tage auf 2 Tabletten/Tassen erhöhen usw. Trinken Sie keinen Rotkleetee, wenn Sie unter einer Gräserpollenallergie, Geschwüren oder Säurereflux leiden oder wenn Sie blutverdünnende Medikamente einnehmen.

§ RepairVite: Mit 125–175 ml Wasser vermischen. Wenn Sie Sodbrennen, Säurereflux, diverse Allergien oder schwere Magen-Darm-Symptome haben, nehmen Sie vor dem Schlafengehen einen zusätzlichen Löffel ein.

Abendessen	Vor dem Schlafengehen	Nach den Mahlzeiten*	Auf leeren Magen
X (½ Stunde vor dem Essen)			X
			X
		X (Tabletten/Pulver)	X (nur Pulver)
1	1	X	
1			X
		X	
1		X	
		X	X
		X	X
		X	

Monat 2 und 3, Tag 31–90

Ernährung

Zucker, fermentierte Produkte, Produkte mit Hefe, Milchprodukte, raffinierte Kohlenhydrate, Mais, Gluten, Transfette, Koffein (außer in weißem Tee) und Alkohol weiterhin meiden

Antimykotisches Mittel

Nehmen Sie Ihr antimykotisches Mittel in der Dosierung, die Sie nach dem ersten Monat erreicht haben, weiter ein. Bei schwerer Candidose sollten Sie die Dosis bei Candida abX oder Candida Cleanse bei dreimal täglich 2 Tabletten belassen.

Zugabe von Nahrungsergänzungsmitteln

Mittel für die Leber – langsam bis auf dreimal täglich 1 Tablette zu den Mahlzeiten erhöhen

Diese Kräuterpräparate unterstützen Sie bei der Leberentgiftung, indem sie schädliche Chemikalien in wasserlösliche Substanzen umwandeln, die dann leicht über Urin und Kot ausgeschieden werden können. Während der Monate 2 und 3 des Programms einnehmen. Dieses Präparat ersetzt Gallbladder abX beziehungsweise Lipo-Gen, das Sie im ersten Monat einnehmen.

Marken

- Liver abX von Quintessential Healing
- Daily Liver Support von ReNew Life
- Lipo-Gen von Metagenics

Omega-3-Fischöl – 1200–1500 mg täglich zu den Mahlzeiten

Omega-3 ist eine essenzielle Fettsäure, die nicht vom Körper hergestellt wird und dabei hilft, Entzündungen zu verringern. Sie nährt die Hirn- und Nervenzellen und unterstützt die Herz-Kreislauf-Funktion. Sie sollten eine Marke kaufen, die PCB-frei ist (also keine krebserregenden künstlich hergestellten Chemikalien enthält, die früher in elektronischen Bauteilen und als Industriechemikalie verwendet wurden). Die folgenden Marken sind alle PCB-frei.

Marken

- Ultimate Omega 3 fish oil gels von Nordic Naturals
- Elite Omega-3 Gems Fish Oil, Professional Strength von Carlson
- OmegaGenics EPA-DHA 720 von Metagenics

Hinweis

- Nehmen Sie kein Fischöl zu sich, wenn Sie blutverdünnende Medikamente einnehmen. Zwei Wochen vor einer Operation das Fischöl absetzen, damit sich die Blutgerinnung normalisiert.

Mittel für den Blutzucker/die Nebennieren – zweimal täglich 1 Tablette zu den Mahlzeiten

Wenn Sie immer noch Heißhunger auf Zucker/Kohlenhydrate verspüren und/oder hypoglykämisch sind, nehmen Sie während Tag 31 bis 60 weiterhin Gluco abX oder Bio-Glycozyme Forte ein. Sollten Sie sich stabil fühlen, wechseln Sie von Gluco abX zu Adrenal abX (siehe übernächsten Punkt), um die Nebennierenfunktion auszubalancieren und Ihnen mehr Energie zu geben.

Marken

- OmegaGenics EPA-DHA 720 von Metagenics
- Gluco abX von Quintessential Healing
- Bio-Glycozyme Forte von Biotics Research

ODER

Mittel bei Bluthochzucker, Prädiabetes, Diabetes oder Insulinresistenz – dreimal täglich 1 Tablette zu den Mahlzeiten

Nehmen Sie für die Tage 31–90 weiterhin Glysen oder Pancreas Tonic ein, wenn Sie Diabetiker sind oder immer noch mit einer Insulinresistenz kämpfen. Diese Mittel können, wenn benötigt, auch als Langzeitpräparate nach dem 90-Tage-Programm eingenommen werden.

Marken

- Glysen von Apex Energetics
- Pancreas Tonic von Made in USA

Mittel für die Nebennieren – zweimal täglich 1 Tablette zu den Mahlzeiten

Diese Kräuter-Vitamin-Präparate halten die Nebennierenfunktion im Gleichgewicht und sind sinnvoll, um von Müdigkeit und Stresserscheinungen zu befreien. Wenn Sie Vegetarier sind, können Sie Adaptocrine, Adrenal Health oder koreanischen roten Ginseng (siehe unten »Pflanzenbasierte Mittel für die Nebennieren«) einnehmen. Wenn Ihr Energielevel optimal ist, wechseln Sie von Adrenal abX zu einem Multivitamin-und-Mineralien-Präparat (Life Extension's Two-Per-Day Capsules oder Designs for Health's Complete Multi).

Marken

- Adrenal abX von Quintessential Healing

ODER

Pflanzenbasierte Mittel für die Nebennieren – zweimal täglich 1 Tablette zu den Mahlzeiten

Diese Kräuter-Vitamin-Präparate sind für Vegetarier geeignet. Sie helfen dabei, Sie von Müdigkeit und Stresserscheinungen zu befreien und können als Langzeitpräparat auch nach dem 90-Tage-Programm konsumiert werden.

Marken

- Adaptocrine von Apex Energetics
- Adrenal Health von Gaia Herbs
- Koreanischer roter Ginseng von Prince of Peace oder Imperial Elixir

Nachtkerzenöl, nur für Frauen – zweimal täglich 500 mg

Diese essenzielle Omega-6-Fettsäure ist reich an Gamma-Linolensäure (GLA), die dabei hilft, die weiblichen Hormone zu regulieren und PMS-Syndrome zu lindern.

Marken

- Source Naturals
- NOW Foods

Vitamin C – 300–700 mg aus Vollwertkost oder 3000 mg täglich

Kaufen Sie Vitamin C aus Vollwertkost oder ein Präparat mit mineralischen Ascorbaten und/oder Bioflavonoiden. Reine Ascorbinsäurekristalle können den Magen und die Darmschleimhaut irritieren. Ich bevorzuge Mittel, die Quercetin und Bromelain zur Vermeidung von Entzündungen enthalten. Die Dosis sollten Sie über den Tag verteilt einnehmen, da der Körper nicht alles davon auf einmal verarbeiten kann. Die Dosierung von Vitamin C sollten Sie langsam steigern. Sollten Sie Durchfall bekommen, reduzieren Sie die Dosis wieder. Sie können Vitamin-C-Pulver mit oder ohne Nahrung einnehmen, am besten sind aber Tabletten nach einer Mahlzeit oder einem Snack.

Marken

- QBC Plex von Solaray
- Aller C von Vital Nutrients
- Dr. Schulze's Super-C Plus, Tabletten oder Pulver

Vitamin E – 400 IU (10 mcg) täglich

Achten Sie beim Kauf von Vitamin E darauf, dass es auf natürlicher Basis hergestellt ist, d-Tocopherol ist gut, dl-Tocopherol ist synthetisch hergestellt. Das Vitamin E sollte sowohl Tocopherole als auch Tocotrienole enthalten.

Marken

- E Gems Elite von Carlson
- familE von Jarrow Formulas

Hinweise

- Nehmen Sie kein Vitamin E ein, wenn Sie Blutverdünner einnehmen.
- Zwei Wochen vor einer Operation das Vitamin E absetzen, damit sich die Blutgerinnung normalisiert.
- Wenn Sie plötzlich zu blauen Flecken neigen, verringern Sie die Dosis von Vitamin E.

Grünes Gemüse und/oder alkalisierender Gemüsesaft

Nehmen Sie ein Basenmittel in Form von Tabletten, Puder oder in flüssiger Form ein und/oder trinken Sie den alkalisierenden Gemüsesaft (Rezept Seite 194). Selbst wenn Sie täglich dunkelgrünes Blattgemüse essen, brauchen Sie ergänzende Superfoods und grüne Nahrung, um Ihren Körper basisch zu halten, die negativen Effekte der Strahlung, von Chemikalien und Schwermetallen zu neutralisieren und Ihren Körper mit ausreichend Mineralien zu versorgen, damit er sich selbst reparieren kann.

Marken

- NanoGreens10 von BioPharma Scientific
- Vitamineral Green von HealthForce Nutritionals

Geschroteter Leinsamen

Geben Sie 1 Teelöffel geschroteten Bioleinsamen in 250 ml Wasser oder streuen Sie ihn über Salat beziehungsweise Gemüse. Ballaststoffe sind der Schlüssel zu täglichem Stuhlgang, dem Ausschwemmen von Abfallprodukten aus der Darmschleimhaut und zur Verringerung des Cholesterins. Bewahren Sie ihn nach dem Öffnen im Kühlschrank auf.

Marken

- Bob's Red Mill
- Spectrum Organic

Verdauungsenzyme – 1 Tablette nach jeder Mahlzeit (optional)

Nehmen Sie diese nur wenn nötig noch während des zweiten Monats ein, also wenn Sie noch Blähungen, Völlegefühle, Sodbrennen oder Verstopfung haben.

Rotkleetee – langsam auf 3 bis 4 Tassen täglich erhöhen

Dieses Kraut reinigt das Blut, die Leber und die Nieren. Mit einem gehäuften Teelöffel des losen Krauts können Sie eine Tasse Tee zubereiten. Für vier Tassen bringen Sie 1 Liter gefiltertes Wasser zum Kochen und stellen es dann aus. Vier Teelöffel des Krauts in eine Kaffeepresse (auch genannt French Press) geben, das kochende Wasser hineingießen, den Tee für 15 Minuten ziehen lassen, dann das Sieb langsam nach unten drücken. Sie können auch Eiswürfel hinzugeben, um Eistee zu erhalten, den Sie im Laufe des Tages trinken können. Die hergestellte Menge sollten Sie immer am selben Tag konsumieren, der Tee schimmelt schnell, selbst wenn er im Kühlschrank aufbewahrt wird. Sie können auch Teebeutel verwenden, wenn Sie nicht so viel Tee auf einmal aufsetzen möchten; Celebration oder Alvita sind empfehlenswerte Marken.

Monate 2 und 3: Einnahmeplan für die Tage 31–90

Mittel	Nach dem Aufstehen	Frühstück	Mittagessen
antimykotisches Mittel (Dosierung abhängig vom Produkt)+	X		X (½ Stunde vor dem Essen)
Vitamin C	Dosierung abhängig vom Produkt		
Liver abX		*	*
Vitamin E (400 IU)		*	
geschroteter Leinsamen	1 TL irgendwann im Laufe des Tages		
Rotkleetee#	4 Tassen täglich		
Omega-3-Fischöl	*		
Nachtkerzenöl, nur für Frauen		*	
Adrenal abX oder Adaptocrine		*	*
grünes Gemüse/ alkalisierender Gemüsesaft			X
Verdauungsenzyme (optional)		*	*

* Ergänzungsmittel, die nach dem Essen eingenommen werden, sind besser verdaulich und geben Ihnen kein aufgeblähtes Gefühl, wenn Sie sie direkt vor dem ersten Bissen statt nach dem letzten Bissen einnehmen.

+ Nehmen Sie Ihr antimykotisches Mittel in der Dosierung, die Sie nach dem ersten Monat erreicht haben, weiter ein (im dritten Monat können Sie zu einem anderen antimykotischen Mittel auf Kräuterbasis wechseln). Bei schwerer Candidose sollten Sie die Dosis bei Candida abX oder Candida Cleanse bei dreimal täglich 2 Tabletten belassen.

Abendessen	Vor dem Schlafengehen	Nach den Mahlzeiten*	Auf leeren Magen
X (½ Stunde vor dem Essen)			X
		X (Tabletten/Pulver)	X (nur Pulver)
*		X	
		X	
		X	X
		X	X
*		X	
*		X	
		X	
			X
*		X	

Ergänzungsmittel für spezielle Bedürfnisse

Die Nahrungsergänzungsmittel, die in diesem Abschnitt aufgeführt sind, sind sinnvoll für Menschen mit weiteren und/oder anhaltenden Symptomen, die während des 90-Tage-Programms behoben werden sollen. Fügen Sie sie Ihren weiteren täglichen diätetischen Ergänzungen wie benötigt bei.

Ausscheidungsprobleme

Verstopfung

Pflanzliche Abführmittel

Nehmen Sie zunächst am Abend die niedrigste Dosierung ein, die auf der Packungsbeilage angegeben ist, und prüfen Sie, ob Sie am Morgen Stuhlgang haben. Wenn nicht, nehmen Sie jeden Abend nach der Mahlzeit eine Tablette mehr, bis Sie täglich Stuhlgang haben. Das Ziel ist ein normaler Stuhlgang, kein Durchfall, darum sollten Sie die Dosierung so anpassen, wie es für Sie am besten ist. Wenn Sie abends bis zu vier Tabletten einnehmen und immer noch keinen Stuhlgang haben, wechseln Sie zu einem anderen Mittel. Magnesium citrate und Triphala sind mildere, Aloe Lite und Aloe 225 stärkere Produkte.

Marken

- Magnesium citrate von Life Extension oder NOW Foods
- Aloe Lite or Aloe 225 von Bio-Design
- Triphala von Planetary Herbals oder Himalaya USA (kann über einen langen Zeitraum eingenommen werden)
- Naturalax #2 oder #3 oder Aloelax von Nature's Way
- Dr. Christopher's Quick Colon Part 1 von Christopher's Original Formulas (nur für 6 Monate einnehmen; enthält potenziell süchtig machende Kräuter)

Aloe-Vera-Saft

Trinken Sie direkt nach dem Aufstehen 125 ml Aloe-Vera-Saft und die gleiche Menge vor dem Schlafengehen, jeweils auf leeren Magen. Der Saft der Aloe Vera unterstützt bei der Reduzierung gastrointestinaler Entzündungen und beim

Leaky-Gut-Syndrom und mildert Verstopfung. Der Saft kann dauerhaft getrunken werden.

Marken

- Lily of the Desert
- George's Aloe Vera

Durchfall

Flohsamen

Dieser Ballaststoff quillt auf und unterstützt bei der Bildung eines normales Stuhls.

Marken

- Herbulk von Metagenics

Leaky-Gut-Syndrom

Bei diesem Problem ist die Darmschleimhaut porös und gereizt, was Lebensmittelallergien, Asthma und ein geschwächtes Immunsystem verursacht. Es ist nahezu sicher, dass heutzutage wegen verunreinigter Nahrung, Luft und Wasser fast alle Menschen eine leichte, mäßige oder schwere Form des Leaky-Gut-Syndroms haben. Die Menschen mit einem schweren Leaky-Gut-Syndrom – was sich am Auftreten von Morbus Crohn, Zöliakie, Divertikulitis oder Colitis ulcerosa zeigt – oder diejenigen, die Schmerzmittel einnehmen, können eins der folgenden Präparate wie benötigt, auch für einen längeren Zeitraum, einnehmen.

RepairVite, IntestiNEW und Glutagenics

Diese Kräuter-Vitamin-Pulver enthalten die Aminosäure Glutamin, Aloe Vera und De-Glycyrrhizinated Süßholzextrakt. Sie unterstützen die Heilung des Leaky-Gut-Syndroms, lindern Säurereflux, Sodbrennen, Geschwüre und Benommenheit und sind gut gegen Heißhunger auf Zucker/Kohlenhydrate.

Aloe-Vera-Saft

Trinken Sie direkt nach dem Aufstehen 125 ml Aloe-Vera-Saft und die gleiche Menge vor dem Schlafengehen, jeweils auf leeren Magen. Der Saft der Aloe Vera unterstützt bei der Reduzierung gastrointestinaler Entzündungen und beim Leaky-Gut-Syndrom und mildert Verstopfung. Der Saft kann dauerhaft getrunken werden.

Marken

- Lily of the Desert
- George's Aloe Vera

Endefen und Intestinal Repair Complex

Diese Kräuter-Vitamin-Pulver helfen bei der Heilung einer entzündeten Darmschleimhaut und unterstützen das Wachstum von guten Bakterien. Sie sind außerdem Heilmittel gegen Morbus Crohn, Reizdarmsyndrom und Colitis ulcerosa.

Unterstützung der Schilddrüse

Die größte Hormondrüse unseres Körpers, die Schilddrüse, befindet sich im Hals. Sie ist für die Regulation des Stoffwechsels verantwortlich. Anzeichen für eine Schilddrüsenunterfunktion (Hypothyreose) können sein: Depressionen, Gewichtszunahme, Haarausfall, geschwollene Augen und Gesicht, Verstopfung, Hautprobleme, Kopfschmerzen, Kreislaufschwäche, Müdigkeit und Verlust des äußeren Drittels der Augenbrauen. Im Gegensatz dazu ist die Schilddrüsenüberfunktion (Hyperthyreoidismus) eine Autoimmunerkrankung, bei der die Schilddrüse zu viel Thyroxin produziert. Das gängigste Schilddrüsenproblem ist Morbus Basedow, das sich zu einer Hypothyreose entwickeln kann. Bevor man eine Störung der Schilddrüse behandelt, sollte man zunächst sicherstellen, dass eine schwache Nebennierenfunktion und ein Überschuss an Candida ausreichend geheilt wurden, wie in diesem Buch beschrieben.

Der Verzehr von Seetang (siehe »Bezugsquellen«, ab Seite 267) ist der ideale erste Schritt, um die Schilddrüsenfunktion auszugleichen, und kann zu Beginn des 90-Tage-Programms gestartet werden. Seetang enthält viel Jod und Mineralien, welche die Schilddrüsenfunktion verbessern und die negativen Auswirkungen von Strahlung und Schwermetallen ausgleichen kann. Die Schilddrüse braucht Jod, um Thyroxin zu produzieren. Wenn nicht genug Thyroxin vorhanden ist, reduziert sich die Schilddrüsenfunktion, und eine Hypothyreose entsteht. In den Nahrungsmitteln der westlichen Welt ist aufgrund der ausgelaugten Böden nicht ausreichend Jod vorhanden, außerdem ernähren wir uns allgemein schlecht und nehmen weniger Tafelsalz und Natrium zu uns.

Wenn Sie keine ausgeglichene Schilddrüsenfunktion erreichen, können Sie den Seetang durch die Mittel Thyroid abX oder GTA austauschen oder diese zusätzlich nehmen. Alternativ können Sie Ihren Arzt um ein Rezept für Armour oder Nature-Throid bitten. Bei Einnahme eines Schilddrüsenmittels oder -medikaments sollten Sie sich alle drei bis sechs Monate einem Bluttest unterziehen, um die Schilddrüsenmarker zu überwachen.

Patienten mit Morbus Basedow und Hashimoto sollten Jod gegebenenfalls nicht einnehmen, klären Sie dies bitte mit Ihrem Arzt oder Gesundheitsberater ab.

Schilddrüsenmittel

Diese Kräuter-Vitamin-Präparate gleichen die Schilddrüsenfunktion aus und wirken sich besonders bei Patienten mit autoimmunen Schilddrüsenerkrankungen wie Hashimoto positiv aus. Sie können auch als Langzeitpräparate eingesetzt werden.

Marken

- Thyroid abX von Quintessential Healing
- GTA oder GTA Forte von Biotics Research

Hinweise

- Nehmen Sie keine der hier beschriebenen Schilddrüsenpräparate ein, wenn Sie aktuell andere Schilddrüsenmedikamente einnehmen.
- Wenn Sie während der Einnahme eines der Mittel Anzeichen einer Hyperthyreose feststellen – plötzlichen Gewichtsverlust, Schlaflosigkeit, Unruhe, schneller Herzschlag, Schwitzen, vermehrter Appetit, Struma (Vergrößerung des Schilddrüsengewebes) –, stoppen Sie die Einnahme oder reduzieren Sie die Dosis. Lassen Sie Ihre Schilddrüsenmarker mit einem Blutbild vom Arzt untersuchen.

Mittel zur Gewichtszunahme

Wenn Sie Ihr Gewicht nicht halten können, können die folgenden Empfehlungen helfen. Essen Sie zu jeder Mahlzeit eine kleine Menge glutenfreier Getreidearten (vor allem braunen Reis) aus der Liste der erlaubten Lebensmittel. Essen Sie mehr Winterkürbisse wie Muskatkürbis, Hokkaido, Butternuss und setzen Sie Avocado, Biobutter oder Ghee, Nüsse und Nussbutter täglich in kleinen Mengen auf Ihren Speiseplan. Bereiten Sie einen Protein-Smoothie mit dem Proteinpulver zu, das unten aufgelistet ist. Verwenden Sie dazu ungesüßte Mandel-, Kokos- oder Hanfmilch. Geben Sie einen Esslöffel geschmolzenes rohes Kokosnussöl, einen Esslöffel Mandel- oder Macadamiabutter und eine Banane (die während der ersten drei Monate für Patienten, die zunehmen müssen, erlaubt ist) hinzu.

Molkepulver

Diese hochwertigen Molkepulver stammen von Weidekühen, die nicht mit Hormonen gefüttert wurden. Eines der Mittel enthält Kolostrum für eine zusätzlich Unterstützung des Immunsystems. Diese Produkte dürfen zur Gewichtszunahme eingesetzt werden. Menschen, die keine Milchprodukte vertragen, könnten Probleme mit ihnen haben.

Marken

- NanoProPRP Immune von BioPharma Scientific
- The True Whey von Source Naturals

Toms Erfahrungen

Als ich aufgehört habe, Alkohol zu trinken, hatte ich Probleme damit, meine Nahrungsaufnahme unter Kontrolle zu halten. Mein Körper war schon vollständig von Candida befallen, und ich hatte *alle* Symptome, die Sie beschreiben. Nach der dreimonatigen Entgiftung kann ich berichten, dass 90 Prozent meiner Symptome verschwunden sind. Ich führe das Ernährungsprogramm weiter fort und habe bereits 15 Kilo abgenommen!

TEIL III

Lebenslange Heilung

9.

Die Aufrechterhaltung Ihrer Gesundheit – das Mykobiom in Balance

Nachdem Sie das 90-Tage-Programm mit der Ernährungsumstellung und den Nahrungsergänzungsmitteln abgeschlossen haben, werden Sie sich großartig fühlen. Ihr Körper ist jetzt in einem ausgeglichenen Zustand, deswegen ist es wichtig, dass Sie Ihre neuen, gesunden Gewohnheiten weiter beibehalten; denn die Candida kann sogar viel heftiger zurückkehren, wenn Sie wieder Junkfood essen oder zu viele der unerlaubten Lebensmittel konsumieren. Vermeiden Sie weiterhin Milchprodukte und Nahrungsmittel, die Zucker, Hefe, Mais, Gluten, Soja und raffinierte Kohlenhydrate enthalten, und trinken Sie möglichst keinen Alkohol. Eine ideale Ernährung besteht aus den Lebensmitteln, die Sie auf der Liste »Nahrungsmittel zum Erhalt der Gesundheit« (s. Seite 235) finden. Wenn Sie Ihren Speiseplan zu 80 Prozent mit dieser Nahrung füllen und höchstens zu 20 Prozent oder weniger mit den Lebensmitteln von der Liste »Nahrungsmittel, die nur selten oder nie verzehrt werden sollten« (s. Seite 239), ernähren Sie sich gesund. Ein guter Weg, um das zu erreichen, ist eine strikte Einhaltung der Listen mit gesunder Ernährung von Montag bis Freitag. An den Wochenenden dürfen Sie sich dann ein kleines bisschen gehen lassen.

Falls Sie eine chronische Krankheit wie eine Autoimmunerkrankung oder Krebs haben, ist es wichtig, auch weiterhin eine kleine Dosis eines antimykotischen Mittels auf Kräuterbasis einzunehmen, da es bei solchen Krankheiten länger als 90 Tage dauert, den Überschuss an Hefe aus dem Körper zu entfernen. Weiterhin ist es gut, während Zeiten, die den Körper stressen können, beispielsweise auf Reisen oder im Urlaub, oder wenn Sie sich nicht gut ernährt haben oder mit vollem Magen ins Bett gehen, Verdauungsenzyme einzunehmen.

Für diejenigen, die obengenannte Probleme nicht haben, aber merken, dass die alten, ungesunden Lebensgewohnheiten und der Stress sich wieder einschleichen könnten, empfiehlt es sich, die Einnahme von Candida abX (zweimal täglich eine Tablette), Candida Cleanse (zweimal täglich eine Tablette) und Candida Support (zweimal täglich eine Tablette) beizubehalten. Alle drei Monate sollten Sie zwischen diesen Produkten wechseln, damit Sie nicht gegen eines davon immun werden. Wenn Sie es schaffen, Ihre gesunde Ernährungsweise aufrechtzuerhalten, empfehle ich, das antimykotische Mittel abzusetzen und stattdessen zu einem probiotischen Produkt überzugehen, das Sie täglich einnehmen, um das Verdauungssystem im Gleichgewicht und das Hefewachstum unter Kontrolle zu halten. Im weiteren Verlauf dieses Kapitels werden die probiotischen Mittel näher beschrieben.

Trinken Sie weiterhin jede Woche Ihren Rotkleetee oder weißen Tee, da diese Sie von Umweltgiften befreien und Stresshormone aus dem Blut schwemmen. Dreimal im Jahr sollten Sie den Rotkleetee für einen Monat absetzen, damit Sie keine Allergie dagegen entwickeln. Während dieses Monats können Sie weißen Tee oder Löwenzahnwurzeltee trinken. Die Menge des Rotkleetees können Sie auf ein oder zwei Tassen an drei bis vier Tagen in der Woche reduzieren; wenn Sie Stress haben oder sich schlecht ernährt haben, können Sie drei bis vier Tassen konsumieren.

Nachdem Sie nun Ihr 90-Tage-Programm abgeschlossen haben, dürfen Sie auch wieder Nahrungsmittel zu sich nehmen, die Sie eine ganze Weile nicht gegessen haben. Sollten Sie Intoleranzen oder Reaktionen nach dem Verzehr dieser Speisen bemerken, beispielsweise einen hohen Puls (90 bis 180 Schläge pro Minute), Müdigkeit, Juckreiz am oder im Körper, Nesselsucht, Blähungen, Völlegefühl, Kopfschmerzen oder andere Symptome, lassen Sie diese Lebensmittel weg. Ihr Körper zeigt Ihnen damit deutlich, dass Sie sie nicht essen sollen.

Nahrungsmittel zum Erhalt der Gesundheit (Diese sollten mindestens 80 Prozent Ihrer Nahrung ausmachen.)

Tierische Proteine – ohne Antibiotika und Hormone; so viel wie möglich	
Eier (bio oder von freilaufenden Hühnern)	Fisch (Schellfisch nur ein- bis zweimal im Monat essen)
Huhn, Ente, Pute	Rind, Bison, Lamm, Wild (Weidetiere; einmal pro Woche; mit Gemüse, nicht mit stärkehaltigen Gemüse, Bohnen oder Getreide kombinieren)

Getreide – nur Vollkorn und unraffiniert	
Amaranth	Brot (gluten-, hefe- und zuckerfrei, ohne Milch)
Cracker (aus braunem Reis oder Leinsamen, maximal 2–3 Mal wöchentlich)	Hafer(flocken) (glutenfrei)
Hirse	Nudeln (glutenfrei, ohne Mais; nur einmal pro Woche)
Quinoa	Reis, braun oder wild (maximal 2-3 Mal wöchentlich)
Sorghum	Tapioka
Teff	Yucca

Öle – nur kaltgepresst	
Avocadoöl (kann zum Kochen verwendet werden)	Diestelöl (kann zum Kochen verwendet werden)
Hanfsamenöl (nicht zum Kochen verwenden)	Kokosnussöl (kann zum Kochen verwendet werden)
Leinsamenöl (nicht zum Kochen verwenden)	Mandelöl (kann zum Kochen verwendet werden)
Olivenöl (kann zum Kochen verwendet werden)	Pistazienöl (nicht zum Kochen verwenden)
rotes Palmfruchtöl (kann zum Kochen verwendet werden, nur schwach erhitzen)	Sesamöl (kann zum Kochen verwendet werden)
Sonnenblumenöl (kann zum Kochen verwendet werden)	Traubenkernöl (kann zum Kochen verwendet werden)
Walnussöl (nicht zum Kochen verwenden)	

Hinweis: Im Restaurant können Sie essen, was auf der Karte steht, zu Hause sollten Sie aber auf den Einsatz der richtigen Öle achten.

Nüsse und Samen – roh; nicht geröstet, wenn gekauft; wenn gewünscht, können Sie selbst rösten	
Cashewnüsse	Chiasamen
Hanfsamen	Haselnüsse
Kürbiskerne und Kürbiskernbutter	Leinsamen
Macadamianüsse	Mandeln
Maronen	Nussbutter (alle außer Erdnussbutter, Nussbutter darf geröstet sein)
Paranüsse	Pekannüsse
Pinienkerne	Pistazien
Sesamsamen (auch Tahini)	Sonnenblumenkerne und Sonnenblumenkernbutter
Walnüsse	

Hinweis: Sie sollten jeweils nur eine kleine Handvoll Nüsse und Samen essen und diese gut kauen.

Milchprodukte – nur ohne Antibiotika und Hormone	
Butter (kleine Mengen, ungesalzen, am besten bio von Weidekühen)	geklärte Butter (Ghee, bio von Weidekühen)
Schafs- oder Ziegenkäse (roh; ein- oder zweimal im Monat)	

Hinweis: Schwangere und stillende Frauen sollten keine rohen Milchprodukte essen.

Gemüse – sollte 60 Prozent Ihrer Ernährung ausmachen; dunkelgrünes Blattgemüse und Kreuzblütlergemüse sind am wichtigsten
alle außer Pilzen, Kartoffeln und Mais

Würzmittel und weitere Zutaten	
Apfelweinessig (roh, nicht pasteurisiert; kaltstellen)	Bragg Liquid Aminos (unfermentierte Sojasoße; das einzig erlaubte Sojaprodukt)
Dill Relish (nur der von Bubbies, ohne Essig)	frische Kräuter (Basilikum, Petersilie etc.)
Gewürze (ohne Zucker, nicht genmanipuliert und ohne Additive; am besten Ingwer und Kurkuma, beide sind entzündungshemmend)	Mayonnaise (kleine Mengen, mit Distelöl hergestellt) oder die gesunde Mayonnaise (Rezept Seite 177)
Meersalz	Original Coconut Aminos, Cooconut Secret
Pfeffer	Reisessig (ungewürzt und ungesüßt – im Kühlschrank aufbewahren)

Würzmittel und weitere Zutaten	
Senfpulver (oder kleine Mengen Senf, der mit Apfelweinessig hergestellt ist)	

Getränke	
»Bragg Apple Cider Vinegar«-Getränke (nur: Ginger Spice, Limeade und Sweet Stevia)	frisches Kokosnusswasser (nur während oder nach dem Sport, enthält 14 Gramm Zucker pro Dose)
grüner Tee, mit oder ohne Koffein	Kräutertee (Rotklee, Pfefferminz, Kamille etc.)
Suja Lemon Love (Getränk auf Basis von Zitronensaft)	ungesüßte Mandel-, Paranuss-, Kokosnuss- oder Hanfmilch
ungesüßtes Mineralwasser (Gerolsteiner, Perrier)	Wasser – nur gefiltert, gereinigt oder destilliert

Bohnen und Hülsenfrüchte
alle außer Sojabohnen, Tofu oder Tempeh (bio, kleine Mengen)

Sonstiges	
Dill Pickles (Bubbies, ohne Essig)	Johannisbrot (ungesüßt)
Kakaopulver (roh, ungesüßt)	Kaugummi/Minzbonbons (gesüßt mit Luo Han Guo, Stevia oder Xylit)
Kokosnussbutter (bio)	Kokosnussjoghurt
Salsa (ohne Zucker oder Essig, außer Apfelweinessig)	Sauerkraut (ohne Essig, z. B. von Bubbies)
selbstgemachte fermentierte Lebensmittel	

Obst (ein bis zwei Früchte täglich)	
alle Beeren	alle Melonen
alle Trockenfrüchte (Aprikosen, Datteln, Feigen, Rosinen, Cranberrys, Pflaumen; nur 1- bis 2-mal im Monat, da sie viel Zucker enthalten)	alle Zitrusfrüchte
Ananas	Äpfel
Aprikosen	Avocado*
Bananen	Birnen
Granatapfel	Kaki
Kirschen	Kiwis

Obst (ein bis zwei Früchte täglich)	
Kokosnuss (Kokosnusswasser nur in kleinen Mengen, da es viel Zucker enthält)	Mangos
Nektarinen	Papayas
Pfirsiche	Pflaumen
Trauben (kleine Mengen, da sie viel Zucker enthalten)	Zitronen, Limetten*

*Eine Portion Avocado, Zitrone oder Limette darf zusätzlich zur täglichen Obstportion verzehrt werden.

Süßungsmittel	
Chicoréewurzel (wie Zucker einsetzen)	Luo Han Guo (Extrakt in Pulverform)
Stevia	Xylit in kleinen Mengen

Nahrungsmittel, die nur selten oder nie verzehrt werden sollten (Nehmen Sie diese zu maximal 20 Prozent zu sich.)

Tierische Proteine	
abgepacktes Fleisch/verarbeitete Fleischprodukte	Schellfisch, Fisch aus Aquakultur, genmanipulierter Lach, Thunfisch (alle Sorten inklusive Dosenvarianten)
Schinken/Speck/Bacon (außer glutenfreie Putenprodukte ohne Nitrate und Hormone)	Wurst (außer glutenfreie Huhn- oder Putenprodukte ohne Zucker, Nitrate und Hormone)
Würstchen (außer glutenfreie Huhn- oder Putenprodukte ohne Nitrate und Hormone; nur kleine Mengen, da sie viel Natrium enthalten)	

Öle	
Baumwollsamenöl	Erdnussöl
hydrierte beziehungsweise teilhydrierte Öle	Maisöl
Rapsöl (kleine Mengen in Ordnung)	Sojaöl

Gemüse	
Mais	Kartoffeln

Nüsse und Samen	
Erdnüsse, Erdnussbutter	

Milchprodukte	
Buttermilch	Joghurt (außer rein auf Basis von Ziegenmilch oder Kokosnuss, ohne Antibiotika und Hormone)
Käse (alle Sorten inklusive Hütten- und Frischkäse)	Kuhmilch
Margarine	Sauerrahm
Speiseeis	Ziegenmilch

Getreide	
Brot (raffiniert)	Cracker (außer solche ohne Gluten, Milch, Hefe und Zucker)
Dinkel	Farro (Emmer)
Gebäck/Kuchen/Teilchen	Gerste

Getreide	
Kamut	Mais
Müsli/Frühstücksflocken (außer solche ohne Gluten, Milch und Zucker)	Nudeln (außer glutenfreien ohne Mais)
Popcorn	Roggen
Triticale	weißer Reis
Weißmehl	Weizen (raffiniert und ganz)

Würzmittel und weitere Zutaten	
Bratensoße	eingelegtes Gemüse
Essig (alle Sorten außer rohem, nicht pasteurisiertem Apfelweinessig und ungesüßtem Reisessig; kühl lagern)	Gewürze, die Hefe, Zucker oder Zusatzstoffe enthalten
Ketchup	Marmelade/Konfitüre/Gelee
Mayonnaise (nur kleine Mengen, mit Distelöl hergestellt) oder die gesunde Mayonnaise (Rezept Seite 177)	Relish
Salatdressing (außer solchem, das zuckerfrei und mit Apfelweinessig oder ungesüßtem Reisessig hergestellt ist)	Senf (außer solchem, der mit Apfelweinessig hergestellt ist; in kleinen Mengen)
Sojasoße, Ponzu-Soße und Tamari	Soßen mit Essig und Zucker

Bohnen und Hülsenfrüchte
Sojabohnen (Tofu, Tempeh)

Sonstiges	
Bonbons	Donuts/Teilchen
Fast Food und frittierte Speisen	Fertiggerichte
Gebäck	Gelatine
geräucherte, getrocknete, eingelegte und gepökelte Nahrungsmittel	Kaugummi (außer mit Luo Han Guo, Stevia oder Xylit gesüßt)
Kekse	Lutschtabletten/Minzbonbons (außer mit Luo Han Guo, Stevia oder Xylit gesüßt)
Muffins	Obstriegel
Pizza	Popcorn
Schokolade (wenn doch, dann nur dunkle)	Trockenfleisch (Beef Jerky/Turkey Jerky)

Getränke	
Alkohol	Energydrinks (Red Bull, Gatorade etc.)
Kaffee, auch entkoffeiniert (wenn Sie Kaffee trinken: nur Espresso, bio, maximal 1 Tasse täglich)	Kefir (pasteurisiert)
Kombucha	limonadehaltige Getränke (light oder normal)
Obstsäfte	Reismilch
Sojamilch	

Obst	
alle getrockneten Früchte (Aprikosen, Datteln, Feigen, Rosinen, gesüßte Cranberrys, Pflaumen etc.)	alle Obstsäfte (gesüßt oder ungesüßt)

Süßungsmittel	
Agavendicksaft	Ahornsirup
brauner Reissirup	brauner Zucker
Erythrit	Fruchtzucker, Produkte, die mit Fruchtzucker/-saft gesüßt sind
Gerstenmalz	Honig (unverarbeiteter und mit Zusätzen)
Kokosnusszucker/-sirup	künstliche Süßstoffe wie Aspartam, Acesulfam, Saccharin und Sucralose
Maissirup, Dextrose, Maltodextrin	Maltit
Mannit	Melasse
Rohrzucker, kristallisiert und raffiniert	Sorbitol
Weißzucker	Yacon-Sirup

Wenn man Antibiotika einnehmen muss

Es gibt Zeiten, in denen Sie wegen einer bakteriellen Infektion wie einer Lungenentzündung, Staphylokokken, Streptokokken oder Helicobacter pylori Antibiotika werden einnehmen müssen. Wenn der Arzt Ihnen ein Antibiotikum verschreibt und Sie es einnehmen möchten, bitten Sie ihn, Ihnen auch ein Rezept für eine Tablette Diflucan (Fluconazol) auszustellen, die Sie nach der Antibiotikabehandlung nehmen. Nehmen Sie außerdem probiotische Mittel wie Flora 20-14, 11-Strain Probiotic Powder oder Ultimate Flora 50 Billion während der Antibiotikabehandlung ein, aber achten Sie darauf, dass Sie sie zu einem anderen Zeitpunkt als das Antibiotikum einnehmen. Nach der Antibiotikabehandlung nehmen Sie die eine Tablette Diflucan. Lassen Sie das probiotische Mittel dabei nicht weg, nehmen Sie es nur zu einem anderen Tageszeitpunkt als das Diflucan. Das probiotische Mittel sollten Sie noch einen weiteren Monat einnehmen. Dann wechseln Sie zu einem antimykotischen Mittel auf Kräuterbasis wie Candida abX oder Candida Cleanse.

Ärzte verschreiben üblicherweise keine antimykotischen Mittel, doch vielleicht erklärt sich Ihr Arzt dazu bereit, wenn Sie ihn fragen. Wenn Sie kein Diflucan bekommen, nehmen Sie das probiotische Mittel während der Antibiotikabehandlung ein und wechseln Sie danach zu dem antimykotischen Mittel, das Sie während des Programms eingenommen haben (zum Beispiel Candida abX, Candida Cleanse oder Candida Support).

Wenn Sie bettlägerig sind, aber bereits im Programm mit den antimykotischen Mitteln und den Nahrungsergänzungsmitteln angefangen haben und sich dadurch stärker fühlen und täglich Stuhlgang haben, sollten Sie Diflucan vertragen. Wenn Sie aber schwach sind oder noch nicht mit dem Programm begonnen haben, nehmen Sie nur probiotische Mittel.

Nahrungsergänzungsmittel für gesundes Altern

Um den Körper im Gleichgewicht zu halten und gesund zu altern, sollten Sie nach Beendigung des 90-Tage-Programms die folgenden Empfehlungen befolgen.

Monat 4 und danach

(Siehe Tabelle »Monat 4 und danach: Einnahmeplan für Nahrungsergänzungsmittel, Seite 250«)

Ernährung

Essen Sie hauptsächlich Lebensmittel, die sich auf der Liste »Nahrungsmittel zum Erhalt der Gesundheit« (s. Seite 235) finden. Neue Nahrungsmittel sollten Sie nur in kleinen Schritten wieder einführen. Wenn Sie auf diese reagieren, lassen Sie sie weg oder essen Sie sie seltener.

Meiden Sie die Lebensmittel von der Liste »Nahrungsmittel, die nur selten oder nie verzehrt werden sollten« (s. Seite 239) oder essen Sie davon maximal 20 Prozent, besser weniger.

Zugabe von Nahrungsergänzungsmitteln

Probiotika – ohne Milchsäurebakterien Acidophilus und Bifidus

Probiotika bauen Darmbakterien auf und gleichen vorhandene Bakterien im Verdauungstrakt aus. Nehmen Sie sie nach Packungsanleitung ein, meist heißt das zweimal täglich auf leeren Magen. Wenn Sie diszipliniert sind und die gesunde Ernährungsweise beibehalten und den Stress minimieren, sollte die Einnahme des probiotischen Mittels für den Rest Ihres Lebens ausreichen, um Candida unter Kontrolle zu halten. Die meisten Leute schaffen es aber nicht, sich von der ungesunden Ernährung ganz zu lösen und den Stress gering zu halten. In diesem Fall sollten Sie neben dem probiotischen Mittel auch ein antimykotisches Mittel für den Rest Ihres Lebens einnehmen, damit die Hefe nicht wieder überhandnimmt.

Marken

- Flora 20-14 von Innate Response (im Kühlschrank aufbewahren)
- 11-Strain Probiotic Powder von Custom Probiotics (im Kühlschrank aufbewahren)
- Ultimate Flora Extra Care 30 Billion Go Pack von ReNew Life
- Dr. Ohhira's Probiotics Original Formula von Essential Formulas
- Dr. Formulated Probiotics Once Daily 30 Billion von Garden of Life

Antimykotika auf Kräuterbasis – nur bei Menschen, die weiterhin unter hohem Stress leiden und sich nicht ausreichend gesund ernähren

Wie oben erwähnt, sollten Sie für den Rest Ihres Lebens ein probiotisches Mittel einnehmen (ohne Antimykotikum), was ausreichend ist, wenn Sie die gesunde Ernährungsweise beibehalten und den Stress minimieren. Falls es Ihnen zu schwerfällt, diesen Lebenswandel einzuhalten, ist es am besten, wenn Sie zusätzlich zu dem probiotischen Mittel auch ein antimykotisches Mittel nehmen, um in einem guten Gleichgewicht zu bleiben. Um sicherzustellen, dass Sie nicht immun gegen Antimykotika werden, vergessen Sie nicht, zwischen diesen (Candida abX, Candida Support und Candida Cleanse) alle drei Monate zu wechseln. Nehmen Sie drei Monate lang ein Antimykotikum ein, danach für einen Monat nur das probiotische Mittel. Führen Sie diesen Rhythmus Ihr Leben lang fort. Alternativ können Sie im selben Monat auch das Antimykotikum und probiotische Mittel nehmen, dann aber zu unterschiedlichen Tageszeiten. Das Antimykotikum sollten Sie zu den Mahlzeiten einnehmen, das probiotische Mittel entweder vor dem Schlafengehen oder zwischen den Mahlzeiten auf leeren Magen.

Multivitaminpräparate

Ein gutes Multivitaminpräparat gleicht den Mangel an einigen Nährwerten aus, der durch Ihre Ernährungsweise entsteht. Das Präparat sollte auf jeden Fall chelatierte Mineralien (Mineralien zur Verbesserung der Verdauung, die mit Aminosäuren gebunden werden) und kein Eisen enthalten. Sollten Sie anämisch sein und zusätzlich Eisen benötigen, verwenden Sie eine Marke, die auf Basis von natürlichen Quellen hergestellt wird, denn synthetisches Eisen kann giftig für das Gehirn sein. Die Mittel Hemagenics (von Metagenics) und Thorne Researchs Iron Bisglycinate sind hier zu empfehlen, beide wirken gegen Verstopfung.

Marken

- Two-Per-Day Capsules von Life Extension
- DFH Complete Multi von Designs for Health

Vitamin-B-Komplex (optional)

Wenn Sie ein Multivitaminpräparat verwenden, das nur einmal täglich eingenommen wird, statt eines Präparats, das über den Tag verteilt in zwei oder drei Dosen eingenommen wird, , benötigen Sie zusätzliche Vitamine aus dem B-Komplex. Diese sind ein Muss für Vegetarier, weil bei einer vegetarischen Ernährung bestimmte B-Vitamine fehlen.

Marken

- B Complex Plus von Pure Encapsulations
- Glucogenics von Metagenics
- B- von Jarrow Formulas

Vitamin C – 300–700 mg aus Vollwertprodukten oder 2000 mg täglich

Kaufen Sie nur Vitamin-C-Präparate, die auf der Basis von Vollwertprodukten hergestellt sind oder ein Präparat mit mineralischen Ascorbaten und/oder Bioflavonoiden. Reine Ascorbinsäurekristalle können den Magen und die Darmschleimhaut irritieren. Ich bevorzuge Mittel, die Quercetin und Bromelain zur Vermeidung von Entzündungen enthalten. Die Dosis sollten Sie über den Tag verteilt einnehmen, da der Körper nicht alles davon auf einmal verarbeiten kann. Die Dosierung von Vitamin C sollten Sie langsam steigern. Sollten Sie Durchfall bekommen, reduzieren Sie die Dosis wieder. Sie können Vitamin-C-Pulver mit oder ohne Nahrung einnehmen, am besten sind aber Tabletten nach einer Mahlzeit oder einem Snack. Ein Multivitaminpräparat enthält zwar auch Vitamin C, jedoch reicht die Menge darin für einen gesunden Alterungsprozess nicht aus.

Marken

- QBC Plex von Solaray
- Aller C von Vital Nutrients
- Dr. Schulze's Super-C Plus, Tabletten oder Pulver

Vitamin E – 400 IU (10 mcg) täglich

Achten Sie beim Kauf von Vitamin E darauf, dass es auf natürlicher Basis hergestellt ist, d-Tocopherol ist gut, dl-Tocopherol ist synthetisch hergestellt. Das Vitamin E sollte zudem sowohl Tocopherole als auch Tocotrienole enthalten. Ein Multivitaminpräparat enthält zwar Vitamin E, jedoch reicht die Menge darin für einen gesunden Alterungsprozess nicht aus.

Marken

- E Gems Elite von Carlson
- familE von Jarrow Formulas

Hinweise

- Nehmen Sie kein Vitamin E ein, wenn Sie Blutverdünner einnehmen.
- Zwei Wochen vor einer Operation das Vitamin E absetzen, damit sich die Blutgerinnung normalisiert.
- Wenn Sie plötzlich zu blauen Flecken neigen, verringern Sie die Dosis von Vitamin E.

Grünes Gemüse und/oder alkalisierender Gemüsesaft

Nehmen Sie ein Basenmittel in Form von Tabletten, Puder oder in flüssiger Form ein und/oder trinken Sie den alkalisierenden Gemüsesaft (Rezept Seite 194). Selbst wenn Sie täglich dunkelgrünes Blattgemüse essen, brauchen Sie ergänzende Superfoods und grüne Nahrung, um Ihren Körper basisch zu halten, die negativen Effekte der Strahlung, von Chemikalien und Schwermetallen zu neutralisieren und Ihren Körper mit ausreichend Mineralien zu versorgen, damit er sich selbst reparieren kann.

Marken

- NanoGreens10 von BioPharma Scientific
- Vitamineral Green von HealthForce Nutritionals

Aminosäuren-Komplex in freier Form – 2 Tabletten nach dem Aufstehen, falls Magenprobleme auftreten, nach dem Frühstück einnehmen

Aminosäuren sind die Grundbausteine von Proteinen, die der Körper braucht, um Zellen, Gewebe und Organe zu reparieren und regenerieren. Sie unterstützen außerdem die Leber beim Entgiftungsprozess und sind die Vorstufen von Neurotransmittern wie Serotonin, Dopamin und Epinephrin.

Marken

- AminoBlend 740 mg von Douglas Labs
- Max-Amino Caps von Country Life
- Free Aminos von Nutricology

Omega-3-Fischöl – 1200–1500 mg täglich zu den Mahlzeiten

Omega-3 ist eine essenzielle Fettsäure, die nicht vom Körper hergestellt wird und dabei hilft, Entzündungen zu verringern. Sie nährt die Hirn- und Nervenzellen und unterstützt die Herz-Kreislauf-Funktion. Sie sollten eine Marke kaufen, die PCB-frei ist (also keine krebserregenden künstlich hergestellten Chemikalien enthält, die früher in elektronischen Bauteilen und als Industriechemikalie verwendet wurden). Die folgenden Marken sind alle PCB-frei.

Marken

- Ultimate Omega 3 Fish Oil Gels von Nordic Naturals
- Elite Omega-3 Gems Fish Oil, Professional Strength von Carlson
- OmegaGenics EPA-DHA 720 von Metagenics

Hinweis

Nehmen Sie kein Fischöl zu sich, wenn Sie blutverdünnende Medikamente einnehmen. Zwei Wochen vor einer Operation das Fischöl absetzen, damit sich die Blutgerinnung normalisiert.

Nachtkerzenöl, nur für Frauen – zweimal täglich 500 mg

Diese essenzielle Omega-6-Fettsäure ist reich an Gamma-Linolensäure (GLA), die dabei hilft, die weiblichen Hormone zu regulieren und PMS-Syndrome zu lindern.

Marken

- Source Naturals
- NOW Foods

Vitamin D3 – 1000 IE (25 mcg)

Vitamin D ist ein fettlösliches Vitamin mit vielen Funktionen, es unterstützt beispielsweise die Knochengesundheit und das Immunsystem. Der Körper produziert Vitamin D, wenn die Haut der ultravioletten Strahlung der Sonne ausgesetzt ist, doch die meisten Menschen haben zu niedrige Vitamin-D-Werte. Reines Vitamin D (Cholecalciferol) ist die beste Art, es einzunehmen. Lassen Sie einfach einen Bluttest machen, um zu überprüfen, wie Ihr Vitamin-D-Spiegel ist und wie viel Cholecalciferol Sie zu sich nehmen sollten. Menschen, die eine Autoimmunerkrankung haben, sollten eine höhere Dosierung einnehmen – täglich 4000–8000 IU –, um zu gewährleisten, dass ihre Blutwerte zwischen 60–80 ng/mL liegen. Wenn Sie höhere Dosen von Vitamin D3 einnehmen, sollten Sie dies mit Vitamin K2 kombinieren. Lassen Sie Ihre Blutwerte alle drei bis sechs Monate untersuchen, wenn Sie Vitamin D höher dosiert als 2000 IU pro Tag einnehmen.

Marken

- Vitamin D3 von Jarrow
- Vitamin D3 von Life Extension
- D-Mulsion Liquid Drops von Biotics Research

Geschroteter Leinsamen

Geben Sie 1 Teelöffel geschroteten Bioleinsamen in 250 Milliliter Wasser oder streuen Sie ihn über Salat beziehungsweise Gemüse. Ballaststoffe sind der Schlüssel zu täglichem Stuhlgang, zum Ausschwemmen von Abfallprodukten aus der Darmschleimhaut und zur Verringerung des Cholesterins. Bewahren Sie ihn nach dem Öffnen im Kühlschrank auf.

Marken

- Bob's Red Mill
- Spectrum Organic

Die Rückkehr Ihrer Vitalität

Sie haben nun alles, was Sie brauchen, um Ihre Lebensgewohnheiten so zu verändern, dass Sie sich wieder rundum gesund fühlen. Dieses Programm wird Ihnen helfen, so gut auszusehen und sich so gut zu fühlen wie schon lange nicht mehr, und es wird Ihnen die Energie und die Motivation geben, die Sie brauchen, um Ihre Ziele und Träume umzusetzen. Denken Sie daran, dass Ihr Körper nicht allein für sich sorgen kann. Sie müssen sich um ihn kümmern – genauso wie Sie regelmäßig bei Ihrem Auto einen Ölwechsel vornehmen, damit der Motor reibungslos läuft.

Das Geheimnis ist, nicht die Entbehrungen in den Blick zu nehmen, sondern sich auf das Ziel dieses Programms zu konzentrieren: auf die Überwindung der Infektionen und der Entzündungen in Ihrem Körper, damit Sie Ihre Energie, Klarheit und Vitalität zurückgewinnen. 90 Tage sind eine sehr kurze Zeitspanne, um das zu erreichen. Während dieser Zeit werden Sie sich über die Komplimente Ihrer Familie, Freunde und Kollegen über Ihr großartiges Aussehen freuen. Und obwohl dies sicherlich angenehm ist: Das Beste ist, dass Sie sich auch großartig fühlen!

Monat 4 und danach: Einnahmeplan für Nahrungsergänzungsmittel

Mittel	Nach dem Aufstehen	Frühstück	Mittagessen
probiotisches oder antimykotisches Mittel+,	X		
Vitamin C	Dosierung abhängig vom Produkt		
Mulitvitamin-präparat	Dosierung abhängig vom Produkt		
Aminosäuren-Komplex	+		
Vitamin E (400 IU)		*	
Vitamin D3 (2000 IU)		X	
grünes Gemüse/ alkalisierender Gemüsesaft			X
geschroteter Leinsamen	1 TL irgendwann im Laufe des Tages		
Omega-3-Fischöl	*		
Nachtkerzenöl, nur für Frauen		*	
Rotkleetee#	2–4 Tassen 3- oder 4-mal wöchentlich		
Verdauungsenzyme (optional)		*	*
Vitamin-B-Komplex (optional)		*	

+ Probiotische Mittel: 11-Strain Probiotic Powder, Flora 20-14, Ultimate Flora RTS 15 billion oder Primal Defense Ultra (Menge nach Packungsanweisung beim Aufstehen oder vor dem Schlafengehen). Wenn Sie das probiotische und das antimykotische Mittel monateweise wechseln, nehmen Sie vom antimykotischen Mittel dreimal täglich eine Tablette jeweils eine halbe Stunde vor den Mahlzeiten oder nach den Mahlzeiten, um Magenproblemen vorzubeugen. Prüfen Sie auf der Packungsbeilage, ob das Produkt im Kühlschrank gelagert werden muss.

Abendessen	Vor dem Schlafengehen	Nach den Mahlzeiten*	Auf leeren Magen
X			X
		X (Tabletten/Pulver)	X (nur Pulver)
			X
			X
		X	
		X	
			X
		X	X
*		X	
*		X	
		X	X
*		X	
		X	

* Ergänzungsmittel, die nach dem Essen eingenommen werden, sind besser verdaulich und geben Ihnen kein aufgeblähtes Gefühl, wenn Sie sie direkt vor dem ersten Bissen statt nach dem letzten Bissen einnehmen.

Trinken Sie den Rotkleetee weiterhin jede Woche, setzen ihn aber dreimal im Jahr für einen Monat ab, damit Sie keine Allergie dagegen entwickeln. Während dieses Monats können Sie ersatzweise Löwenzahnwurzeltee trinken.

Teresas Erfahrungen

Ich bin eine 57-jährige Sängerin. Als ich 30 war, habe ich Probleme mit den oberen Atemwegen und den Nebenhöhlen sowie Verdauungsprobleme bekommen. Das hat mich zu diesem Zeitpunkt zwar nicht allzu sehr eingeschränkt, war aber nervig. Doch meine Stimme wurde immer schlechter und irgendwann konnte ich noch nicht einmal mehr ohne große Anstrengungen sprechen. Wenn ich versucht habe zu singen, habe ich die hohen Töne nicht mehr getroffen, und oftmals wechselte ich unfreiwillig die Tonhöhen, das klang fürchterlich. Also habe ich mich einer Stimmbandoperation unterzogen und hatte eine Stimmbandaugmentation. Irgendwann habe ich mit der Anti-Candida-Diät begonnen und Candex eingenommen. Nur acht Monate später konnte ich wieder singen und es hörte sich großartig an! Ich kann es kaum glauben, dass das die ganze Zeit mein Problem war.

10.

Tag 91 und danach

Sie wissen jetzt, dass Sie innerhalb von 90 Tagen oder sogar in einem kürzeren Zeitraum Candida ins Gleichgewicht bringen können, wenn Sie sich um Ihre Gesundheit kümmern. Sie werden erstaunt sein, wie viel besser Sie sich nach dem Programm fühlen werden, und all die lästigen Schmerzen und Krankheiten werden Sie überhaupt nicht vermissen. Jetzt können Sie endlich feiern, dass Sie frei von jeglichen Symptomen sind. Im Gleichgewicht zu bleiben, erfordert allerdings Wachsamkeit. Sie sollten nicht in alte Gewohnheiten zurückfallen, um dann festzustellen, dass Ihre Symptome und Beschwerden wiederkommen. Halten Sie an Ihrem neuen gesunden Lebensstil fest.

Häufige Fragen

Auch an Tag 91 Ihres Anti-Candida-Programms haben Sie sicher noch Fragen. Folgendes werde ich regelmäßig von meinen Patienten gefragt.

Frage: Ich habe verschiedene Ansichten über den gesundheitlichen Wert von Kaffee gelesen. Warum raten Sie dazu, während Ihres Programms darauf zu verzichten?
Antwort: Ich empfehle jedem, während des 90-tägigen Anti-Candida-Programms auf Kaffee zu verzichten, um den Nebennieren mal eine Pause zu gönnen und den eigenen grundlegenden Energielevel zu ermitteln.

Koffein regt die Bildung von Nebennierenhormonen an, die den Blutzucker erhöhen, was wiederum Candida nährt. Außerdem ist Kaffee eines der am heftigsten chemisch behandelten Nahrungsmittel der Welt, bei entkoffeinierten Produkten ist es sogar noch schlimmer. Wenn Sie welchen trinken wollen, ist die beste Wahl ein schimmelfreier Kaffee wie der von Bulletproof. Während des 90-Tage-Programms sind weißer Biotee und unfermentierter grüner Tee erlaubt, die geringe Mengen

Koffein enthalten, die das endokrine System nicht stören und ausgezeichnete Blutreiniger sind. Nach dem Programm ist es in Ordnung, wenn Sie ein oder zwei Tassen Biokaffee trinken. Wenn Sie mehr trinken, verursachen Sie Ihren Nebennieren nur zusätzlichen Stress.

Frage: Darf ich nach den 90 Tagen Kombucha trinken?
Antwort: Nein. Kombucha (fermentiert, in gesüßtem schwarzen oder grünen Tee) enthält schädliche Bakterien und Hefe, die das Candida-Wachstum verstärken. Außerdem sind geringe Mengen Alkohol darin enthalten.

Frage: Ist Soja in kleinen Mengen in Ordnung?
Antwort: Nahrungsergänzungsmittel mit Lecithin und Phosphatidylcholin, die aus Soja gewonnen werden, und Bragg Liquid Aminos sind okay. Auf alle anderen Sojaprodukte sollten Sie 90 Tage lang verzichten, was auch für Sojaproteinisolate in Proteinpulvern und -riegeln gilt. Wenn Sie unverträglich auf Soja reagieren, können Sie Bragg Liquid Aminos durch Coconut Aminos ersetzen. In den USA sind 90 Prozent des Sojas genmanipuliert.

Frage: Kann ich Fisch essen?
Antwort: Ein vorsichtiges Ja. Ich empfehle, folgende Fischsorten nicht zu essen: Königsmakrele, Schwertfisch, Torpedobarsch, Hai und Thunfisch jeglicher Art (weißer Thun, Ahi/Gelbflossen-Thun, Toro/Blauflossen-Thun), weil sie große Mengen an Quecksilber enthalten. Die radioaktive Strahlung von Fukushima hat weitere Fischbestände kontaminiert. Wenn Sie Fisch essen, halten Sie nach Wildfängen Ausschau – in vielen Aquakulturen werden Antibiotika und Pestizide eingesetzt – und kaufen Sie nichts, was genmanipuliert ist. Laden Sie sich die App von Seafood Watch herunter oder gehen Sie auf die Seite Cleanfish.com, um herauszufinden, welche Fischsorten in Ihrer Region nachhaltig sinnvoll sind und welche Marken gut sind. Für Leser aus Deutschland sind die Ratgeber von Greenpeace und dem WWF zu empfehlen, die Sie unter www.greenpeace.org und www.wwf.de finden.

Frage: Ich habe gelesen, dass man keine übrig gebliebene Nahrung mehr essen sollen, weil das wegen Candida schlecht ist. Essen soll schimmlig werden, selbst wenn es nur über Nacht stehen bleibt. Sollte ich mir darüber Sorgen machen?
Antwort: Ich glaube, dass die Reste vom letzten Abend in Ordnung sind. Essen, das länger als ein oder zwei Tage alt ist, neigt schon eher dazu zu schimmeln und fördert

Candida. Tiefkühlware ist hier am kompliziertesten. So kann zum Beispiel Geflügelfleisch im Tiefkühler neun Monate bis ein Jahr aufbewahrt werden, Hamburger drei bis vier Monate, gekochte Reste zwei bis sechs Monate. Genaue Hinweise dazu bietet die amerikanische Seite foodsafety.gov, eine Webseite des US Department of Health and Human Services, oder in Deutschland das Bundeszentrum für Ernährung (www.bzfe.de).

Frage: Darf ich bei der Anti-Candida-Diät glutenfreies Getreide und Pseudogetreide (Amaranth, Buchweizen, Hirse, Quinoa, Teff, Wildreis) essen?
Antwort: Ja. Ich habe in die Diät so viele Lebensmittel wie möglich integriert, damit Sie eine größere Auswahl haben, denn jede Lebensmittelgruppe hat ihre Vorteile. Damit Sie nicht zu viele Kohlenhydrate zu sich nehmen, sollten Sie nicht mehr als ein oder zwei Portionen täglich essen; ansonsten füttern Sie die Hefe weiter. Brauner Reis und Produkte aus braunem Reis sollten Sie wegen ihres hohen Kohlenhydratgehalts, der den Blutzucker oben hält und Candida nährt, nur zwei- bis dreimal wöchentlich konsumieren.

Damit das Getreide leichter verdaulich wird, sollten Sie es vor dem Kochen gründlich abspülen und eine halbe bis ganze Stunde einweichen. Wenn Sie, wie so viele Menschen, nicht genügend Zeit haben, können Sie auf das Einweichen verzichten, doch abspülen sollten Sie das Getreide, um es von Schmutz und Schimmelsporen zu befreien.

Manche Patienten mit chronischen Entzündungserscheinungen wie jene mit einer Autoimmunerkrankung fühlen sich aber besser, wenn sie Getreide für ein bis drei Monate ganz weglassen.

Frage: Warum ist Mais verboten?
Antwort: Mais ist kein Bestandteil der Anti-Candida-Diät, weil er sehr schnell in Zucker umgewandelt wird und das die Hefe nährt. Außerdem ist der meiste Mais genmanipuliert.

Frage: Was sollte ich tun, wenn ich während des Programms zu stark abnehme?
Antwort: Wenn Sie zu viel Gewicht verlieren, sollten Sie bei jeder Mahlzeit entweder Avocado, ungesalzene Biobutter, rohe Nüsse, Nussbutter, Kokosnussöl, Winterkürbisse, Protein-Shakes auf Basis von Hühnereiweiß, Hanf- oder Naturreis-Proteinpulver oder glutenfreies Getreide zu sich nehmen. Um den Stoffwechsel zu verlangsamen, essen Sie nur drei Mahlzeiten am Tag und vermeiden Sie Zwischenmahlzeiten

und Snacks. Wenn Sie dann immer noch abnehmen, empfehle ich ein hochwertiges Molke-Proteinpulver wie True Whey von Source Naturals. Denken Sie aber daran, dass Molke ein Milchprodukt ist, das bei manchen Menschen zu Verdauungsproblemen führen kann.

Frage: Darf ich Produkte mit Nährhefe essen?
Antwort: Nein. Obwohl Nährhefe B-Vitamine und Mineralien enthält, kann sie eine allergische Reaktion auslösen und Candida fördern.

Frage: Wie sieht es mit Tamarisoße aus?
Antwort: Diese dürfen Sie nicht essen. Selbst wenn sie glutenfrei sind, sollten Sojaprodukte weggelassen werden, denn 90 Prozent des Sojas ist genmanipuliert. Bragg Liquid Aminos ist das einzig erlaubte Sojaprodukt während des Programms.

Frage: Ich habe gehört, dass resistente Stärke gut sein soll. Stimmt das und muss ich nun rohe Kartoffeln und grüne, unreife Bananen essen?
Antwort: Resistente Stärke ist ein Kohlenhydrat, das nicht vom Dünndarm verdaut wird, in den Dickdarm gelangt und dort fermentiert. Es nährt gute Bakterien und unterstützt die Bildung einer kurzkettigen Fettsäure namens Butyrat, die den insulinsensitiven Stoffwechsel verbessert und Entzündungen verringert. Doch nein, ich finde nicht, dass Sie rohe Kartoffeln und grüne Bananen essen sollten. Die Vorteile von resistenter Stärke haben Sie auch, wenn Sie Bohnen, Getreide und Gemüse essen.

Frage: Was sind Präbiotika und wie unterscheiden sie sich von Probiotika?
Antwort: Präbiotika sind nicht verdaubare Lebensmittelbestandteile, die als Nahrung und Dünger für die Probiotika (gute Bakterien) dienen, die dadurch besser wachsen und gedeihen. Sie können die Aufnahmen von Präbiotika durch den Verzehr von Artischocken, Zwiebeln, Lauch, Knoblauch, Kohl, Süßkartoffeln, Spargel, Chicoréewurzel und grünen Äpfeln begünstigen.

Frage: Was ist der Unterschied zwischen einer Paläo-, GAPS-, FODMAP- oder einer glutenfreien Diät und der Anti-Candida-Diät?
Antwort: Es gibt viele Diäten, bei denen bestimmte Lebensmittel zum Erhalt der Gesundheit weggelassen werden. Der Hauptunterschied der Anti-Candida-Diät ist, dass hier Lebensmittel gestrichen werden, die Infektionen wie Candida, Parasiten, Viren und Bakterien begünstigen, und dass dadurch Entzündungen reduziert werden.

Frage: Ich liebe Süßes und Kohlenhydrate. Kann ich das Programm trotzdem machen?
Antwort: Ja, das können Sie. Es ist leichter, als Sie glauben, denn wenn das Übermaß an Candida und das Ungleichgewicht im Blutzucker ausgeglichen werden, verschwindet auch Ihr Heißhunger. Candida abX, ein antimykotisches Mittel auf Kräuterbasis, und Gluco abX, ein Blutzuckermittel, helfen Ihrem Körper und Geist beim Erlangen des Gleichgewichts. Sie müssen sich also nicht nur auf Ihre Willensstärke verlassen.

Frage: Wie schaffe ich es, durchzuhalten und nicht in Frustessen zurückzufallen?
Antwort: Einer der großen Vorteile des Programms ist es, dass die Körperchemie nach ein oder zwei Wochen ausgeglichener ist, was die emotionale Stabilität verbessert. Erinnern Sie sich selbst daran, dass die Nahrung der Brennstoff ist, mit dem Ihr Körper am Laufen gehalten wird. Nahrung ist nicht dazu da, um ungesunde Gefühle zu beschwichtigen. Wenn Sie ein Frustesser sind, könnten Sie EFT, also Tapping/Klopfakkupressur, unterstützend einsetzen. Schauen Sie einmal bei YouTube nach »EFT Julie Schiffman«, sie bietet viele kostenlose Videos an (englischsprachig), die Ihnen helfen, wenn Sie unglücklich sind. Unter Suchbegriffen wie »EFT Essen« oder »EFT Essstörung« finden Sie bei YouTube auch gute deutschsprachige Videohilfen. Seien Sie sich darüber bewusst, dass Sie die Entscheidung treffen, sich gesund zu ernähren. Dieses Programm ist kurz, deswegen sollten Sie es als »will ich« statt als »muss ich« betrachten. Sie werden nach diesen 90 Tagen stolz auf sich sein!

Frage: Kann ich das Programm auch machen, wenn ich mich vegan ernähre?
Antwort: Eine vegane Ernährung macht es schwerer, das 90-Tage-Programm durchzuziehen. Proteine unterstützen einen ausgeglichenen Blutzuckerspiegel, und wenn Ihre einzigen Proteinquellen Bohnen beziehungsweise Hülsenfrüchte und Getreide sind, die beide viele Kohlenhydrate enthalten, werden Sie das Pilzwachstum weiter fördern. Der beste Rat, den ich Ihnen geben kann, ist, stärkehaltiges Gemüse durch sehr viel dunkelgrünes Blattgemüse und Kreuzblütlergemüse zu ersetzen und so wenig unnötige Kohlenhydrate wie möglich zu sich zu nehmen.

Nahrungsergänzungsmittel, Antimykotika und Arzneimittel

Frage: Muss ich ein Rezept für Diflucan (Fluconazol) oder Nystatin haben, um das Programm machen zu können?
Antwort: Nein. Sie brauchen keine Diflucan- oder Nystatintabletten, um das Programm durchzuführen. Ich empfehle antimykotische Mittel auf Kräuterbasis wie Candida abX, also können Sie leicht mit meinem Programm loslegen. Diese Mittel haben im Vergleich zu verschreibungspflichtigen Antimykotika einige Vorteile, weil sie auch Parasiten und Bakterien ansprechen, die bei Menschen mit Leaky-Gut-Syndrom und Dysbiose vorkommen. Wenn der Arzt gewillt ist, es zu verschreiben, empfehle ich Diflucan und Nystatin für Patienten mit Autoimmunerkrankungen, chronischen Krankheiten oder sehr schwerer Candidose. Diflucan ist zehnmal so stark wie ein antimykotisches Mittel auf Kräuterbasis, und eine Pille täglich über drei Tage kann eine gute Starthilfe zur Vernichtung der Pilze sein. Nystatin ist fünfmal so stark wie ein antimykotisches Mittel auf Kräuterbasis und wirkt im Verdauungssystem. Ich verschreibe keine Arzneimittel.

Frage: Wie gehe ich am besten vor, wenn ich eine Antibiotikabehandlung benötige?
Antwort: Wenn Sie Antibiotika einnehmen, ergänzen Sie diese durch ein Probiotikum (zweimal täglich eine Tablette à 15 bis 30 Milliarden KbE). Das Probiotikum nehmen Sie auf leeren Magen zu einer anderen Tageszeit als das Antibiotikum ein (das Sie am besten zu einer Mahlzeit einnehmen). Fragen Sie Ihren Arzt, ob er Ihnen eine Diflucantablette (100 oder 150 mg) verschreibt, die die zerstörerische Wirkung der Antibiotika auf gute Bakterien unterbindet. Nehmen Sie Diflucan am Tag nach der letzten Antibiotikatablette ein. Machen Sie dann einen Tag Pause und nehmen Sie danach zwei Monate lang ein antimykotisches Mittel auf Kräuterbasis wie Candida abX oder Candida Cleanse. Wenn Sie kein Diflucan bekommen, starten Sie am Tag nach der Antibiotikabehandlung direkt mit dem antimykotischen Mittel auf Kräuterbasis. Sie können auch das Probiotikum weiter einnehmen, was aber nicht notwendig ist. Am wichtigsten ist es, ein antimykotisches Mittel auf Kräuterbasis einzusetzen, um sicherzustellen, dass das Hefewachstum nicht wieder vermehrt zurückkehrt.

Frage: Ich nehme Medikamente. Kann ich trotzdem das Programm machen?
Antwort: Ja. Sprechen Sie vorher mit Ihrem Arzt über mögliche Nebenwirkungen der Medikamente. Wenn Sie Blutverdünner wie Coumadin (Warfarin) einnehmen,

sollten Sie sich überwachen lassen, weil Nahrungsergänzungsmittel wie Vitamin E und Fischöl das Blut ebenfalls verdünnen.

Frage: Ich habe gehört, dass man Vitamin K zu Vitamin D einnehmen soll, damit das Vitamin D aufgenommen werden kann. Ist Vitamin K notwendig?
Antwort: Sie können Vitamin K zu Vitamin D einnehmen, müssen es aber nicht. Wenn Sie hohe Dosen Vitamin D nehmen – 3000 bis 5000 IU oder mehr –, ist es ratsam, zusätzlich Vitamin K2 (unter 100 mcg) zu nehmen, um für eine verbesserte Aufnahme und die richtige Verteilung von Kalzium zu den Knochen statt zu den Arterien zu sorgen. Einige Multivitamine und Mineralien enthalten Vitamin K; wenn Sie diese nehmen, brauchen Sie daher keine zusätzlichen Vitamin-K-Mittel.

Frage: Warum ist es wichtig, nach dem Programm weiterhin antimykotische Mittel auf Kräuterbasis und Probiotika einzunehmen?
Antwort: Weil es Zeiten geben wird, in denen Sie entzündungsfördernde Lebensmittel wie Gluten, Milchprodukte oder Zucker essen oder Alkohol trinken werden. Außerdem sind wir alle Schwermetallen im Essen, der Luft und im Wasser ausgesetzt, die die guten Bakterien im Verdauungstrakt zerstören. Ihr Mikrobiom inklusive des Mykobioms für den Rest Ihres Lebens zu schützen, ist die beste vorbeugende Medizin. Um gesund zu altern, empfehle ich eine Rotation der antimykotischen Mittel Candida abX, Candida Cleanse und vergleichbaren Mitteln alle drei bis vier Monate. Sie können die Dosierung auf ein bis zwei Tabletten täglich reduzieren. Bei Reisen, in stressigen Zeiten oder wenn Sie sich nicht gesund ernähren, erhöhen Sie die Dosis auf drei Tabletten pro Tag. Wenn Sie eine zu 95 Prozent gesunde Ernährung beibehalten (oder noch besser), ist die lebenslange Einnahme von Probiotika ausreichend. Auch hier empfehle ich, alle drei bis vier Monate das Produkt zu wechseln.

Frage: Kann ich während des 90-Tage-Programms Ergänzungsmittel auf natürlicher Basis, die Saccharomyces cerevisiae (eine gängige Quelle bei Vitamin B) enthalten, einnehmen?
Antwort: Ich rate von Ergänzungsmitteln, die Hefe enthalten, während des Programms ab. Sie können allergische Reaktionen hervorrufen und Ihren Fortschritt verlangsamen.

Frage: Was kann ich tun, wenn ich Beinkrämpfe bekomme?
Antwort: Wenn Sie Beinkrämpfe haben, nehmen Sie ein Mineralstoffpräparat zu sich. Viele Menschen haben einen zu niedrigen Magnesiumspiegel, und durch das Mittel werden die Krämpfe vermindert. Nehmen Sie vor dem Schlafengehen eine oder zwei Magnesiumtabletten ein oder verwenden Sie ein Magnesiumpulver wie Natural Vitality's Raspberry Lemon Calm, das auch bei Verstopfung hilft. Nehmen Sie zunächst die niedrigste Dosierung, die angegeben ist, um Durchfall zu vermeiden. Gut gegen Beinkrämpfe hilft auch das Mittel Designs for Health's Complete Mineral Complex.

Entgiftung

Frage: Woher weiß ich, ob ich allergisch auf Rotkleetee oder ein Nahrungsergänzungsmittel bin?
Antwort: Wenn Sie Juckreiz am und im Körper verspüren und/oder Nesselsucht entwickeln, die länger als ein paar Tage andauert, haben Sie eine allergische Reaktion. Setzen Sie das Nahrungsergänzungsmittel oder den Tee für drei Tage ab, damit Ihr Körper sich wieder normalisieren kann. Versuchen Sie es dann erneut. Wenn die Reaktion wieder auftritt, setzen Sie das Mittel komplett ab.

Frage: Ich habe eine Gräserpollenallergie und darf keinen Rotkleetee trinken. Was kann ich stattdessen nehmen?
Antwort: Wenn Sie allergisch auf Rotkleetee sind, trinken Sie morgens nach dem Aufstehen heißes Wasser mit frischer Zitrone, was Nieren und Leber dabei unterstützt, Verunreinigungen freizusetzen. Sie können außerdem täglich eine Tasse Löwenzahnwurzeltee trinken.

Frage: Ich habe von der Entgiftung heftige Entgiftungserscheinungen. Ist das normal?
Antwort: Ja. Aus dem Körper werden Gifte entfernt, die sich dort über Jahre angesammelt haben, und die Ausscheidungswege müssen dabei unterstützt werden. Wenn Sie anfangs Symptome wie Kopfschmerzen, Müdigkeit, Gelenkschmerzen oder Schwindel haben oder das Gefühl haben, als würden Sie eine Grippe oder Erkältung bekommen, ist das eine ganz normale Reaktion auf die Entgiftung, die nach ein oder zwei Wochen wieder abklingt.

Frage: Gibt es Mittel, um die Entgiftungssymptome zu lindern?
Antwort: Stellen Sie als Erstes sicher, dass Sie täglich Stuhlgang haben. Denn wenn Sie verstopft sind, gelangen die Toxine wieder in den Kreislauf und Sie fühlen sich noch schlechter. Mittel gegen Verstopfung sind geschroteter Leinsamen (1 bis 2 Esslöffel täglich), Magnesiumcitrat, Triphala, Probiotika oder Kap-Aloe. Zweitens sollten Sie im Laufe des Tages viel Wasser trinken. Drittens können Sie die Dosis von Candida abX, Gallbladder abX und Rotkleetee reduzieren, sofern Sie diese einnehmen. Sie müssen nicht zur vollen Dosierung hetzen. Vielleicht müssen Sie eine ganze Woche lang erst einmal nur eine Tablette oder eine Tasse Tee täglich zu sich nehmen, bevor Sie die Dosis erhöhen können. Sie haben außerdem die Möglichkeit, Molybdän oder Sarsaparille zu nehmen. Molybdän Chelat bindet Pilz-Endotoxine wie Acetaldehyd und verbessert Ihre Symptome. Sassaparille-Globuli oder Sarsaparille-Tinkturen sind ebenfalls hilfreich, weil sie die bakteriellen und hefebedingten Endotoxine binden. Wenn Sie Kopfschmerzen haben, die einfach nicht verschwinden, können Sie eine Aspirin oder Ibuprofen einnehmen, um die Schmerzen zu lindern.

Frage: Werde ich auch positive Ergebnisse erzielen, wenn ich nur die Anti-Candida-Diät mache und keine Nahrungsergänzungsmittel zur Unterstützung der Entgiftung nehme?
Antwort: Sie werden geringfügige Ergebnisse erzielen, wenn Sie nur die Anti-Candida-Diät machen – doch diese Ergebnisse werden nicht lange anhalten. Um eine wirkliche Verbesserung zu bewirken, ist es unabdingbar, antimykotische Mittel auf Kräuterbasis einzunehmen, die den Körper von den über die Jahre aufgestauten Infektionen und Entzündungen befreien, und außerdem die weiteren empfohlenen Nahrungsergänzungsmittel zu verwenden, damit der Körper optimal entgiftet und ausgeglichen werden kann.

Frage: Muss ich vor Beginn des Programms eine Entgiftung von Schwermetallen durchführen oder meine Amalgamfüllungen entfernen lassen?
Antwort: Nein. Der Rotkleetee schwemmt Schwermetalle aus. NanoGreens10, ein Superfood-Pulver, das ich für den zweiten Monat empfehle, enthält Spirulina und Chlorella und entfernt ebenfalls Schwermetalle aus dem Körper.

Wenn keine Amalgamfüllungen beschädigt sind, ist es nicht notwendig, diese entfernen zu lassen. Falls sie abgenutzt sind und sowieso neu gemacht werden müssen, rate ich dazu, sie durch Kompositfüllungen ersetzen zu lassen. Tragen Sie eine Maske und einen Kofferdam, wenn die Füllungen herausgenommen werden, denn Quecksilber ist hochgiftig. Menschen, die eine Autoimmunerkrankung, vor allem Multiple Sklerose oder eine andere neurologische Störung haben, sollten sich aber über eine Entfernung der Amalgamfüllungen genauer informieren.

Frage: Wie wichtig sind Ballaststoffe für die Bekämpfung der Candida, und was sind die besten Quellen?
Antwort: Ballaststoffe sind die unverdaulichen Nahrungsbestandteile von pflanzlicher Nahrung, die wasserlöslich und wasserunlöslich sein können; sie helfen beim Ausgleich des Blutzuckerspiegels, unterstützen die Herz- und Darmgesundheit und regulieren den Stuhlgang. Meine bevorzugten Ballaststofflieferanten sind dunkelgrünes Blattgemüse, Nüsse und Samen, glutenfreies Getreide und Obst. Viele Leute möchten nicht so viel Gemüse essen, daher empfehle ich die tägliche Einnahme von 1 bis 2 Esslöffeln geschrotetem Bioleinsamen, um die Ballaststoffaufnahme zu erhöhen und die Ausscheidung zu verbessern. Auch Chiasamen und Flohsamen sind gute Ballaststofflieferanten; da sie in Verbindung mit Flüssigkeit aufquellen, können sie zu Blähungen und Verstopfung führen, deshalb müssen Sie diese austesten und abwarten, wie Sie sich damit fühlen. Für Menschen mit Durchfall empfehle ich Flohsamen. Bei manchen Menschen hilft Flohsamen auch gegen Verstopfungen.

Tests und Verschiedenes

Frage: Ich habe eine Dünndarmfehlbesiedlung (SIBO). Muss ich sie behandeln, bevor ich das Programm mache?
Antwort: Nicht unbedingt. Meiner Meinung nach rührt eine SIBO von einer SIFO, einer Überpopulation von Pilzen. Die Mehrheit der Menschen hat Dysbiose, eine Unausgewogenheit der guten und schlechten Bakterien. Für mich ist es eine Tatsache, dass die Leute auch bakterielle Überbesiedelung, Parasiten und Hefeüberproduktion haben. Mein 90-Tage-Programm spricht die meisten Infektionen an. Typischerweise wird eine Dünndarmfehlbesiedlung mit Antibiotika behandelt, wodurch eine kurzzeitige Verbesserung eintritt, dann aber das Hefewachstum gefördert wird. Wenn Sie Antibiotika gegen SIBO einnehmen, warten Sie mit dem 90-Tage-Programm, bis die Antibiotikabehandlung beendet ist.

Frage: Darf ich Kieselerde einnehmen?
Antwort: Kieselerde besteht aus Siliziumdioxid aus den Zellhüllen kleiner einzelliger Pflanzen namens Kieselalgen. Ich persönlich setze sie in meiner Praxis nicht ein. Ich denke nicht, dass sie schädlich ist, sehe aber keinen Nutzen in Kieselerde. Falls Sie nach der Einnahme Symptome zeigen sollten, sollten Sie die empfohlene Dosierung um die Hälfte verringern, wenn die Symptome nicht abklingen.

Frage: Welche Tests gibt es für das Leaky-Gut-Syndrom und muss ich diese selbst bezahlen?
Antwort: Nein, Sie müssen dafür kein Geld ausgeben. Die Testmarker für das Leaky-Gut-Syndrom des Labors Cyrex Laboratories sind: Zonulin, ein Hormon, das die Tight Junctions in der Darmschleimhaut öffnet; Lipopolysaccharid, ein Endotoxin, das von pathogenen Bakterien produziert wird; und Aktomyosin, ein Proteinkomplex, der die kontraktilen Fasern des Muskelgewebes bildet und dessen erhöhter Wert ein Indikator für das Leaky-Gut-Syndrom sein kann. Ich bin der Meinung, dass zum einen das Leaky-Gut-Syndrom unterschiedlich schwer ausfallen kann und dass zum anderen diese Tests noch lange nicht perfekt sind. Meiner Meinung nach hat fast jeder von uns eine Form des Leaky-Gut-Syndroms, doch das 90-Tage-Programm sollte das beheben.

Frage: Ich leide unter Schlaflosigkeit. Was kann ich tun?
Antwort: Ein guter Schlaf ist wichtig, um den Körper heilen und gesund altern zu können. Unser Körper führt zwischen 22 Uhr und 2 Uhr physiologische Reparaturen und zwischen 2 Uhr und 6 Uhr Reparaturen an der Psyche durch. Selbst wenn Sie nicht um 22 Uhr schlafen gehen können, versuchen Sie, spätestens um 22:30 Uhr im Bett zu sein. Es ist besser, früher aufzuwachen, als später ins Bett zu gehen. Das Schlafzimmer sollte während des Schlafens so dunkel wie möglich sein, damit die Zirbeldrüse Melatonin ausschütten kann. Schlafen Sie mit dem Kopf nach Norden, denn der beste Magnet ist die Erde selbst, und Sie gleichen das Magnetfeld Ihres Körpers aus, wenn Sie mit dem Kopf nach Norden schlafen. Eine Stunde vor dem Schlafengehen sollte Sie den Fernsehapparat ausstellen. Falls Sie Stimuli benötigen, schalten Sie angenehme Musik ein oder nutzen Sie eine Entspannungs- oder Schlaf-App. Rezeptfreie Unterstützung bei Schlaflosigkeit bieten Kamillentee, der 20 Minuten gezogen hat, und Nahrungsergänzungsmittel wie Tranquil Sleep von Natural Factors und Deep Sleep von Herbs Etc.

Frage: Ist Sport während des Programms unbedingt erforderlich?
Antwort: Nein, aber es ist immer gut, jede Woche ein wenig Sport zu treiben. Vier- bis fünfmal die Woche Spazierengehen, Yoga, Radfahren, ein Ballsport oder sogar 15 Minuten täglich auf der Stelle laufen, während man seine Lieblingssendung im Fernsehen sieht, ist schon ausreichend. Bewegung bringt den Kreislauf in Gang, transportiert Abfallstoffe auf dem lymphatischen Immunsystem, unterstützt beim Abnehmen, erhöht die Endorphine und sorgt für gute Laune und gesunden Schlaf. Wenn Sie während der ersten Woche des Programms zu müde für Sport sind, übertreiben Sie es nicht – ruhen Sie sich aus und machen Sie Trockenbürstenmassagen zur Verbesserung des Kreislaufs und um sich von Giften im Körper zu entledigen.

Frage: Ich habe vor zwei Jahren mein 90-Tage-Programm abgeschlossen und nach und nach haben sich meine schlechten Angewohnheiten wieder eingeschlichen. Was kann ich tun?
Antwort: Gehen Sie an den Anfang zurück und machen Sie noch einmal Monat 1 und wenn möglich auch Monat 2 des Programms, um wieder in die richtige Spur zu kommen.

Danksagung

Ich bin allen Menschen, die mir bei der Entstehung dieses Buches geholfen haben, zutiefst dankbar. Besonders bedanken möchte ich mich bei:

Meinen wunderbaren Agenten Dado Derviskadic und Steve Troha, die meinen Traum Wahrheit werden ließen.

Karen Rinaldi und dem unglaublichen Team bei Harper Wave …

Meiner großartigen Herausgeberin Julie Will – für deine Führung, Geduld und Unterstützung.

Hudson Perigo – für dein Lektorat, deine Inspiration und deine Einsichten.

Ein großes Dankeschön geht an mein ursprüngliches Team: Patricia Spadaro, Nigel Yorwerth, Janet Chaikin, Bob Tinnon und Rena.

Dieses Buch wäre ohne die Pionierarbeit der leider bereits verstorbenen Dr. C. Orian Truss und Dr. William Crook nicht möglich gewesen.

Dr. David Perlmutter und Ann Louise Gittleman, danke, dass ihr so großartige Unterstützer seid und von Anfang an an meine Arbeit geglaubt habt.

Danke an alle, die ihre Erfahrungen mit mir geteilt haben – Anne, Charlie, Christine, Irina, Janet, Jim, Dan, Lori, Meghan, Tom, Gary, Susan, Deb, Carla, Teresa, Albert, Laura und Leslie.

Und schließlich gilt mein Dank meinen Freunden und meiner Familie, die mir sehr am Herzen liegen und mich während meiner ganzen Reise unterstützt haben: Jasmine, Perry, Steven, Irene, Josh und meine Mutter, die mir immer ein liebvoller Halt war und mein größter Fan ist.

Bezugsquellen

Nahrungsergänzungsmittel und andere Produkte

abX products von Quintessential Healing
http://www.annboroch.com/products/
Produkte: Adaptocrine, Adrenal abX, Candida abX, Gallbladder abX, Gluco abX, Glysen, Liver abX, RepairVite (K-63, Karamellgeschmack), Thyroid abX

Bio-Design
+1 800 822 6193 (sagen Sie ruhig, dass Sie auf meine Empfehlung hin anrufen)
Aloe Lite, Aloe 225

Custom Probiotics
http://www.customprobiotics.com
11-Strain Probiotic Powder

Dr. Schulze's Original Clinical Formulae
http://www.herbdoc.com
Super-C Plus, Pulver oder Tabletten

Emerson Ecologics
Hochwertige professionelle Vitamine, Nahrungsergänzungsmittel und Kräuter
https://wellevate.me
Telefon: +1 800 654 4432, bitten Sie dort darum, unter Ann Boroch für einen Wellevate-Account registriert zu werden.
BioPharma Scientific, Designs for Health Douglas Laboratories, Innate Response, Klaire Labs und Priority One

General Ecology, Inc.
http://www.generalecology.com/products.php
Telefon +1 800 441 8166
Wasserfiltersysteme, inklusive einem tragbaren System mit struktureller Matrix-Technologie

Ionic Researchers Association
http://www.annboroch.com/products/
Ionisches Fußbad (»Ionic Foot Spa«)

Long Life Unlimited
http://www.longlifeunlimited.com
Telefon +1 877 433 3962
Aclare-Luftreiniger

Mendocino Medicinal
http://www.mendocinomedicinal.com
Telefon +1 707 459 2101
Tri-Kelp (Seegras, Nereocystis luetkeana, See-Palme), eine Jodquelle, die eine gesunde Schilddrüsenfunktion unterstützt und negative Effekte von Radioaktivität und Schwermetallen im Körper ausgleicht. Täglich ¼ bis ½ Teelöffel in einem Smoothie oder zum Essen einnehmen. Mendocino bietet auch Präparate für Schmerzen und Hautleiden.

Mountain Rose Herbs
http://www.mountainroseherbs.com
Telefon +1 800 879 3337
Biokräuter im Bund: Löwenzahnwurzel, Hibiskus, Rotklee getrocknet, Pau D'Arco, Kamille, Pfefferminz

Anbieter für Vitamine
Bei diesen Onlineshops erhalten Sie Vitamine, Lebensmittel und natürliche Körperpflegeprodukte zu günstigen Preisen.
http://www.vitacost.com
http://www.amazon.com bzw. http://www.amazon.de
http://www.iherb.com
https://www.naturprodukte.shop
Bio-Design, BioPharma Scientific, Biotics Research, Bob's Red Mill, Carlson, Christopher's, Designs for Health, Douglas Laboratories, Essential Formulas, Enzymedica, Gaia Herbs, Garden of Life, George's, HealthForce Nutritionals, Himalaya USA, Jarrow Formulas, Life Extension, Lily of the Desert, Klaire Labs, Made in USA, Metagenics, Nature's Way, Nordic Naturals, NOW Foods, Planetary Herbals, Priority One, Rainbow Light, ReNew Life, Solaray und Source Naturals

Hersteller und Lieferanten von Spezialnahrung und Getränken

Der größte Teil der Produkte, die ich empfehle, kann bei Amazon (.com oder .de), vitacost.com und iherb.com bestellt werden oder direkt über die Webseite der Hersteller, die Sie im Folgenden finden – oder im örtlichen Naturkost- oder Bioladen gekauft werden.

Awesome Foods
http://www.awesomefoods.com
Brot und Chips, roh

Basiltops
http://www.basiltops.com
Milchfreie Pestos, mild und scharf

Bragg
http://www.bragg.com
Unfermentierte, nicht genmanipulierte Sojasoße, Seetangsoße und mit Stevia gesüßte Getränke

Coconut Secret
http://www.coconutsecret.com
Coconut Aminos, Kokosnussmehl

Food for Life
http://www.foodforlife.com
Tortillas aus braunem oder schwarzem Reis

Go Raw
http://www.goraw.com
Müsli, Chips, Cracker, Nüsse und Samen

Jilz Snackerz
http://www.jilzsnackerz.com
Jilz Gluten Free Crackerz – glutenfreie Cracker

Just Poppin
http://www.justpoppin.com
Tru-Pop Popping Sorghum – Popcorn aus Hirse

Lydia's Organics
http://www.lydiasorganics.com
Rohe Brote, Müsli, Chips und Cracker

Majestic Garlic
http://www.majesticgarlic.com/index.php
Knoblauchaufstriche in verschiedenen Geschmacksrichtungen

Mauk Family Farms
http://www.maukfamilyfarms.com
Leinsamencracker und -riegel

Nut Just a Cookie
http://www.nutjustacookie.com
Nutty Nibbles Cookie – nussige Kekse, zuckerfreie Variante wählen

Rox Chox
http://www.roxchox.blogspot.com/p/all-about-rox-chox.html
Bioschokolade aus rohem Kakao und Kokosnuss, mit Xylit gesüßt

Sea Tangle Noodle Company
http://www.kelpnoodles.com
Seetangnudeln

Steve's PaleoGoods
http://www.stevespaleogoods.com
Steve's Original Paleo Stix (Trockenfleisch-Sticks aus Fleisch von Weidetieren)

Thrive Market
http://www.thrivemarket.com
Mitgliedschaft für gesunde Lebensmittel und Gesundheitsprodukte zu Großhandelspreisen

Two Moms in the Raw/Soul Sprout
http://www.soulsprout.com/shop/crackers/
Mandelcracker

Bücher zu Candida

Crook, William G.: The Yeast Connection: A Medical Breakthrough, New York: Vintage, 1986

Crook, William G.: The Yeast Connection Handbook, Garden City Park, NY: Square One, 2007

Crook, William G.: Yeast Connection Success Stories: A Collection of Stories from People Who Are Winning the Battle against Devastating Illness, Garden City Park, NY: Square One, 2007

Crook, William G., Elizabeth B. Crook und Hyla Cass: The Yeast Connection and Women's Health, Garden City Park, NY: Square One, 2007

Kaufmann, Doug A.: The Fungus Link to Health Problems, Rockwall, TX: MediaTrition, 2010

Perlmutter, David: BrainRecovery.com: Powerful Therapy for Challenging Brain Disorders, Naples, FL: Perlmutter Health Center, 2000

Perlmutter, David: Dumm wie Brot: Wie Weizen schleichend Ihr Gehirn zerstört, Mosaik, 2014

Perlmutter, David und Alberto Villoldo: Das erleuchtete Gehirn: Mit Schamanismus und Neurowissenschaft das Geheimnis gesunder Zellen entdecken, Goldmann 2011

Trowbridge, John P. und Morton Walker: The Yeast Syndrome: How to Help Your Doctor Identify and Treat the Real Cause of Your Yeast-Related Illness, New York: Bantam, 1986

Truss, C. Orian: The Missing Diagnosis, Birmingham, AL: Missing Diagnosis, 1985

Truss, C. Orian: The Missing Diagnosis II, Birmingham, AL: Missing Diagnosis, 2009

Kochbücher

Richten Sie sich nach meiner Liste der erlaubten Lebensmittel, denn es gibt bei den erwähnten Candida- und Allergiebüchern Unterschiede in dem, was zulässig oder unzulässig ist. Sie können auch im Internet nach einem Suchbegriff wie »Candida Rezepte« suchen und werden viele frei verfügbare Rezepte finden. Passen Sie die Zutaten Ihrer Liste der erlaubten Lebensmittel an.

Boroch, Ann: The Candida Cure Cookbook, Quintessential Healing, 2016

Connolly, Pat und Price-Pottenger Nutrition Foundation: The Candida Albicans Yeast-Free Cookbook: How Good Nutrition Can Help Fight the Epidemic of Yeast-Related Diseases, 2. Ausgabe, New York: McGraw-Hill, 2000

Crook, William G. und Marge H. Jones: The Yeast Connection Cookbook: A Guide to Good Nutrition and Better Health, Garden City Park, NY: Square One, 2007

Greenberg, Ronald und Angela Nori: Freedom from Allergy Cookbook, Boulder, CO: Blue Poppy, 2000.

Jones, Marjorie H.: The Allergy Self-Help Cookbook, New York: Rodale, 2001

Martin, Jeanne Marie und Zoltan P. Rona: Complete Candida Yeast Guidebook: Everything You Need to Know about Prevention, Treatment and Diet, 2. Auflage, Roseville, CA: Prima Health, 2000

Turner, Kristina: The Self-Healing Cookbook: Whole Foods to Balance Body, Mind and Moods, Grass Valley, CA: Earthtones, 2002

Zeitschriften zum Thema Ernährung und Gesundheit

Life Extension (monatlich; auch Hersteller für Nahrungsergänzungsmittel), www.lifeextensionretail.com

Townsend Letter (monatlich), www.townsendletter.com, Telefon +1 360 385 6021

Well Being Journal (erscheint sechsmal jährlich), www.wellbeingjournal.com, Telefon +1 775 887 1702

Webseiten zum Thema natürliche Gesundheit

Diese Webseiten und Newsletter zum Thema natürliche Gesundheit bieten Informationen zu Ernährung, Nahrungsergänzungsmitteln, Interessenvertretungen und natürliche Lösungen zur Heilung.

- www.anh-usa.org (Alliance for Natural Health)
- www.livestrong.com
- www.mercola.com
- www.naturalcures.com
- www.naturalnews.com
- www.organicconsumers.org (Organic Consumers Association)
- www.price-pottenger.org (Price-Pottenger Nutrition Foundation)
- www.thenhf.com (National Health Federation)

Bücher und DVDs zur Heilung von Geist und Körper

Byrne, Rhonda: The Secret – Das Geheimnis, Horizonworld 2007, http://www.thesecret.tv

Chopra, Deepak: Die heilende Kraft: Ayurveda, das altindische Wissen vom Leben und die modernen Naturwissenschaften, Dreidiger 2011

Dwoskin, Hale: Die Sedona-Methode: Wie Sie sich von emotionalem Ballast befreien und Ihre Wünsche verwirklichen. 5 einfache Schritte, VAK, 2015

Emotional Freedom Technique, http://www.emofree.com. Diese Technik hilft Ihnen, Ängste, Phobien, Süchte, Heißhunger und angstbasierte negative Gedanken und Gefühle loszulassen.

Hay, Louise L.: Gesundheit für Körper und Seele, Allegria, 2010

Kasl, Charlotte: If the Buddha Got Stuck: A Handbook for Change on a Spiritual Path, New York: Penguin, 2005

Lipton, Bruce H: Intelligente Zellen. Wie Erfahrungen unsere Gene steuern, KOHO, 2016

Maté, Gabor: When the Body Says No: Exploring the Stress-Disease Connection, Hoboken, NJ: Wiley, 2011

Myss, Caroline: Chakren – die sieben Zentren von Kraft und Heilung, Droemer Knauer, 2000

Pert, Candace B.: Moleküle der Gefühle: Körper, Geist und Emotionen, Rowohlt, 2001
Siegel, Bernie S.: Prognose Hoffnung: Liebe, Medizin und Wunder, Ullstein, 2003
Sincero, Jen: Du bist der Hammer! Hör endlich auf, an deiner Großartigkeit zu zweifeln, und beginn ein fantastisches Leben, Ariston, 2017
Spadaro, Patricia: Achte Dich selbst! Die innere Kunst des Gebens und Annehmens, Amra, 2010
Tolle, Eckhart: Jetzt! Die Kraft der Gegenwart, Kamphausen, 2010
Wilde, Stuart: Grenzenloses Selbst: 33 Schritte zur Erweckung Ihrer inneren Kraft, Schirner, 2007

Dokumentationen zum Thema Gesundheit

- Bought (2014)
- The Business of Disease (2014)
- A Delicate Balance: The Truth (2008)
- Doctored (2012)
- Fast Food Nation (2006)
- Fat, Sick & Nearly Dead (2010)
- Food, Inc. (2008)
- Food Matters (2008)
- Fresh (2009)
- The Future of Food (2004)
- Genetic Roulette: The Gamble of Our Lives (2012)
- Hungry for Change (2013)
- King Corn: You Are What You Eat (2007)
- Processed People (2009)
- Unacceptable Levels (2012)

Über die Autorin

Ann Boroch war zertifizierte Ernährungsberaterin und Heilpraktikerin und arbeitete als Pädagogin und Rednerin zu Themen wie Ernährung, Naturheilkunde, Allergien, Autoimmunerkrankungen, Magen-Darm-Gesundheit und Candida. Ann hat zwei Bücher veröffentlicht: *Healing Multiple Sclerosis* und *The Candida Cure*. Über 20 Jahre lang führte sie eine Praxis in Los Angeles, in der sie Tausende Patienten behandelte und sie zurück zu ihrem idealen Gesundheitszustand brachte. Ann starb 2017, kurz nachdem sie ihre Arbeit an der überarbeiteten Auflage von *The Candida Cure* beendet hatte.

Mehr Informationen erhalten Sie unter: www.annboroch.com

Register

Rezepte sind *kursiv* gedruckt.

L

M

Q

R

S

Anmerkungen

Kapitel 1: Die Candida-Epidemie

1 Jane Peterson u. a., »The NIH Microbiome Project«, *Genome Research* 19, Ausgabe 12 (Dezember 2009): 2317–23.

2 Lijia Cui, Alison Morris, Elodie Ghedin Cui u. a., »The Mycobiome in Health and Disease«, *Genome Medicine* 5, Ausgabe 63 (Juli 2013), https://genomemedicine.biomedcentral.com/articles/10.1186/gm467.

3 Mahmoud Ghannoum, »The Mycobiome«, *Scientist*, Februar 2016, http://www.the-scientist.com/?articles.view/articleNo/45153/title/The-Mycobiome/.

4 Gary B. Huffnagle und Mairi C. Noverr, »The Emerging World of the Fungal Microbiome«, *Trends in Microbiology* 21, Ausgabe 7 (Juli 2013): 334–41.

5 Vgl. http://www.cdc.gov/media/releases/2016/p0503-unnecessary-prescriptions.html.

6 http://www.webmd.com/a-to-z-guides/news/20150417/superbugs-what-they-are#1, https://www.nytimes.com/2017/02/27/health/who-bacteria-pathogens-antibiotic-resistant-superbugs.html.

7 S. Leclercq, F. M. Mian u. a., »Low-Dose Penicillin in Early Life Induces Long-Term Changes in Gut Microbiota, Brain Cytokines, and Behavior«, *Nature Communications* 8 (4. April 2017): 15062.

8 Arielle Nagler, MD, u. a., »The Use of Oral Antibiotics before Isotretinoin Therapy in Patients with Acne«, *Journal of the American Academy of Dermatology* 74, Ausgabe 2 (Februar 2016): 273–79.

9 A. Pierron u. a., »Impact of Two Mycotoxins, Deoxynivalenol and Fumonisin, on Pig Intestinal Health«, *Porcine Health Management* 2, Ausgabe 21 (September 2016).

10 Michael J. Kennedy und Paul A. Volz, »Ecology of Candida albicans Gut Colonization: Inhibition of Candida Adhesion, Colonization, and Dissemination from the Gastrointestinal Tract by Bacterial Antagonism«, *Infection and Immunity* 49, Ausgabe 3 (September 1985): 654–63.

11 Ebd., 659.

12 X. Zhang u. a., »Estrogen Effects on Candida albicans: A Potential Virulence-Regulating Mechanism«, *Journal of Infectious Disease* 181, Ausgabe 4 (April 2000): 1441–46.

13 G. G. Donders u. a., »Management of Recurrent Vulvo-Vaginal Candidosis as a Chronic Illness«, *Gynecologic and Obstetric Investigation* 70, Ausgabe 4 (2010): 306–21.

14 Vgl. http://authors.library.caltech.edu/72032/.

15 Vgl. http:www.neurology.org/content/88/21/1996.

16 Diana Pisa u. a., »Different Brain Regions Are Infected with Fungi in Alzheimer's Disease«, *Nature Online Scientific Reports* 5, Ausgabe15015 (2015).

17 Emily G. Severance u. a., »Candida albicans Exposures, Sex Specificity and Cognitive Deficits in Schizophrenia and Bipolar Disorder«, *NPJ Schizophrenia* 4, Ausgabe 2 (4. Mai 2016): 16018.

18 Vgl. https://www.ncbi.nlm.nih.gov/pmc/articles/PMC4069141/.

19 Ed Silverman, »Why Did Prescription Spending Hit $374B in the US Last Year?«, *Wall Street Journal*, 14. April 2015.

Kapitel 2: Der Ursprung der Krankheit

20 Iurii Koboziev u. a., »Gut-Associated Lymphoid Tissue, T-Cell Trafficking, and Chronic Intestinal Inflammation«, *Annals of the New York Academy of Sciences* 1207, Beiblatt 1 (Oktober 2010): E86–93.

21 Michael Karin u. a., »Innate Immunity Gone Awry: Linking Microbial Infections to Chronic Inflammation and Cancer«, *Cell* 124, Ausgabe 4 (24. Februar 2006): 823–35.

22 Carol A. Kumamoto, »Inflammation and Gastrointestinal Candida Colonization«, *Current Opinion in Microbiology* 14, Ausgabe 4 (August 2011): 386–91.

23 A. Louveau, I. Smirnov, T. J. Keyes, J. D. Eccles, S. J. Rouhani, J. D. Peske, N. C. Derecki, D. Castle, J. W. Mandell, K. S. Lee, T. H. Harris, J. Kipnis, »Structural and Functional Features of Central Nervous System Lymphatic Vessels«, *Nature* 523, 1. Juni 2015, doi: 10.1038/ https://www.nature.com/articles/nature14432.

Kapitel 3: Den Geist zur Heilung des Körpers einsetzen

24 Michael Speca u. a., »A Randomized, Wait-List Controlled Clinical Trial: The Effect of a Mindfulness Meditation-Based Stress Reduction Program on Mood and Symptoms of Stress in Cancer Outpatients«, *Psychosomatic Medicine* 62 (2000): 613–22.

25 Sat Bir S. Khalsa u. a., »Evaluation of the Mental Health Benefits of Yoga in a Secondary School: A Preliminary Randomized Controlled Trial«, *Journal of Behavioral Health Sciences and Research*, 2. Juni 2011.

Kapitel 4: Die Candida-Entgiftung

26 John P. Trowbridge und Morton Walker, *The Yeast Syndrome: How to Help Your Doctor Identify and Treat the Real Cause of Your Yeast-Related Illness*, New York: Bantam, 1986, 129.

Kapitel 5: Die Hefe aushungern, den Körper nähren

27 Vgl. https://www.ncbi.nlm.nih.gov/pubmed/27601306.

28 Vgl. https://www.ncbi.nlm.nih.gov/pubmed/27215959.

29 M. C. Lomer, G. C. Parkes und J. D. Sanderson, »Lactose Intolerance in Clinical Practice—Myths and Realities«, *Alimentary Pharmacology and Therapies* 27, Ausgabe 2 (Januar 2008): 93–103.

30 Maura Keller, »Food Intolerances vs. Food Allergies«, *Today's Dietitian* 13, Ausgabe 10 (Oktober 2011): 52.

31 W. F. Nieuwenhuizen u. a., »Is Candida albicans a Trigger in the Onset of Coeliac Disease?«, *Lancet* 361, Ausgabe 9375 (Juni 2003).

32 Marios Hadjivassiliou u. a., »Gluten Sensitivity: From Gut to Brain«, *Lancet Neurology* 9, Ausgabe 3 (März 2010): 318–30.

33 Fereydoon Batmanghelidj, *Your Body's Many Cries for Water*, Falls Church, VA: Global Health Solutions, 1995, 69.

34 Fereydoon Batmanghelidj, *Water for Health, for Healing, for Life: You're Not Sick, You're Thirsty!*, New York: Warner, 2003, 185.